굿바이 아토피

KI신서 1644
굿바이 아토피

1판 1쇄 발행 2009년 1월 30일
1판 6쇄 발행 2014년 12월 30일

지은이 최민희 **펴낸이** 김영곤 **펴낸곳** (주)북이십일 21세기북스
기획 이여진 **편집** 박혜란 **디자인** Design_Moa
영업본부장 안형태 **영업** 권장규 정병철
마케팅본부장 이희정 **마케팅** 민안기 김홍선 강서영 이영인
출판등록 2000년 5월 6일 제10-1965호
주소 (우413-120) 경기도 파주시 회동길 201(문발동)
대표전화 031-955-2100 **팩스** 031-955-2151 **이메일** book21@book21.co.kr
홈페이지 www.book21.com **블로그** b.book21.com
트위터 @21cbook **페이스북** facebook.com/21cbooks

값 15,000원
ISBN 978-89-509-1705-0 03320

이 책 내용의 일부 또는 전부를 재사용하려면 반드시 (주)북이십일의 동의를 얻어야 합니다.
잘못 만들어진 책은 구입하신 서점에서 교환해 드립니다.

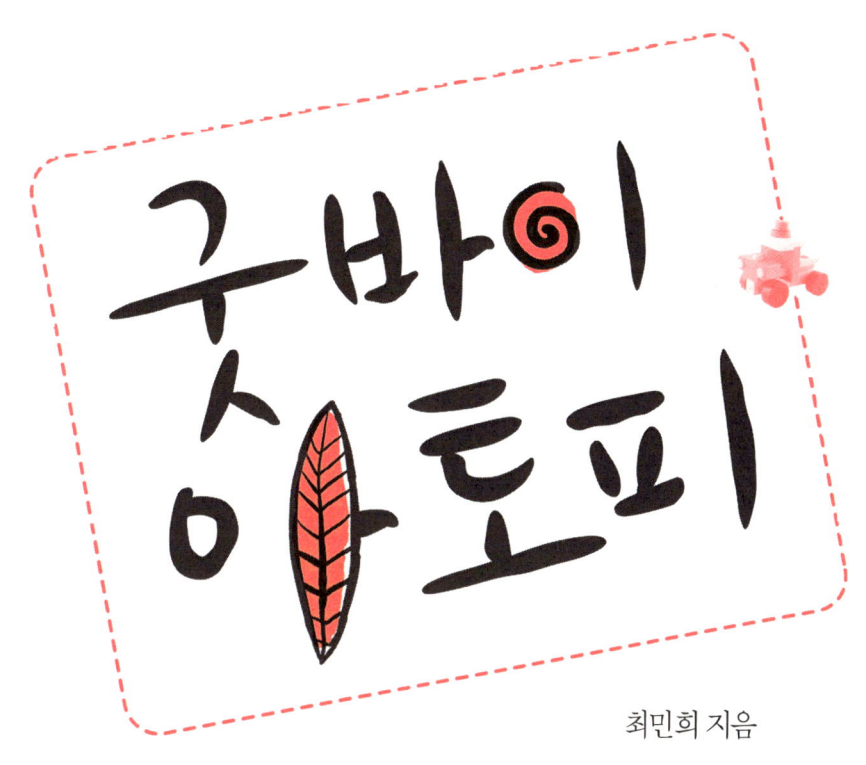

최민희 지음

21세기북스
www.book21.com

서문

아토피 이겨낼 수 있다

〈수수팥떡〉아이사랑모임에서 아토피와 씨름한 지 만 8년이 되었다. 우여곡절 끝에 우리들이 도달한 결론은 '아토피는 이겨낼 수 있다'는 것이다.

〈수수팥떡〉은 평범한 엄마들의 모임이다. 주로 아픈 아이를 키우는 엄마들이 모여있지만 아이 건강에 관심 있는 사람 누구나 회원이 될 수 있다. 아픈 아이를 키우면서 우리는 병원, 한의원 등 제도권 의료기관의 문턱이 닳도록 드나들었다. 그러나 제도권 의료행위가 내 아이의 병(아토피 등)을 치료해주지 못했기 때문에 '다른 길'을 찾아 나서게 되었고 자연건강법을 실천하게 되었다.

자연건강법은 좋은 먹을거리, 물, 소금, 채소, 자연의 바람, 공기를 활용해 아이 몸을 야물게 다시 빚어주고, 그 결과 아이 스스로 자신의 몸을 건강하게 만들도록 도와주는 방법이다. 구체적으로 말하면, 가능하면 무공해 먹을거리로 요리한 음식을 먹이고, 물을 조금씩 자주 먹여 혈액을 맑게 해주려 노력한다. 간장, 된장 고추장으로 몸에 필요한 염분을 섭취시켜주고 풍욕 냉온욕을 통해 피부건강을 꾀한다. 때로 각탕이나 겨자찜질 등 열요법을 병행하기도 한다.

아토피의 경우 견딜 수 없이 가려울 때 죽염수, 감잎차를 활용하거나 풍욕을 해주면 효과가 있다. 또 온도차를 확실하게 두어 냉온욕을 해주는 것은 가려움을 해소해주는 가장 적극적인 방법이다. 아토피안들이나 아토피 아이를 가진 엄마들은 하룻밤만이라도 가려움에서 벗어나 푸욱 자고 싶다는 '소망'을 가지게 되는데, 온도차가 확실한 냉온욕을 통해 가려움을 잊고 숙면할 수 있다.

일견 자연건강법은 매우 평범한 방법들로 이루어져 있다. 그런데 방법 하나하나가 내는 효과는 물론 자연건강법 전체를 충실하게 실천했을 때 오는 '종합적 효과'는 대단했다. 겨자를 익반죽해 파스처럼 붙여주면 기관지염 등 각종 염증치료에 효과가 있다. 아토피 아이들이 감기몸살로 인한 고열로 괴로워할 때 각탕을 시켜주고 죽염수로 코와 목을 소독해주며 겨자찜질을 함께 활용하면 증상개선에 매우 도움이 되었다. 성인들의 경우 용기를 내어 단식과 생채식 등을 비롯해 자연건강법을 확실하게 해주면서 몸이 스스로 회복할 시간을 주면 증상은 서서히 개선되어 갔다.

오랫동안 아토피와 씨름하면서 우리는 아토피(알러지성 질환)를 아이 몸 면역체계에 이상이 온 결과 나타나는 여러 가지 '현상'으로 이해하게 되었다. 아이 몸 면역체계가 정상화되지 않으면 근치가 불가능한 것 같았다. 도대체 어떻게 해야 아이 몸 면역체계가 정상화되고, 반응하지 않아도 될 것들에 대해 민감하게 반응하지 않도록 할 수 있을까. 풀기 어려운 이 문제에 대해 우리는 나름의 답을 만들어 보았다. 이 책은 한마디로 〈수수팥떡〉 엄마들이 만든 '아토피 치유보고서'이다.

우리는 엄마가 해줄 수 있는 것과 없는 것을 나누어 해줄 수 있는 것을 가능하면 확실하게 해주면서 참고 기다렸다. 그 과정에서 우리에게 가장 요구되는 것은 '은근과 끈기'였다. 때로 아이가 아토피 증상이 심해져 힘들어 할 때, 아이와 함께 고통을 나누며 버티는 용기도 필요했다. 꼭 필요할 땐 병원치료를 병행하는 '지혜'도 요구되었다. 쉽지 않은 과정이었지만 아토피를 이겨내고 난 뒤 오는 고진감래의 기쁨과 깨달음도 컸다.

우리는 하루빨리 제도권 의료기관이 아토피(알러지성질환) 완치법을 마련하기를 기대한다. 환경오염이 전 지구적 문제임을 고려할 때 앞으로도 아토피는 좀 더 많아질 것이고 고통 받는 아이들은 더 늘어갈 것이다.

병원-한의원-갖가지 민간요법-자연건강법의 사슬을 전전하며 우리가 겪은 외로움과 설움의 크기가 결코 작지 않았기에 제도권에서 마련될 '아토피 근치법'에 대한 우리의 기대는 매우 크다. 다른 한편 아토피에 대한 사회적 관심과 아토피안에 대한 의식제고 또한 절실하다. 뒤집어진 피부로 인해 손가락질 받았을 때, 냉온욕을 하기 위해 목욕탕에 갔다가 쫓겨났을 때 받은 우리 마음 속 상처는 쉽게 치유되지 않았다.

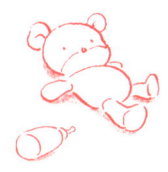

　제도권 의료기관에서 아토피 근치법이 마련되기 전까지 우리의 자연건강법 실천경험이 아토피안들에게 도움이 되었으면 좋겠다. 마지막으로 자연건강법을 창안한 일본의 니시 가쯔조오 선생께 감사드린다. 얼마전 그분의 제자인 의학박사 고오다미쓰오선생이 타계했다. 명복을 비는 바이다. 니시와 고오다박사의 자연건강법 관련 서적 모두가 참고 서적이었음을 밝힌다. 치험례를 보내주신 회원님들을 비롯해 21세기북스 관계자분들까지 이 책을 내는데 도움을 주신 모든 분들께 감사드린다.

2008년 4월
〈수수팥떡〉아이사랑모임 대표 최민희

contents

서문_ 아토피 이겨낼 수 있다 • 4

아토피 이해 프로젝트
Part 01 알면 이긴다

01_ 아토피의 여섯 가지 특징 • 14 •
아토피는 환경병이다 • 아토피는 생활병이다 • 예민해진 피부가 알러지를 일으킨다 • 차이는 있어도 길은 하나다 • 보이는 것만이 전부는 아니다 • 아토피 증상은 치료과정?

02_ 아토피에 대한 세 가지 오해 • 23 •
아토피는 전염병? • 아토피는 유전되는가 • 우유만 안 먹이면 아토피가 낫는다? • 아토피의 원인은 매우 다양하다 | 알러지 반응검사 유용하게 이용하기

03_ 피부는 건강의 척도 • 30 •
피부는 몸을 감싸는 보자기가 아니다 • 피부는 내장의 거울이다 • 피부는 제2의 내장이다 • 피부병이란 무엇인가

04_ 비만세포가 문제다 • 36 •
알러지 반응과 아토피성 피부병 • 문제는 노폐물이다 • 아토피안들은 왜 염증이 잘 생길까? • 내부 항원 차단이 중요하다 • 아토피 자가 진단법–아토피 진행과정 • 설상가상, 아토피 합병증 | 아토피와 스트레스

아토피 실천 프로젝트

Part 02 자연건강법으로 아토피 고치기

01_ 이런 자세로 시작하자 • 52 •

지피지기면 백전백승 • 가족과 함께 • 내 상태에 맞게 조심조심 • 때로 약도 쓰며 돌아가고 • 일희일비는 금물 • 묻고 또 묻고

02_ 이것은 꼭 점검해두자 • 57 •

저만치 앞서가는 마음부터 잡아야 한다 • 아이 상태를 점검한다 • 좋은 먹을거리로 몸을 다시 빚는다 | 모유를 먹이지 않는 경우 주의할 점 | 아토피 아이를 가진 수유부의 일주일 식단 | 오곡가루는 영양의 보고

03_ 물, 소금, 채소가 보약이다 • 76 •

물은 아토피 치료를 촉진시킨다 | 맥반석의 효능 • 생리적 식염수 0.85%의 비밀 • 채소는 아토피 치료를 도와준다

04_ 풍욕과 냉온욕은 아토피 치료의 왕자 • 87 •

풍욕은 하루 6회가 적당하다 • 냉온욕은 하루 1회만 한다

05_ 적절한 운동은 아토피 치료를 돕는다 • 95 •

척추를 바르게 해주는 평상 • 머리와 눈·귀·코·목을 건전하게 해주는 경침 • 변비를 해소해주는 붕어운동 • 혈액순환을 도와주는 모관운동(모세혈관 발현 운동) • 몸의 균형을 잡아주는 합장합척운동 • 심신을 단련시켜주는 등배운동

contents

06_피부회복을 위한 특수요법 • 107 •
엽록소와 엽록소 유제의 효능 • 감잎차 유제와 마그밀 유제, 알로에즙 • 죽염수로 소독해주면 감염을 막을 수 있다 | 어떻게 자연건강법을 할까

07_자연건강법 실천사례 • 116 •

08_명현, 바로 알고 이겨내자 • 130 •
명현이란? • 명현이 오면 이렇게 하자

아토피 예방 프로젝트
Part 03 아토피, 예방할 수 있다

01_적절한 몸 관리로 아토피를 예방한다 • 136 •
몸 상태와 아토피 증상 • 몸 정화를 위한 단식 | 겨자찜질과 된장찜질 하는 법

02_아토피 예방 사례 • 146 •
자연건강법으로 치료한 첫아이 아토피 • 쌍둥이 임신 준비 • 아토피 왕자와 백설공주 • 현서와의 첫인사 • 자연건강법 태교 • 아토피는 예방할 수 있다 • 먹을거리 원칙 지키기 • 건강하게 자라나는 우리 아이들 • 남편의 아토피

아토피 백문백답 • 175 •

풍욕 • 냉온욕 • 먹을거리 • 엽록소 유제, 감입차 유제 • 예방접종 • 연고 및 아토피 로션 • 물 • 소금 • 감잎차 • 산야초 효소 • 죽염수 • 아이가 아플 때 • 기타 질문 1 • 기타질문 2

아토피 극복 수기

01_성인 아토피 • 238 •
말끔해진 내 피부 • 기나긴 아토피와의 전쟁

02_심하지 않은 아토피와 비염 축농증 • 250 •
다시 찾은 깨끗한 삶 • 노력의 보답 • 친환경적 삶 실천하기 • 아토피는 좋아질 수 있다

03_심한 돌전 아토피 • 268 •
큰 고통과 가르침 준 아토피 • 또또 일기

04_청소년 아토피 • 288 •
자연건강법 전도사 성혁이 • 주은이의 몇 해만에 맞은 행복한 여름

05_〈수수팥떡〉 1세대 아이들 • 296 •
한솔이 그 뒷이야기 • 사현이 그 뒷이야기

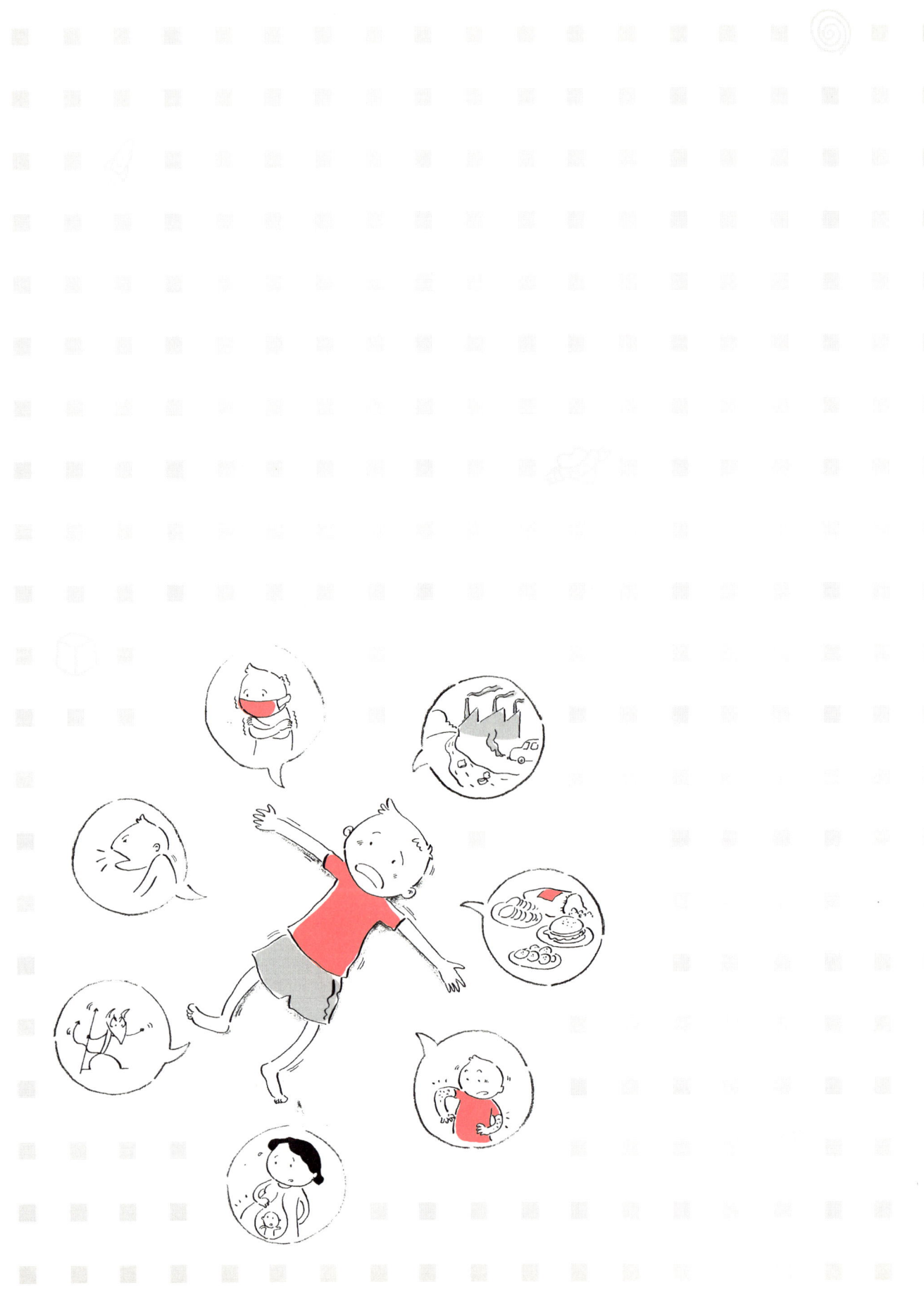

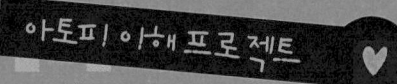

Part 01
알면 이긴다

01. 아토피의 여섯 가지 특징

아토피는 환경병이다

아토피는 대표적인 환경병으로 아토피를 앓고 있는 사람들은 기후조건, 주거환경, 공기와 물의 오염, 특정 유해물질이나 식품첨가물에 예민하게 반응한다. 서울에 거주할 때 아토피가 심했던 사람이 공기 좋은 산골이나 호주, 뉴질랜드 등으로 거주지를 옮기면 거짓말처럼 아토피 증상이 사라졌다가 다시 서울로 옮겨오면 아토피 증상이 심해지는 것은 아토피가 환경에 예민하게 반응하는 질병이라는 사실을 말해준다.

심지어 새 집으로 이사를 하거나 도배를 새로 한 경우, 혹은 페인트칠만으로도 아토피가 심해지는 경우를 종종 보게 된다.

〈수수팥떡〉 모임에서 '정부차원의 아토피 대책이 필요하다'고 주장하게 된 것도 아토피가 환경병이라는 인식 때문이다. 자연환경은 개인이 바꿀 수 있는 것이 아니다. 국가가 환경오염을 줄일 수 있는 대책을 마련하고 햇빛과 공기, 물과 바람을 정화해주려는 노력을 기울일 때 아토피를 근치하고 예방할 수 있다는 것이다.

한편 사회환경도 문제가 된다. 아토피안들은 어른이든 아기든 스트레스에 민감하다. 스트레스를 받게 되면 아토피 증상이 심해지는데 사회가 그 구성원들에게 스트레스를 주는 구조 속에서는 어떤 질병이든 치료하기 어렵다. 아토피도 마찬가지로 사회 전체가 경쟁적 질서에서 협동적 질서로, 다그치기보다는 독려하는 분위기로, 내 아기를 다른 아기와 비교하며 더 크게 키우려 하기보다는 두루두루 잘 키우려는 육아정신으로 돌아가야 치료도 빠르고 예방도 가능하지 않을까 싶다.

자연환경이나 사회환경 개선은 하루아침에 이루어지기 어려운 장기적 과제이다. 그러나 매해 태어나는 50만 명 가까이의 아기들 중 약 15% 정도가 아토피를 앓고 있다는 보고까지 나올 만큼 아토피가 격증하고 있는 현실은 우리에게 아토피 대책 마련을 재촉하고 있다.

생활 환경요인을 고려할 때 가급적 아토피 치료 과정에서는 새 집으로 이사하지 않는 것이 좋지만, 불가피하게 새 집으로 이사를 가야 한다면 공기 소통을 충분히 시킨 뒤 한지나 삼베로 도배를 하거나 숯을 활용하여 공기를 정화하는 등 개인적 차원에서 할 수 있는 노력은 모두 기울여야 한다. 아토피가 심한 경우라면 도시를 벗어나 공기 좋은 곳으로 이사하는 것도 고려해보아야 한다.

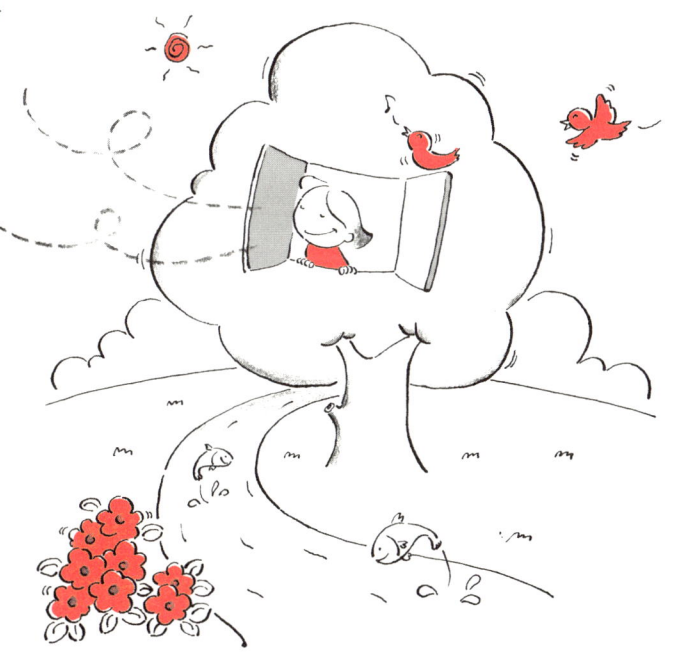

아토피는 생활병이다

모든 질병이 그러하듯 아토피도 잘못된 생활의 결과이다. 특히 아토피에 직접적인 영향을 끼치는 것이 식생활이다. 부모가 아토피인 경우 아기가 아토피성 피부를 가질 우려는 높아질 것이다. 부모가 아토피 체질이 아닌 경우에도 결혼 전 부모의 식습관에 따른 몸 건강상태가 아기 체질에 영향을 주는 것으로 추정된다. 특히 아이를 잉태한 어머니의 식습관은 모체의 건강을 좌우하고 모체의 건강상태는 아기 체질에 직접적인 영향을 주는 것으로 판단된다.

〈수수팥떡〉을 찾아오는 아토피 아기들의 경우 엄마가 아기를 가졌을 때 육류와 인스턴트, 가공식품을 다량 섭취한 경우가 많았다. 오곡밥에 채소, 된장찌개 중심의 채식을 하면서 가끔 육류 및 인스턴트식품을 먹는 것이 아니라 아예 주식을 햄버거, 피자, 라면, 빵 등으로 때우는 편중된 식사는 모체의 체액을 탁하게 하고 '양수'를 맑지 못하게 하여 아토피를 유발시킬 수 있다. 특별히 임신한 엄마가 지나치게 많은 당분을 섭취하게 되면 양수의 당분 함량이 높아지고 이것이 아이 피부를 약화시키는 것으로 추정된다.

어렸을 때에는 멀쩡하던 아이들이 자라면서 아토피 증상을 보이는 경우가 점점 늘어나고 있는 추세인데, 이 또한 잘못된 식생활의 결과로 보인다. 아이들이 좋아하는 가공식품 속에 들어 있는 각종 식품첨가물이 면역체계를 악화시킬 뿐만 아니라 알러지원으로 작용하게 된다는 주장이다.

다른 한편 통풍을 방해하는 화학섬유 소재의 옷과 공기 소통이 제대로 되지 않는 밀폐된 가옥도 아토피의 원인으로 작용한다. 컴퓨터 및 전자기기의 대중화에 따라 현대인은 유해 전자파에 일상적으로 노출되어 있는데, 이 또한 아토피를 유발하거나 심하게 하는 요인이라 할 수 있다.

그러므로 아토피를 극복하기 위해서는 생활을 바꾸어야 한다. 음식도 우리 몸에 맞는 잡곡밥에 채소, 된장찌개 위주로 바꾸어야 하고 가능한 한 환경친화적 생활을 해야 한다. 그러나 생활을 바꾼다는 것이 그리 쉬운 일은 아니다. 왜냐하면 생활을 바꾸려면 '생각'을 바꾸어야 하기 때문이다. 그런데 생각이라는 것이 그리 쉽게 바뀌질 않는다는 데 문제가 있다.

이 지점에서 우리는 '병으로 약을 삼으라'는 옛 어른들의 교훈을 생각한다. 아토피 치료를 위해, 다시 말해 아이의 건강을 위해 하나하나 자연 건강법을 실천하다 보면 어느 사이 생활이 바뀌어 있고 마침내 '생각'이 달라진 '스스로'를 발견하게 된다. 내 아이만 잘 키우려고 하던 '갇힌 육아'에서 두루두루 잘 키우고자 하는 '나눔의 육아정신'을 실천하고 있는 자신을 발견하고, 또 어느덧 아이의 아토피가 치료되어 있는 놀라운 체험을 하게 된다. 아토피로 인한 고통을 이겨내는 과정은 만만치 않다. 그러나 자연의 물, 햇빛, 바람과 함께 자연과 가까운 생활로 아토피를 이겨내고 나면 아토피를 통해 '새로운 삶'의 방향이 보이는 '병으로 지혜를 얻는' 기쁨을 얻을 수 있다.

예민해진 피부가 알러지를 일으킨다

아토피는 3대 알러지성 질환의 하나라고 한다. 알러지성 질환은 과잉면역반응에 의해 나타나는 증상이다. 요약하자면 세포 표면의 항원항체 반응에 의해 세포막의 과립물질이 터져 나오고, 이 과립물질에 의해 가렵고 발진이 돋는 것이 알러지 고유증상이다.

이 증상이 기관지 점막에 나타나면 천식, 코 점막에 나타나면 알러지성 비염, 피부에 나타나면 아토피성 피부병 이라 할 수 있다. 그래서 알러지성 비염과 천식, 아토피성 피부병은 사촌지간으로 일정한 조건이 주어지면 상호교류하면서 환자를 괴롭히는 경향이 있다. 아토피가 있는 아기들이 천식기를 보이거나 늘 콧물을 줄줄 흘리고 있는 것도 이 때문이다. 그러므로 알러지성 비염과 천식, 아토피 치료를 위해서는 과잉면역반응기제를 정상화시키는 것이 관건이다. 그렇다면 인체가 과잉면역반응을 일으키게 되는 원인은 무엇일까?

이 책을 통하여 하나하나 살펴보기로 하자.

차이는 있어도 길은 하나다

지난 8년의 경험으로 우리는 아토피가 체질에 따라 크게 두 방향의 증상으로 진행된다는 사실을 발견할 수 있었다. 여름이면 심해지고 진물이 계속 흐르는 습한 아토피와 가을이면 증상이 심해지고 각질이 계속 떨어지며 진행되는 건조한 아토피가 그것이다.

자연건강법 실천 초기에 우리는 체질에 따른 다소 다른 접근을 권하고 있다. 그러나 자연건강법을 실천한 뒤 일정 시기가 지나면 결국은 같은 실천법을 쓰게 된다. 자연건강법을 실천함으로써 노폐물이 배제되어 몸이 전체적으로 강해지면 체질적 차이도 극복될 수 있다는 것이 자연건강법의 믿음이다.

자연건강법은 '중화(中化)'의 요법이다. 음식을 먹을 때에도 찬 것과 더운 것을 섞어 골고루 먹는 등, 모든 요법에 찬 것과 더운 것이 조화를 이루고 있다. 이를테면 주식도 쌀밥만 먹기보다는 차고 더운 곡식을 골고루 섞은 잡곡밥을 먹는다. 채소를 먹을 때에도 뿌리-잎-채소를 골고루 섞어 중화시켜 먹는다. 풍욕을 할 때에도 담요를 덮어 몸을 따뜻하게 했다가 담요를 벗어 시원한 공기를 받아들인다. 냉온욕도 그렇다. 찬물에 1분, 더운물에 1분 번갈아 오가면서 체온과 체액의 균형을 도모한다. 25분 냉욕(찬물에 25분간 몸을 담그는 법)이 있는가 하면 20분 온욕이 있다. 그러므로 꾸준히 자연건강법을 실천하다 보면 체질을 어느 정도 극복할 수 있다.

그러나 사람에 따라 체질이 다르고 차고 더움에 있어 차이가 있으므로 초기에 조심스럽게 접근해야 한다. 몸이 찬 사람이 냉온욕을 할 때 더운물에 1분 30초, 찬물에 30초 번갈아 오가거나 더운물에 1분 몸을 담갔다가 탕을 나와 1분간 바깥공기를 쏘이고 다시 탕에 들어가는 것도 한 방법이다. 풍욕을 할 때에도 처음부터 찬바람을 쏘이기보다는 창문을 닫고 방문만 연 상태에서 풍욕을 한다. 찬물이 먹기 어려우면 미지근한 물을 먹다가 차츰 생수를 먹을 수 있도록 적응시켜 간다. 몸에 열이 많은 사람은 비교적 수월하게 풍욕-냉온욕을 해볼 수 있지만 누구든 초기에는 자신의 체질을 고려하여 조심스럽게 접근해야 한다.

보이는 것만이 전부는 아니다

아토피는 전신질환이다. 어떤 사람들은 팔, 다리, 목, 항문 주변 생식기 근처 등 피부 호흡이 잘 이루어지지 않는 부위에 작은 도돌이가 생기다가 차츰 전신으로 퍼지는가 하면 어떤 사람들은 가려움증으로부터 증상이 시작된다. 처음부터 전신이 참기 어려울 만큼 가려운 사람도 있고 특정 부위에서부터 심한 가려움증이 시작되어 전신으로 퍼지는 경우도 있다.

얼굴에만 아토피 증상이 나타나는 아이가 있고 손등과 발등에서부터 아토피 증상이 시작되는 아기들도 있다. 그런데 자연건강법을 실천하다 보면 얼굴에 있던 아토피 증상이 다른 곳으로 점점 퍼져간다고 걱정하는 소리를 많이 듣게 된다. 혹시 자연건강법으로 아토피가 심해지는 것이 아닐까 염려하는 사람도 많다.

그러나 자연요법을 실천하지 않더라도 만일 특정 부위에 아토피 증상이 나타났을 때 현재와 똑같은 생활을 하면서 방치한다면 아토피는 시간이 지남에 따라 전신으로 퍼지게 된다.

약을 써도 마찬가지다. 아토피 증상이 나타나면 양약 처방을 받게 되고 증상에 따라 부신피질 호르몬제(스테로이드제)와 항히스타민제 등의 약제를 쓰게 된다. 이 약제들은 아토피의 원인을 찾아 그 원인을 제거함으로써 아토피를 근치한다기보다는 증상만을 억제하는 것으로, 이들 약제를 과다하게 쓰거나 장기간 사용하게 되면 피부 껍질이 얇아지고 부신기능이 위축되며 면역기능이 현저히 떨어지는 등 부작용을 겪게 된다. 약제를 끊게 되면 증상은 폭발적으로 나타나게 되고 아토피 증상이 나타나는 부위도 점차 확대되어 마침내 아토피 증상은 전신에 나타나게 된다(스테로이드 부작용에 관하여는 『아토피, 서식건강법으로 낫는다』를 참조할 것). 자연요법을 하든 안 하든 아토피는 특정 부위에서 시작하여 전신으로 퍼져가는 전신성 질환인 것이다.

한편, 아토피안들이 설사, 감기를 달고 살고 지루성 피부염 등 각종 염증성 피부질환은 물론 방광염, 요도염 등의 염증성 질환에 시달리는 것도 아토피가 전신 질환이라는 것의 반증이다.

자연요법 실천 후 아토피 부위가 넓어지는 것은 '미리 겪는 것'이라고 표현할 수 있다. 자연요법은 증상을 없애는 방법이라기보다는 증상의 원인을 없애는 요법으로, 원인이 제거되는 과정에서 국소 부위에 나타난 아토피 증상을 '미리 전신에 퍼지게 하여' 다시 말해 '미리 앓게 함으로써' 아토피 치료 기간을 단축해준다고 볼 수 있다.

아토피는 전신 질환이므로 당연히 현재 증상이 나타나는 부위만을 다스리는 국부적 처치로는 아토피를 이겨내기 어렵다. 인체 전체가 균형과 조화를 찾고 전신이 건강해질 때 비로소 아토피도 치료될 수 있다. 자연건강법에서는 현대의학이 '아직까지' 아토피 치료 방법을 확립하지 못한 것이 혹시 '나무만 보고 숲을 보지 못하는' 국부적 사고의 오류가 아닌가 생각한다. 숲(인체)를 보고, 숲(전신)의 문제를 해결하고 나무(아토피)를 보살필 때 나무(아토피)도 개선된다는 것이 아토피를 바라보는 자연건강법의 기본 관점이다.

그러므로 아토피를 치료하려면 아토피 증상이 나타나는 국소 부위에 대한 처치보다는 전신 건강을 먼저 꾀하려는 '통 큰 시각'이 필요하다.

아토피 증상은 치료과정?

아토피안들이 약에 의지하지 않고 아토피를 이겨내려 하게 되면 그 과정에서 누구나 한번은 '뒤집어지는 과정'을 경험한다. '뒤집어 지는 과정'에서는 가려움, 발진 등의 증상이 심해져 고통스럽다. 그러나 한번 뒤집어 지고, 그 과정을 약 없이 이겨내고 나면 피부가 한결 튼튼해져 있는 경험을 하게 된다. 실지로 아토피안들의 피부 산도는 6.5정도로 보통 우리나라 사람들 피부의 평균산도인 5.5보다 낮아져 있는 상태이다. 그렇기 때문에 아토피안들은 외부 균이나 바이러스감염에 약하다. 그런데 '뒤집어 지고나면' 아토피안의 피부상태가 한동안 5.5의 산도를 지속한다고 한다.

아토피 증상이 심해지고 약에 의지하지 않고 이겨내고 나면 피부가 튼튼해진다는 의미에서 '뒤집어 지는 과정' 다시 말해 '심해지는 과정'을 '명현(瞑眩)'이라 한다. 본래 명현이란 한방 치료과정에서 환자에게 약을 쓰거나 침을 놓는 등 어떤 작용을 가했을 때 치유되는 과정에서 일시적으로 기존의 증상이 심하게 나타나는 것을 일컫는 말이다.

입덧이 심한 임산부에게 반하후박탕(半夏厚朴湯) 등의 약재를 달여 먹이고 나면 미식거리고 토하는 입덧 증세가 일시적으로 심해지고 난 후 입덧이 가시는 경우라든가, 토사곽란(吐瀉癨亂)에 시달리는 환자에게 생강사심탕(生薑瀉心湯)을 먹이자 더 심하게 토하고 설사까지 하고 난 뒤 증상이 개선되는 것이 명현의 예이다.

자연건강법에서는 속이 미식거리거나 구토할 때 죽염 섭취를 권하는데, 죽염을 먹게 되면 체기가 심하지 않을 때에는 트림을 하고, 체기가 심할 때에는 토하고 난 뒤 속이 개운해지는 현상이 나타나는데, 이 때 죽염 섭취에 의해 더 토하게 되는 것을 명현이라고 볼 수 있다. 설사할 때 관장을 하게 되면 더 설사를 하게 되고 시간이 지나면 설사가 멎는 것도 일상생활 속에서 쉽게 접할 수 있는 명현의 한 예로 볼 수 있다.

자연건강법으로 아토피를 치료할 때에도 마찬가지 현상이 나타난다. 스테로이드제를 장기 투약하다가 약을 끊는 경우 약으로 억제되었던 증상이 폭발적으로 나타나는 탈 스테로이드제 현상(리바운드 현상)을 겪게 되고 약을 쓰지 않은 경우라도 가렵고 발진이 돋으며 진물과 고름이 흐르거나 각질이 반복적으로 떨어지는 등 증상이 일시적으로 심해지는 명현현상을 겪게 된다.

평균 3개월 내지 12개월 동안 지속되는 명현은 고통스러운 과정이지만 명현을 '지혜롭게' 이겨내고 나면 아토피 증상이 확연히 개선된다.

뒤에서 자연건강법으로 아토피를 치료하는 과정에서 겪는 명현현상에 대해 자세히 다루겠다.

명현에 대한 이해에 있어 중요한 것은 증상이 개선되는 과정에서 나타나는 명현과 2차 감염에 의한 증상을 변별하고 바르게 대처하는 것이다. 유전적 요인이 크지 않고 약을 쓰지 않은 경우, 증상이 심하지 않은 경우는 '큰' 명현 없이 좋아지기도 한다.

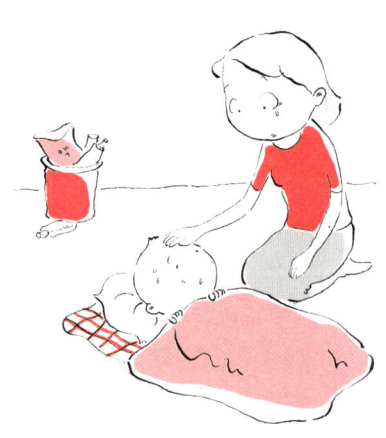

2. 아토피에 대한 세 가지 오해

아토피는 전염병?

〈수수팥떡〉 사이트를 통해 아토피 치료를 시작하게 되면 매일 혹은 일주일에 세 번 정도 목욕을 하게 된다. 그런데 〈수수팥떡〉에 종종 '목욕탕에서 쫓겨났다'는 등의 우울한 소식이 올라온다. 심지어 아토피 치료를 위해 온천을 찾았던 아토피안들이 주인으로부터 홀대를 받아 눈물을 흘리면서 온천을 나왔다는 이야기도 들린다.

아토피 증상이라는 것이 가렵고 발진이 돋으며 진물이 흐르는 등 심한 피부 트러블로 나타나고, 이 증상을 감출 수가 없으므로 때로 아토피에 대한 인식이 부족한 사람들의 경우 혹시 전염되지 않을까 우려할 수도 있다. 그러나 이는 어디까지나 아토피에 대한 인식 부족에서 오는 '잘못'이다. 아토피 환자 몸에서 나오는 진물은 대부분 환자 내부에 있는 것이 빠져나오는 것으로(노폐물이 배제되는 과정에서의 진물) 전염되지 않는다. 다만 환자가 진물이 흐를 때 처치를 소홀히 하여 2차 감염이 겹쳐 흐르는 진물의 경우는 '직접적인 접촉'으로 전염될 수 있겠지만, 그 경우도 피전염자가 피부가 약해 괴혈병이 있거나 면역성이 약한 경우이다. 그러나 진물이 흐르는 상태의 아토피 환자들과 피부 접촉을 직접적으로 하는 경우는 거의 없으므로 아토피를 앓지 않는 사람들의 인식 전환이 필요하다. 아토피 환자들의 경우 심해지면 자폐, 우울증 등의 증상에 시달리게 되는데 가족이나 사회의 따뜻한 배려와 관심이 절대적으로 필요하다.

최근에는 일부 목욕탕에서 냉온욕탕을 만들기도 했다. 이러한 움직임은 아토피에 대한 인식이 개선되고 있는 것으로 아토피안들에게는 고마운 일이 아닐 수 없다.

아토피는 유전되는가

의학적으로는 아토피를 '가계적(家系的) 또는 유전적으로 나타나는 알러지성 소인(素因)'으로 규정하고 있다. 아토피(Atopy)는 '이상한, 낯선, 묘한'이라는 뜻이다. 아토피성 피부병이란 어떤 피부병의 증상이 기존의 현대의학적 피부병 개념으로는 접근하기 힘든 증상을 반복할 때 붙이는 '병명'이라고 이해할 수 있다.

1925년 미국의 A.코카가 인간에 특유한 어떤 종류의 물질에 대한 선천적

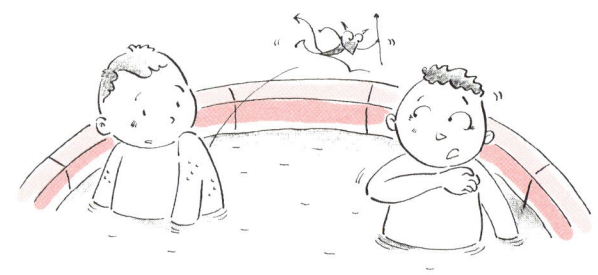

과민성에 대하여 명명한 것이다. 나타나는 경향은 ❶ 고초열(枯草熱), 천식, 아토피성 피부염 등이 가족 내에 많음. ❷ 여러 가지 알러젠(난백, 비듬, 꽃가루, 먼지 등)에 대하여 피내반응(皮內反應)의 양성률(陽性率)이 높음. ❸ 혈청 내 항체(아토피성 알러젠)의 존재, ❹ 혈액호산구증다증(血液好酸球增多症), ❺ 각종 스트레스(온도, 습도, 외상, 정신적 긴장, 감염 등)에 대하여 비정상적인 반응을 나타내는 것 등이다. 이 개념의 확립으로 어린이 천식, 아토피성 피부염 등의 병인의 해명에 큰 진보를 가져왔다.(『두산백과사전』)

아토피의 원인은 유전적 원인과 환경적 원인으로 나누어 볼 수 있다. 유전이나 환경 어느 한 쪽에 비중을 두기는 힘들지만 아토피가 1925년 이후에 명명된 병이라는 점, 자본주의적 발달에 따른 환경파괴(저연환경의 오염) 이후 환자가 격증하고 있다는 점, 연령 분포로 볼 때 40대 이상에서는 2000명 중 1명 정도로 추정되는 등 극히 발병률이 낮다는 통계자료 등으로 차츰 유전적 소인에 비중을 두기보다는 환경적 요인을 아토피 원인으로 보는 전문가들이 증가하는 추세다. 그러나 실제로 부모가 아토피인 경우 아토피 2세를 낳는 사례가 많아 유전적 소인을 무시할 수는 없다.

한편 유전에 대해 자연건강법에서는 조금 다른 해석을 하고 있다. 부모와 자식은 비슷한 생활을 하게 되고, 특히 식생활의 경우 늘 함께 생활하는 가족은 식습관이 비슷할 수밖에 없다. 그러므로 비슷한 생활, 특히 식생활이 '유전'의 비밀이 아닐까 추정하는 것이다.

부모가 아토피인 경우에도 아기를 갖기 전에 부모가 단식 후 생채식 혹은 채식을 통해 아기 갖기를 위한 준비를 철저히 한 경우나 아이를 잉태한 엄마가 자연식을 한 경우 태어난 아기는 아토피가 아니거나 약한 아토피 증상을 보인다. 이런 아이들은 자라면서 모유수유와 자연건강법 실천으로 아토피를 이겨내게 된다. 이러한 경험은 식생활과 유전, 아토피의 상관관계를 이해하게 해주는 '열쇠'라 할 수 있다.

흔히 어떤 질병의 요인을 '유전'이라고 말할 때 그 질병은 '숙명' 혹은 '피할 수 없는' 것으로 받아들여지고 있다. 아토피에 대해 유전인가 아닌가를 되묻는 것은 이러한 '유전결정론'적 사고에 대한 문제 제기이다. 부모가 아토피여도 자연건강법 실천으로 부모는 물론 아이도 건강해지는 경우를 자연건강법을 실천하는 〈수수팥떡〉은 확인시켜주고 있다. 아토피가 유전인가 아닌가가 중요한 것이 아니라 자연건강법 실천으로 유전적 소인이 약화된 '경험'들이 있다는 사실이 중요한 것이 아닐까.

우유만 안 먹이면 아토피가 낫는다?

우유와 달걀, 그리고 콩을 3대 알러지원이라 한다. 알러지성 체질을 가진 사람들이 우유, 달걀, 콩을 섭취했을 때 다른 음식에 비해 알러지 반응을 일으키는 비율이 높다는 의미이다. 대개 70% 전후의 사람들이 이 세 가지 식품에 알러지 반응을 보인다고 한다.

그러나 해당 아토피안이 우유나 달걀, 콩에 반응을 일으키는 70%에 들어가는지, 아니면 반응하지 않는 30%에 들어가는지는 섣불리 판단하면 곤란하다. 다른 아토피안이 어떤 음식을 먹고 반응을 보였다고 해서 나도 반응을 보일 것이다라고 전제하고 음식물을 제한하는 것은 적절한 대응태도가 아닌 것 같다.

어떤 음식에 대한 반응을 알 수 있는 가장 정확한 방법은 일정한 기준을 가지고 해당 식품을 먹어보고 몸이 나타내는 반응을 일정한 기간 점검하는 것이다. 대개 식품에 대한 반응은 다른 항원에 비해 더디게 나타나므로 한번 먹어보고 반응의 정도를 판단하기 보다는 두 주 이상의 기간을 정해 특정 식품을 먹어보고 반응을 살펴보는 것이 좋다.

아토피의 원인은 매우 다양하다

아토피 반응은 단지 음식물속 항원에 의해서만 나타나는 것은 아니다. 〈수수팥떡〉 모임의 경험에 따라 판단해보면 아이가 어리면 어릴수록 음식이 아토피 반응에 주는 영향이 컸다. 반면 나이가 들어가면서는 음식과 기타 정서적 요인을 포함한 생활 및 운동요인이 주는 영향의 비중이 50 대 50 정도의 균형을 갖게 되는 것으로 보였다.

알러지 반응에 영향을 주는 요인은 대개 아래와 같다.

영양의 불균형	인체는 스스로가 필요로 하는 완벽한 영양을 추구한다. 육식, 가공식, 인스턴트식품으로 편중된 식사는 아토피를 심하게 한다. 알러지원이 되는 음식물의 다량 섭취도 아토피를 심하게 만든다.
물, 비타민, 염분의 부족	물 부족은 피부를 더욱 건조하게 해 아토피 증상을 심하게 한다. 비타민과 염분 부족은 피부염증을 막지 못해 아토피 증상을 심하게 만든다.
부적절한 온도와 습도	너무 춥거나 더운 경우, 건조하거나 지나치게 습도가 높아도 아토피는 심해진다.
심한 운동	무리한 운동과 운동으로 인한 발한도 아토피를 심하게 한다.
과도한 피부자극	때를 민다거나 긁고 비비는 등 피부에 자극을 주면 아토피는 심해진다.
자극성 화학물질	새 집으로 이사했을 경우 시멘트의 독성, 화학약품으로 처리된 도배풀, 페인트가 원인이 되기도 하고 각종 식품 첨가물 등도 아토피를 심하게 한다.
각종 알러지원	집안 먼지, 미세 먼지, 곰팡이, 대기오염으로 인한 각종 오염물질, 동물 털, 분필가루 등도 아토피를 심하게 만든다. 각종 항생물질과 내복약 등도 알러지원이 되며 강한 햇빛에 반응하는 사람도 있다.
정신적 스트레스	정신적 긴장은 호르몬 분비에 이상을 일으켜 알러지 반응을 심하게 한다.

알러지 반응검사 유용하게 이용하기

아토피안이 자신이 어떤 종류의 음식과 물질에 반응하는지 경향을 알아보기 위해서는 알러지 반응검사를 해보면 좋다. 알러지 반응검사에는 피부반응검사와 혈액반응검사가 있다.

피부반응검사로는 환자의 팔이나 등에 알러젠 검사시약을 3 내지 5cm 사이를 두고 한 방울 씩 떨어뜨려, 특수 주사나 침으로 피부표면을 살짝 찔러둔 뒤 15분 내지 20분이 지나 발적 부위와 부푼 정도를 보고 판단하는 단자시험과 피부에 검사시약을 놓은 후 피부를 3cm 정도 긁어준 뒤 15분 내지 30분이 지나 반응을 보고 판단하는 방법 등이 많이 쓰였다. 팔의 전막부 앞면이나 상환부 측면에 0.5 내지 1mm 정도의 일회용주사기를 써 히스타민 용액을 양성대조군으로 하고, 생리적 식염수용액을 음성대조군으로 동시에 주사하여 15분 내지 30분 뒤에 판독하는 피내반응검사도 있다. 이 때 히스타민 용액은 1mm 당 0.1mg을 쓴다.

혈액검사는 해당 아토피안의 핏속에 특정 음식물에 대한 항원이나 항체가 있는지 알아보기 위한 방법이다. 소량의 혈액으로 백여 가지 이상의 알러젠을 시험할 수 있으므로 최근에 많이 쓰이고 있다. 피부반응검사의 경우 시험해볼 수 있는 피부부위면적에 따라 알러젠수에도 제약이 따르는데 반해, 혈액검사는 적은 혈액으로도 많은 종류의 알러젠을 시험할 수 있는 장점이 있다.

한편 우리 몸에서 만들어지는 항체의 종류는 IgG, IgE, IgA, IgM, IgD 등 다섯 가지인데 그동안 알러지 반응을 일으켜 아토피피부염 등에 주로 관여하는 항체는 IgE인 것으로 알려져 왔다. 그러나 최근 IgG항체도 관여하고 있다는 연구결과가 나온 바 있다.

대부분의 알러지 반응검사는 즉시 반응을 나타내는 IgE에 대한 반응정도를 알아보는 수준으로 한다. 그러나 음식물에 대한 반응검사는 즉시 나타나는 경우보다는 일정한 시간을 두고 반응을 나타내는 경우가 많으므로 IgG검사를 병행해보는 것이 도움이 된다. IgE관련 검사의 경우 알러지의 환경적 요소, 다시 말해 미세먼지, 꽃가루, 특정 동물의 털, 곰팡이 등과 각종 화학약품이나 금속에 대한 반응을 더 잘 드러내준다는 점을 참고할 필요가 있다. 수용자 입장에서 알러지 반응검사를 효율적으로 활용하는 방법은 아래와 같다.

- 무작정 알러지 검사를 하기보다는 반응정도를 알고 싶은 음식을 정하여 며칠 동안 해당음식을 일정량 먹고 난 뒤 검사를 한다. 만일 해당음식이 IgE 반응음식이라면 즉시 반응이 나타나지만 IgG반응음식이라면 사전에 해당음식을 먹어주는 것이 검사의 정확도를 높일 수 있다.

- 알러지 검사결과는 하나의 경향으로 이해하고 참고하는 것이 좋다.
  〈수수팥떡〉 회원들 상당수가 알러지 검사결과에는 특정 음식에 대한 반응이 나타나지 않았는데 직접 그 음식을 먹으면 반응이 나타나는 것을 확인했다. 이것은 알러지 검사가 100% 완벽한 것은 아니며 직접 먹어보고 나타난 반응과 검사결과에 차이가 있을 수 있다는 것을 보여준다. 크게 그 원인은 검사 때 반응과 인체직접 반응의 차이에 따른 것이 아닌가 판단해 보았다.
  다른 한편, 이 검사결과 우유에 대한 반응을 거의 하지 않는다고 나왔는데 실제로 우유를 먹어보면 반응이 나타나는 경우에 우유의 종류에 따라 반응의 정도가 다른 경우가 많았다. 이 경우 무공해 우유에 가까울수록 반응의 정도가 약하거나 없어지는 것을 종종 보게 되는데 이는 '식품 안정성'이라는 요소가 영향을 미친 결과로 보인다.

- 직접 특정 음식을 먹어보고 나타난 반응이 가장 정확하다.
  알러지 반응검사결과 반응정도가 낮은 음식을 중심으로 직접 섭취해보고 반응을 본 뒤 어떻게 영양섭취를 할 것인가 식단을 정하는 것이 아토피 치료에 도움이 된다. 아토피안의 경우 아토피 반응과 영양섭취사이의 균형점을 찾는 것이 중요하며, 알러지 반응검사결과를 활용하면 도움이 된다.

03. 피부는 건강의 척도

피부는 몸을 감싸는 보자기가 아니다

우리는 피부를 건강과 관련지어 생각하기보다는 미용의 관점에서 바라본다. 피부를 관리할 때에도 피부를 튼튼하게 하려 하기보다는 '곱게' 관리하려고 한다. 그래서 많은 사람들이 피부를 곱게 하기 위해 값비싼 화장품을 바르거나 정성들여 마사지를 하기도 한다.

그러나 몸이 건강해야 피부도 건강해지고 탄력과 윤기로 아름답게 빛난다는 것은 의심할 여지없는 사실이다. 건강하지 못하면 아무리 겉피부관리를 잘해도 고와지기 어렵다. 피부는 전신건강의 바로미터이기 때문이다.

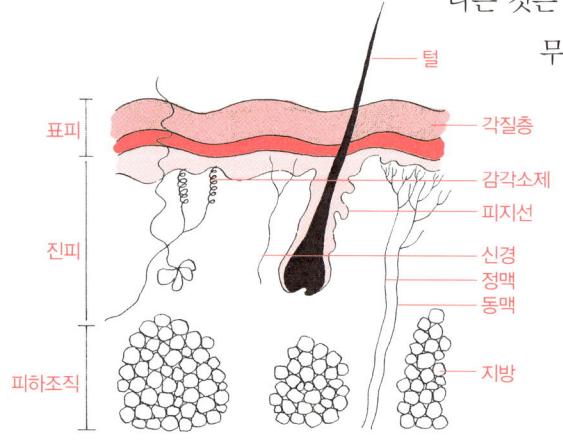

피부는 몸 어느 부위보다 부지런한 기관이다. 위장, 간장, 폐장, 심장 등 내장은 각각의 고유한 역할이 있다. 그러나 피부는 배설작용, 호흡작용, 흡수작용, 보호작용, 살균작용 등 '종합적인' 작용을 통해 인체를 건강하게 해주는 '전체성' 기관이다. 피부가 건강하지 못하면 살균작용, 배설작용, 호흡작용, 흡수작용, 보호작용이 원활히 이루어지지 못해 몸이 약해진다. 그러므로 피부를 단순히 미용의 대상으로 바라보는 협애한 시각에서 벗어나 피부의 중요성에 대한 인식을 새롭게 해야 한다. 피부 건강을 위해 노력하는 것은 질병 예방의 지름길이다.

피부는 내장의 거울이다

내장의 상태는 피부를 통해 표현된다. 그래서 피부를 보면 그 사람의 내장 상태를 가늠할 수 있다.

폐는 오행으로 보면 금(金)에 해당하고 방위로 보면 서(西)쪽에 속한다. 계절로 보면 가을(秋)로 표현되고 흰(白)색에 대응한다. 폐가 나쁘면 얼굴빛이 희게 변한다.

간은 오행으로 보면 목(木)에 해당하고 방위로 보면 동(東)쪽에 속한다. 계절로 보면 봄(春)으로 표현되고 푸른(靑)색에 대응한다. 그래서 간이 약해지면 얼굴에 푸른빛이 돈다.

신장은 오행으로 보면 수(水)에 해당하고 방위로 보면 북(北)쪽에 속한다. 계절로 보면 겨울(冬)로 표현되고 검은(黑)색에 대응한다. 신장이 나빠지면 얼굴빛이 검어진다.

심장은 오행으로 보면 화(火)에 해당하고 방위로 보면 남(南)쪽에 속한다. 계절로는 여름(夏)으로 표현되고 붉은(赤)색에 대응한다. 심장이 약해지면 얼굴빛이 붉어진다.

위는 오행으로 보면 토(土)에 해당하며 방위로 보면 중앙(中央 : 전(全) 방위로 해석되기도 한다)에 속한다. 계절로 보면 사계(봄, 여름, 가을, 겨울 모두에 걸쳐 작용함)에 대응하고 누런(黃)색에 대응된다. 위가 나쁘면 얼굴빛이 누렇게 변한다.

이렇게 간이 나빠지면 얼굴이 푸르게 되고 신장이 나쁘면 얼굴이 검어지는 등 내장의 상태는 바로 피부색으로 나타나게 된다. 색 뿐만이 아니라 얼굴 각 부위의 살집 정도, 기미나 주근깨가 끼는 부위, 살갗의 윤택 등도 주요 내장의 상태에 따라 달라진다. 예로부터 의료 행위의 달인들이 어떤 사람의 얼굴을 보고 질병의 유무를 진단할 때 피부는 주요한 '판단 근거'의 하나였다.

피부는 제2의 내장이다

피부는 제2의 폐, 제2의 신장, 제2의 심장, 제2의 간이라 할 만큼 중요한 역할을 하고 있다.

먼저 피부는 제2의 폐이다. 우리는 폐의 호흡작용이 없으면 생명을 유지하기 어렵다. 세포는 모세혈관으로부터 영양소와 산소를 공급받아 산소로 영양소를 태워 에너지를 만든다. 완전 연소된다는 가정 하에 이 과정에서 산소와 이산화탄소가 찌꺼기로 남는다. 세포는 이 찌꺼기 중 이산화탄소를 정맥혈을 통해 우심방으로 보낸다. 이산화탄소로 인해 더러워진 피는 우심방에서 우심실로 갔다가 폐로 가서 산소를 만난다. 폐는 산소와 이산화탄소를 교환하는 호흡작용을 통해 피를 정화시키고 정화된 피는 좌심방으로 간다. 좌심방의 피는 좌심실로 보내지고 좌심실이 수축해서 내는 힘에 의해 혈액의 온몸 순환이 시작된다.

그런데 폐를 통해 인체에 들어오는 산소만으로 우리 몸의 '호흡'은 충분치 않다. 피부가 폐를 도와 모공의 수축·확대를 통해 보조적 호흡작용을 하지 않으면 '호흡을 통한 생존'은 불가능하다. 이렇게 피부가 호흡작용을 통해 폐의 기능을 부분적으로 보조하고 있다는 의미에서 우리는 피부를 '제2의 폐'라고 부른다.

호흡기관이 없는 하등동물은 주로 피부로 호흡한다고 한다. 그러나 아가미나 폐를 가진 동물에게 있어 피부호흡은 어디까지나 보조적인 것이다. 개구리는 총 호흡량의 30~50%를 피부호흡에 의지한다. 그러나 겨울잠을 잘 때에는 피부가 75%정도의 호흡을 담당한다. 비둘기의 피부 호흡률은 1% 이하이고 사람의 경우는 0.6%에 불과한데, 수면 중이나 휴식 중에는 피부호흡 비율이 다소 올라간다. 그런데 이 0.6%~1% 미만의 피부호흡이 생명유지에 있어 필수불가결한 요인이다.

다음으로 피부는 제2의 신장이다.

신장은 배설기관이다. 간이 혈액을 통해 보낸 노폐물을 단백질을 이용하여 요소로 바꾸고, 이것을 물과 섞어 소변을 만든 다음 배설시킨다. 신장이 만든 소변은 방광에 고였다가 일정량 이상이 되면 요도를 통해 배설된다.

피부 역시 땀구멍을 통해 몸속 노폐물을 배설하여 신장의 기능을 도와주는 역할을 한다. 그래서 피부 관리를 제대로 하지 못하게 되면 피부를 통한 노폐물 배설이 제대로 이루어지지 않아 신장에 무리가 가게 된다.

피부는 제2의 심장이다.

자연건강법에서는 우리 몸의 혈액순환에는 크게 두 개의 요소가 관여하고 있다고 본다. 심장의 박동, 즉 좌심실이 수축(펌프작용)하면서 내는 힘과 모세혈관이 발현(發顯)하면서 피를 빨아들이는 힘이 그것이다. 이는 심장박동을 혈액순환의 원동력으로 보는 서양의학의 심장펌프설과는 사뭇 다르다(심장펌프설에 대해 자세히 알고 싶은 분은 〈에디터〉에서 펴낸 기세문 저 『자연의 힘으로 병이 낫는다』를 참고할 것).

서양의학은 심장박동이 피가 전신을 도는 원동력이라고 생각하는 반면 자연건강법에서는 피를 필요로 하는 세포가 모세혈관을 자극하고, 자극받은 모세혈관의 발현에 의해 인체의 피돌림이 시작된다고 본다. 심장박동이 먼저가 아니라 세포의 요구가 피돌림의 원동력이라는 것이다. 그런데 이 피돌림의 원동력은 진피 속에 있는 모세혈관이다. 그러므로 피부가 건강해야 모세혈관의 발현이 활발해지고 혈액순환이 원활하게 이루어진다.

마지막으로 피부는 제2의 간이다.

간은 기본적으로 해독작용, 소화작용과 글리코겐, 단백질, 지질, 핵산, 비타민류의 생합성 및 분해작용, 조혈 및 혈액응고 기능 등을 통해 인체 신진대사를 돕는 중요한 기관이다. 한편 간은 생합성작용을 통해 얻은 에너지의 일부를 체온 유지를 위해 쓰고 있다. 피부는 체온이 높아지면 열 배출을 통해 체온을 일정하게 유지하는 데 협력하고 체온이 떨어지면 모공을 수축시키고 때로 피지샘에서 지방질을 분비(소름)하여 체온유지를 돕는다는 의미에서 제2의 간이라고 불린다.

피부병이란 무엇인가

피부병은 크게 내인성과 외인성, 그리고 복합형 피부병으로 나누어 이해할 수 있다. 내인성 피부병은 인체에 노폐물이 다량 축적되었을 때 체내 노폐물을 배설하는 과정에서 나타나는 피부 이상 현상이다. 신장이 다량의 노폐물을 혼자 배설하게 되면 무리하게 되고 신장이 상하게 되므로 피부가 적극적으로 신장을 도와 노폐물을 배설하는 과정에서 가려움이나 발진 등 이상증상이 나타난다.

외인성 피부병은 외상이나 외부 이물질의 침입으로 나타나는 피부 이상증상을 통틀어 말한다. 침입하는 외부 이물질의 성격에 따라 병명이 붙여질 수 있다.

그런데 자연건강법에서는 내인과 외인이 늘 복합적으로 상호작용하여 피부 이상증상을 일으킨다고 보고 있다. 내인적 측면에서 보더라도 인체에 노폐물이 다량 축적되어 체액이 탁해지면 피부는 적극적으로 노폐물 배제에 협력하게 되고 이 과정에서 피부에 발진이 생기거나 가렵게 된다.

그러면 외부 이물질의 침입이 가능하게 되므로 내인적 요인에 의해 피부 이상이 생기더라도 복합형으로 나아가게 되는 것이 아닌가 하는 것이다.

역으로 체액이 맑고 깨끗하게 되면 세균이나 바이러스에 대한 저항력이 높아지므로 외부 이물질의 침입을 잘 막아낼 수 있다. 몸에 노폐물이 다량 축적되어 체액이 탁해지면 세균이나 바이러스 침입이 용이해진다. 집에 비유할 때 더러운 하수도나 해우소(解寓所) 주변에 벌레가 끼는 이치와 같다. 그러므로 피부병을 바라봄에 있어 외인이냐 내인이냐를 따지는 것보다는 몸이 건강해야 피부도 건강해질 수 있다는 점, 다시 말해 피부와 인체를 별개로 보지 않고 피부건강이 인체건강의 다른 표현임을 이해하는 것이 중요하다.

04. 비만세포가 문제다

알러지 반응과 아토피성 피부병

알러지 반응은 비만세포에서 일어나는 과잉면역반응으로 이해할 수 있다. 그렇다면 세포는 왜 비만해지는 것일까? 이를 이해하기 위해 세포의 구조에 대해 살펴보자.

인체세포는 크게 보면 핵과 원형질로 나누어져 있고 핵은 DNA와 RNA로 이루어져 있다. DNA는 인체의 모든 것을 주재하고 통제하는 구실을 하고, RNA는 DNA의 연락병 역할을 한다는 것은 익히 알고 있는 사실이다. 원형질은 아미노산을 엮는 리보솜, 특수단백질이 농축되어 저장되는 골지체, 산소를 이용해 당분을 산화하여 에너지를 생산하는 미토콘드리아, 효소를 저장하는 라이소조옴 등등의 물질로 이루어져 있다. 세포는 세포막에 의해 둘러싸여 있다.

다른 한편 세포를 이루는 구성성분 또한 물

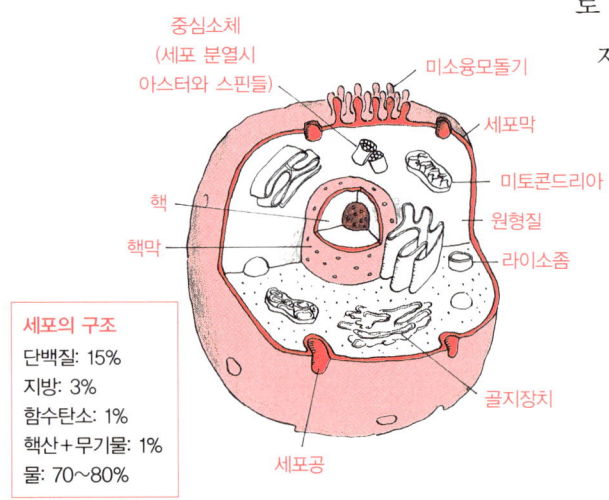

세포의 구조
단백질: 15%
지방: 3%
함수탄소: 1%
핵산 + 무기물: 1%
물: 70~80%

70%~80%, 단백질 15%~16%, 염분 0.85%, 지방 3% 내외, 함수탄소 1% 등으로 엄격하게 정해져 있다. 만일 세포 구성 성분에 문제가 생기면 세포는 이를 바로잡기 위해 노력하게 된다.

그런데 몸에 노폐물이 많이 끼어 체액이 탁해지면 어떻게 될까? 인체가 노폐물로 오염된 상태가 장기간 계속되어 혈액이 탁해지면 혈액으로부터 영양소를 공급받는 세포 역시 오염된다. 세포가 오염되면 세포는 스스로를 정화하기 위해 물을 비롯하여 스스로 정화할 수 있는 물질을 빨아들이게 되고, 그 결과 비만해지게 된다. 정상세포의 경우 세포 안에서 이루어지는 모든 활동 및 세포막은 핵에 의해 엄격히 통제되는 데 반해 비만세포에 있어 세포 내부의 연락체계는 둔화될 수밖에 없다. 그 결과 비만해진 세포는 똑똑하지 못하여 세포 표면에 이물질이 붙으면 무조건 면역 기제를 발동시킨다.

세포가 면역 기제를 발동하면 세포막 표면에서 항원항체반응이 이루어지게 되고 이 과정에서 세포막 표면에 있는 과립물질들이 터져 나오게 된다. 이 탈과립(脫顆粒) 현상으로 히스타민, 세로토닌 등등과 같은 과립물질이 나오는데 이들 과립물질들이 유출되면 가려움이 유발되고 단백질의 투과성이 높아져 발진이 생긴다.

이렇게 가렵고 발진이 돋는 증상이 기관지 점막에 나타나면 이를 알러지성 천식, 코 점막에 나타나면 알러지성 비염, 피부에 나타나면 아토피성 피부병이라고 한다. 이렇게 천식과 비염, 아토피성 피부병은 사촌지간이어서 언제든 상호 교호할 수 있다. 다시 말해 천식이 있는 사람은 비염을 동반하게 되고 아토피성 피부병을 앓고 있던 아이가 천식 증상을 보일 수 있다는 것이다.

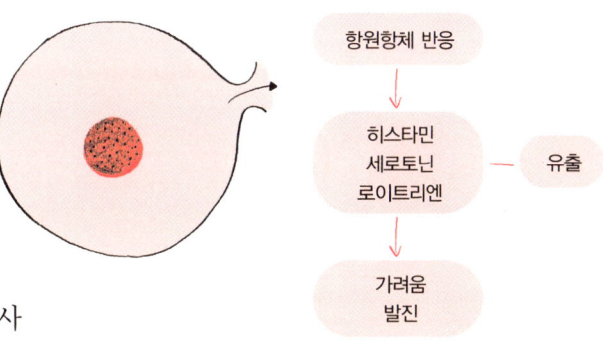

| 알러지 반응 기제 |

문제는 노폐물이다

숙변에 주목해야 한다 숙변은 대장 속에 오래 잠자고 있는 변으로, 대장에 숙변이 차게 되면 장 마비 등의 증상이 나타나 혈액순환이 둔화되고 숙변으로부터 배출되는 유해물질로 인해 체액이 탁해진다. 그렇다면 숙변은 어떤 과정을 거쳐 생기게 될까?

생명활동의 과정에서는 필연적으로 노폐물이 생성된다. 인체도 마찬가지다. 우리가 섭취한 음식물은 입-식도-위를 거쳐 십이지장으로 향하게 되고 십이지장에 음식이 머물 때 본격적인 소화가 이루어진다. 췌장은 탄수화물, 단백질, 지방을 소화할 수 있는 효소를 십이지장으로 보내주고 쓸개는 저장해 두었던 쓸개즙을 십이지장으로 보내 소화를 돕는다. 십이지장에서 소화된 음식은 작은창자로 가게 되는데 작은창자의 섬모는 소화된 음식물 속의 영양을 흡수하여 간으로 보내고 음식물의 찌꺼기는 대장으로 보낸다. 대장은 여러 가지 균들을 활용하여 음식물 속의 찌꺼기를 분해하여 변으로 배설시킨다.

그런데 대장이 대변을 배설하는 과정에서 문제가 생기면 변비 혹은 설사가 되풀이되고, 이 과정에서 장에 이상이 생겨 숙변이라는 노폐물이 대장에 정체하게 되는 것이다.

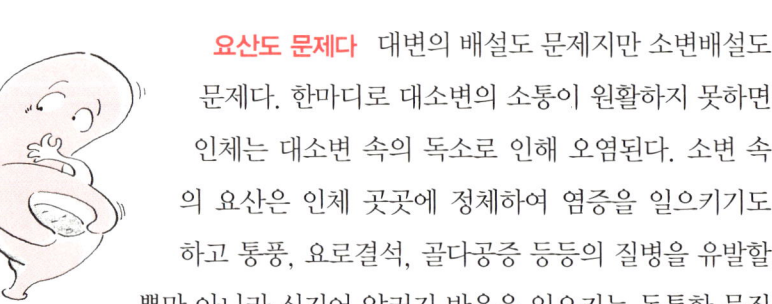

요산도 문제다 대변의 배설도 문제지만 소변배설도 문제다. 한마디로 대소변의 소통이 원활하지 못하면 인체는 대소변 속의 독소로 인해 오염된다. 소변 속의 요산은 인체 곳곳에 정체하여 염증을 일으키기도 하고 통풍, 요로결석, 골다공증 등등의 질병을 유발할 뿐만 아니라 심지어 알러지 반응을 일으키는 독특한 물질을 생산한다는 혐의마저 받고 있다. 그렇다면 왜 인체에 요산이 정체하게 될까?

소화과정에서 작은창자는 소화된 음식물 속의 영양을 흡수하여 간으로 보낸다. 간은 작은창자로부터 영양물질을 받아 해독작용에 들어간다. 해독작용이 끝나면 간은 영양소를 적절한 형태로 바꾸어 저장하고 음식물 속에 들어 있던 독성 물질들을 가능한 한 몸에 악영향을 주지 않는 형태로 만들어 피를 통해 신장으로 보낸다. 앞서 언급했듯 신장은 간이 혈액을 통해 보내준 독물질을 단백질을 이용하여 요소로 바꾸고 적당히 물과 섞어 방광으로 보낸다. 방광은 이 소변을 저장하였다가 일정한 양이 되면 요도를 통해 배설한다.

그런데 만일 간이나 신장 기능이 약하거나 방광 혹은 요도에 염증이 있는 등 소변 배설경로에 문제가 생기면, 독성물질이 소변의 형태로 배설되지 못하고 체내에 정체하여 문제를 일으키기도 하고 또 소변 속 요산이 혈관 속으로 흘러들어가 인체 곳곳에 정체하게 된다.

일산화탄소 정체에 주목하자 예전에 연탄만을 연료로 생활하던 시절 종종 연탄가스 중독이 문제되었다. '연탄가스 중독'이라고 할 때 그 '가스'는 일산화탄소를 주로 지칭한다. 일산화탄소는 인체 내에 쓸데 없이 떠도는 지방 혹은 부패한 단백질의 부산물과 결합하여 염증을 일으키기도 하고, 이 염증으로 인해 종양이 유발된다고 자연건강법에서는 주장하고 있다. 그렇다면 일산화탄소가 인체 내에 정체하는 과정을 추적해보자.

좌심방에서 나온 피는 대동맥-소동맥을 거쳐 최종적으로 모세혈관에 이른다. 모세혈관은 세포 속으로 영양소와 산소를 공급하고 세포로부터 이산화탄소를 받아들여 다시 소정맥으로 보내는 작업을 한다.

모세혈관으로부터 산소와 영양소를 공급받은 세포는 미토콘드리아에서 산소로 당분을 태워 에너지를 생산한다. 미토콘드리아가 산소로 당분을 태우는 과정에서 이산화탄소와 물이 찌꺼기로 남는다. 세포는 물을 저장

check!
인체가 필요로 하지 않는 모든 것은 장기간 체내에 잔류할 때 노폐물로 작용한다. 숙변, 요산, 일산화탄소는 물론 지나치게 많은 당분, 불필요한 지방질 등도 노폐물로 보아야 한다. 단식을 하게 되면 대장속의 숙변도 배설되고 인체에 낀 노폐물이 산화되어 '제2의 숙변'이 배설된다.

하고 이산화탄소는 다시 정맥측 모세혈관으로 되돌려 보낸다.

여기서 세포는 필요한 산소를 모두 혈액으로부터 구하는 것이 아니라 피부호흡으로부터도 구하고 있다는 점, 즉 세포가 에너지 생산과정에서 남은 찌꺼기인 이산화탄소를 배출함에 있어서도 피부호흡을 활용한다는 점에 주목할 필요가 있다.

정맥 속에 함유되어 있는 이산화탄소는 우심방-우심실을 거쳐 폐로 가게 되고 폐에서 산소와 교환된다(폐순환). 그 결과 다시 깨끗해진 피는 좌심방으로 들어갔다가 좌심실을 거쳐 다시 온몸으로 순환되어 생명활동이 유지된다.

그런데 만일 이 과정에서 공기 중의 산소가 부족하다거나 폐기능이 약하다거나 피부호흡이 제대로 이루어지지 않는 상태(산소 부족상태)가 장기간 지속되면 체외로 배출되어야 할 이산화탄소가 일산화탄소의 형태로 체내에 정체하게 된다고 자연건강법에서는 보고 있다.

아토피안들은 왜 염증이 잘 생길까?

아토피안들은 몸 이곳 저곳에 염증이 생긴다. 조금만 부딪혀도 멍이 들고 살짝 긁히기만 해도 피가 난다. 그만큼 피부가 약하다는 것이다. 그러나 아토피안들에게 '약하다'는 말은 너무나 추상적인 표현이어서 별 도움이 되지 못한다. 그렇다면 우리가 보통 '피부가 약하다'고 할 때 '약하다'는 것은 무슨 뜻일까?

우리 피부는 세포 하나하나가 연결되어 이루어져 있다. 이때 세포를 튼튼하게 만들고 세포와 세포의 결합력을 높여주기 위해 우리 몸은 독특한 단백질을 생산한다. 교원질(콜라겐)이 바로 그것이다. 그런데 비타민 C가 부족하면 이 교원질 생산이 제대로 이루어지지 못하고 그 결과 세포가 약화되어 세포의 결합력도 떨어지게 된다. 그러므로 약간의 자극으로도 피부에 손상이 가고 피부에 손상이 가면 혈액이 유출된다. 혈액이 유출되면 세균에 감염되어 염증이 생기게 된다.

다른 한편 비만세포의 경우 자극에 약하여 약간의 자극만으로도 손상을 입게 되고 괴혈 증상을 일으키게 된다. 당연히 정상세포에 비해 자주 염증이 생길 수밖에 없다.

장벽의 괴혈병이 문제다 아토피안들에게 있어 이 세상 모든 물질은 항원이 될 수 있다. 진드기로부터 시작해 아주 작은 먼지, 심지어 분필가루에도 알러지 반응이 일어난다. 그러나 가장 중요한 알러지원은 음식으로부터 생성된다. 이를테면 계란 단백질, 콩 단백질, 우유 단백질 등 대표적인 알러지원을 아토피안이 먹었다고 하자. 이 음식들은 만일 아토피안의 입안이 헐었다면 입안에서부터 알러지 반응을 일으킬 것이다. 만일 입안이 건전한데 위벽이 약해져 있다면 위벽에 도달했을 때 알러지 반응이 나타날 수 있다.

우리 몸 중에서도 위장벽과 장벽의 괴혈병은 알러지 반응을 일으키는 큰 원인이 된다. 예를 들어 우유 단백질에 알러지 반응을 보이는 유아의 경우 엄마가 우유를 먹고 난 이후 30분~6시간 사이 젖을 먹이면 알러지 반응을 일으키게 된다. 이것은 엄마의 장벽에 괴혈병이 있어서 우유의 단백질 중 어떤 요소가 완전히 분해되지 않은 상태로 장벽을 통해 체내로 들어와 모유 속으로까지 간 것으로 보아야 한다. 만일 아토피안이 장벽에 괴혈병이 있다면 어떻게 될까? 당연히 우유 단백질이 완전히 분해되지 못한 상태로 체내에 들어와 어디선가 알러지 반응을 일으켜 아토피 증상을 심하게 만들 것이다.

내부 항원 차단이 중요하다

〈수수팥떡〉 초기 오래도록 아토피를 앓아 왔고 알러지를 일으키는 음식(항원)이 너무 많아 이러지도 저러지도 못하는 상태에서 자연건강법을 하려고 찾아온 어린이가 있었다.

그런데 이 어린이는 외국에 있을 때 아토피가 심해 온몸에 스테로이드제를 두텁게 바르고 붕대로 감싼 뒤 혹시 감염될지 몰라 무균실에 들어가 있었던 적이 있다고 했다. 스테로이드제로 아토피 증상을 억제하고 항원을 일절 차단하기 위해 음식물도 매우 조심스럽게 섭취했을 뿐만 아니라 무균실에 들어가 있었음에도 그 어린이에게서 알러지 반응이 일어났다고 한다. 외부 항원이 차단된 상태에서 일어난 알러지 반응을 어떻게 이해해야 할까?

자연건강법은 '내부 항원'에 주목한다. 언급한 어린이의 경우 내부에 있는 노폐물로 인해 끊임없이 '내부 항원'이 만들어지고 있다고 보아야 한다. 그러나 보통 아토피안들은 눈에 보이는 외부 항원에 주의를 기울이며 자기 밖에서 알러지원을 찾는다. 그러나 아토피안 내부에 있는 숙변과 요산, 그리고 일산화탄소, 지나친 지방질과 당분 등으로 인해 끊임없이 생성되고 있는 내부 항원 발생기제를 차단하지 않는 한 아토피 치료는 어렵다.

아토피 자가 진단법 – 아토피 진행과정

아토피안들은 피부 건조, 심한 가려움, 발진, 진물, 부스럼, 각질 등으로 고통 받게 된다. 아토피성 피부병의 증상은 알러지 반응에 의한 증상과 2차, 3차 감염, 그리고 스테로이드제 등 약제로 인한 부작용이 복합되어 나타나는 증상이므로 환자가 느끼는 고통도 고통이지만 그 때문에 치료과정 또한 간단하지 않다.

얼굴이나 무릎 뒷 부분, 팔 접히는 부분, 목 등 신체 특정 부위가 가렵고 땀띠처럼 보이는 작은 발진이 돋아나는 알러지 고유 반응에서 시작하여 피부가 건조해지고 진물이 흐르며 얼굴이 부어오르는 등 증상이 심해지는 단계까지 아토피는 다양한 반응을 보이며 진행된다.

아토피 증상은 사람마다 다르다. 식생활 등 생활패턴과 아토피안의 성격에 따라 같은 발진이라도 인체 일부분에 발진이 나는 경우가 있는가 하면 전신에 도발적으로 발진이 돋기도 한다. 이해를 돕기 위하여 '편의상' 아토피 증상의 단계를 나누어 보자.

아토피 치료를 위해 유념해야 할 세 가지

❶ 문제는 노폐물! 노폐물 배제가 가장 중요하다. 숙변, 요산, 일산화탄소 등 노폐물 배제로 인체를 정화해 내부 항원을 차단한다.

❷ 괴혈병을 없애 피부를 튼튼하게 해야 한다. 특히 장내 괴혈병을 없애 알러지원의 체내 침입을 막는다.

❸ 비만세포를 정상화하여 똑똑하게 만들어야 한다. 비만세포의 IQ를 높여 불필요하게 세포내 소통을 원활하게 한다.

알러지 고유의 반응이 나타나는 첫 단계 아이의 얼굴 혹은 목, 팔 접히는 부분, 무릎 뒷부분 혹은 기저귀를 채우는 엉덩이 등 특정 부위에 땀띠처럼 자잘한 발진이 돋는다. 피부가 건조해지고 아이가 몸을 자주 긁는다.

초기 단계에서 얼굴이 붉어지면서 발진이 돋는 아이들이 있고 피부가 건조해지면서 가려움을 심하게 호소하는 아이들이 있다. 전자의 경우는 몸이 습하고 다소 기름진 경향이 있고 후자의 경우는 몸이 건조하고 기름기가 느껴지지 않는 경향이 있다. 또 몸이 습한 아이들의 경우 소화력이 좋아 살집이 있는 아이들이 많고 후자의 아이들은 살집이 거의 없다.

만 2세 이하의 어린 아이들은 머리, 얼굴, 몸 이곳저곳이 붉어지고 머리에 각질이 생기며 각질이 없어지면서 딱지가 생기는 증상이 나타난다.

감염증상이 나타나는 두 번째 단계 아토피의 가려움은 참기 힘들다. 아이들은 발진이나 가려움을 이기기 힘들기 때문에 마구 긁게 된다. 그러면 피부가 손상되고 혈액 속 단백질이 피부 표면으로 투과되어 발진이 돋는다. 붓는다.

한편 긁어서 상처가 생기고 피가 나게 되면 2차감염이 오기 쉽다. 이때 침입하는 세균이나 바이러스에 따라 다양한 형태의 피부 이

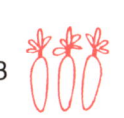

상증상이 나타난다.

요약하자면 피부가 부어오르기도 하고 염증이 출현하는 단계이다. 초기 단계보다 가려움증이 더 심해져 수면장애가 오고 부종이 나타가기 시작하며 염증이 심해진다. 대부분의 경우 이 단계부터 병원 치료를 시작하는 경우가 많으며 항히스타민제와 스테로이드제 그리고 항생제를 사용하게 된다.

약제를 쓰면서 아토피안은, 약을 쓰면 증상이 가라앉았다가 일정 시간이 지나면 다시 증상이 나타나는 일을 되풀이 경험하게 된다. 그러면서 차츰 약제의 사용량이 늘고 사용빈도가 잦아진다. 약을 쓰게 되면 아토피 증상이 억제되어 편한 측면이 있다. 그러나 항히스타민제나 스테로이드제 등 대증적 처치는 아토피 치료를 목표로 한다기보다는 증상의 억제에 주안점을 두고 있다. 그러므로 약을 쓰기 시작하는 이 단계는 약제의 부작용이 잉태되는 시기로 볼 수 있다.

아토피 증상이 서서히 전신으로 퍼져간다.

약제의 부작용이 더해지는 세 번째 단계 알러지 고유의 반응과 2차 감염, 장기간에 걸친 약제 사용으로 인한 부작용이 복합적으로 나타나는 단계이다.

심한 가려움증, 발진, 긁어 생긴 상처로 인한 상흔이 몸 곳곳에 퍼져있다. 강한 약제를 쓰지 않으면 증상을 억제하기 힘든 시기로 조금 더 악화되면 약을 발라도 증상이 개선되지 않는 심한 상태에 빠진다.

피부는 붉거나 거무스름해지고 얼굴이 자주 붓는다. 태선화(苔癬化) 증상이 심해져 몸이 코끼리 껍질처럼 변해가고 시력이 감퇴한다. 신체 특정 부위에 털이 나거나 탈모 증상이 오는 등 합병증이 심해지는 단계이다. 간과 신장 기능이 약해지고 이 단계에 이르면 아토피 증상은 전신에 나타나게 된다.

설상가상, 아토피 합병증

아토피안들은 단지 아토피만으로 고통 받지 않는다. 우리는 흔히 아토피 증상을 눈에 보이는 외피적 증상으로만 이해하는데 아토피 증상은 내피에도 그대로 나타난다고 보아야 한다. 물론 내피의 아토피 증상은 외피보다는 덜할 수 있지만 아토피안들은 전체적으로 인체 신진대사가 둔화되어 소화불량을 비롯한 각종 합병증에 시달리게 된다.

합병증이 나타나면 이를 '아토피의 합병증'으로 이해하려는 태도가 매우 중요하다. 보통의 경우 아토피안들은 소화불량 증상이 나타나면 이를 아토피의 합병증으로 이해하지 않고 소화불량만을 고치려 드는 경향이 있다. 그러나 위에 나타나는 아토피 증상이 해소되지 않으면 소화불량은 좀처럼 낫지 않는다. 소화불량이 조금 괜찮아지면 이제 설사가 시작된다. 아토피안들을 괴롭히는 합병증은 어떤 것이 있을까?

소화불량 아토피가 진행되면서 아토피안들이 공통적으로 호소하는 것이 소화불량문제이다. 조금만 과식을 해도 가스가 차고 속이 더부룩해진다. 트림을 자주 하게 되고 조금만 음식을 잘못 먹어도 체한다.

설사 혹은 변비 설사는 아토피안을 괴롭히는 큰 요인이다. 늘 배가 아픈 느낌이 든다. 영아기의 아이들은 설사로 탈진 상태에 빠지는 경우도 있다. 괴혈병과 비만세포로 인해 대장 벽에 상처가 있는 아토피안들에게 설사는 고통스러운 동반자이다.

또 설사를 하게 되면 설사로 인해 대장 벽에 상처가 심해져 알러지 반응이 심해지므로 설사는 아토피를 심하게 하는 요인으로도 작용한다. 뿐만 아니라 설사를 계속하게 되면 음식물의 소화흡수 능력이 크게 떨어지므로 영양결핍에 빠질 수 있어 병원처치를 포함해 각별한 대책이 필요하다.

 check!

아토피안을 이해하자

● 면역성의 측면에서 보았을 때 아토피안들은 특수한 단백질에 반응하는 혈청 IgE(immunoglobulin E)수치가 높아져 있다. 그런데 백혈구의 작용은 상대적으로 떨어져 있고 T임파구 수치는 증상이 진행될수록 감소해간다.

● 정신적 측면에서 보았을 때 아토피안들은 매우 불안하다. 극심한 가려움과 피부 변성으로 인해 외부 접촉을 꺼리게 되고 학업 및 작업 능력도 현저히 떨어진다. 영아기 아이들의 경우 성장발달 속도도 다른 아기들보다 늦다. 심하면 우울증에 빠지기도 하고 나쁜 습성으로 주변을 괴롭히기도 한다. 신경질적으로 변하며 스트레스에 매우 약하다. 이러한 정서적 불안은 아토피 증상을 악화시킨다.

우리 피부는 인체의 겉표면을 이루는 외피와 내장 벽이나 점막을 이루는 내피로 구성되어 있다. 외피와 내피의 상태는 같다. 아토피는 외피에만 나타나는 증상이 아니라 내피에서도 나타난다.

감기와 몸살 아토피안들은 감기를 달고 산다. 조금만 무리해도 몸살이 온다. 감기에 걸리면 병원 치료를 받게 되고 항생제를 처방받는다. 항생제를 자주 쓰게 되면 항생제로 인해 알러지 반응이 심해지는 경우도 있고 면역체계에 영향을 주므로 알러지 반응이 심해지는 악순환이 되풀이 된다.

아토피안들이 감기에 걸리는 것은 아토피가 개선되지 않는 한 어쩔 수 없는 일이다. 알러지 반응으로 인해 가렵고 발진이 돋으면 긁게 되고 상처가 생긴다. 이 상처로 인해 아토피안들은 세균이나 바이러스에 노출되고 감기에도 자주 걸리게 된다.

중이염 중이염을 비롯하여 외이도염, 귓바퀴와 귀 언저리 부분의 염증은 아토피안들을 늘 따라다니며 괴롭힌다. 그래서 아토피안들 중 일부는 중이염으로 인해 청력이 약해지는 경우도 있다. 중이염 역시 아토피 증상이 귓속에 생기고 그 결과 감염되어 나타나는 현상으로 자연건강법으로 아토피 치료가 진전되면서 증상이 개선되어 간다.

입안 염증 아토피안들은 구내 피부가 약하여 잘 헐고 이로 인해 구내염에 잘 걸리게 된다. 또 혓바늘이 잘 돋고 열이 오르면 혀가 붉게 변하기도 하고 혀 가운데에 지도 모양의 띠 같은 것이 생기는 지도혀 증상도 자주 앓게 된다. 혀에 허옇게 백태가 끼거나 누런 이물질이 입안을 뒤덮는 증상도 경험한다.

눈의 이상 아토피안들은 눈 주변이 붉어지고 부풀어오르는 약한 안과 질환은 물론 여러 가지 형태의 결막염, 백내장 등 안과 계통의 합병증에 시달린다. 때로 눈물샘이 막혀 눈곱이 끼고 안구가 건조해지는 증상도 동반한다. 아토피 관련 약제를 장기 복용한 경우 시신경도 약해지고 시력이 급격히 감퇴하는 등 아토피안들이 겪는 안과 계통의 이상 증세는 심각하다.

각종 피부질환 피부에 상처가 많은 아토피안들은 감염성 피부질환에 노출되어 있다. 그 결과 각종 습진은 물론 농가진, 지루성 피부염, 여러 가지 형태의 홍반증, 건선 등등 감염성 피부질환에 잘 걸린다. 이러한 피부질환은 항문, 생식기 주변 등에도 발생하여 아이들의 경우 대소변 장애로 고생하기도 한다. 아토피 아이들이 잘 걸리는 감염성 피부병의 증상을 살펴보자.

● 농가진

포도상구균 혹은 연쇄상구균의 감염이 원인으로 추정된다. 자그마한 콩알 크기의 수포 혹은 농포가 생긴 뒤 막이 터지면서 두꺼운 딱지가 앉는다. 때로 나이테 모양으로 병변 부위가 커지면서 계속 퍼져간다.

● 지루성 피부염

아직 원인이 뚜렷하게 밝혀지지 않고 있다. 머리, 얼굴 등에 홍반이 나타나며 피지가 많이 분비된다. 그 상태에서 방치하면 누런 고름딱지 같은 것이 머리와 얼굴을 덮는다. 아토피안들 중에서도 영유아기 아이들에게 잘 나타나는 피부 트러블이다.

● 홍반

갑자기 붉은 반점 같은 것이 나타난다. 정확한 원인은 밝혀져 있지 않으나 류마티즘 혹은 자반증(紫瘢症)의 원인과 흡사할 것으로 추정하고 있다. 부기가 있고 염증을 동반하는 홍반, 수포 등이 손등, 발등, 얼굴, 구강 점막, 안 점막 등에 발생한다. 발열, 두통, 식욕부진, 관절통이 동반되며 가려움이 있으나 그다지 심하지는 않다.

부종과 탈모 아토피가 장기화되면 투약 여부에 관계없이 인체 신진대사가 둔화된다. 특히 간과 신장의 기능이 약화되는데 많은 아토피안들이 신

check!
아토피안이 감염에 약한 원인

❶ 피부 산도 저하
보통 우리나라사람들의 피부산도는 5.5정도. 아토피안들은 6.5정도라고 한다. 피부산도 5.5상태는 약산성으로 이 상태에서 우리 피부는 식균작용을 통해 피부보호작용을 한다. 아토피안들의 피부는 산도가 떨어져 식균작용이 활발하지 못하다.

❷ 세라믹감소
세라믹은 일종의 지질로 외부의 이물질 침입을 막아주는 역할을 한다. 아토피안들의 피부 세라믹은 정상인의 50%정도라고 한다.

❸ IgA 항체 부족
외부에서 침입하는 세균 곰팡이류 등을 방어하는 면역기체인 IgA항체가 정상인의 25%밖에 안 된다.

장기능 저하를 경험하게 된다. 신장 기능이 저하되면 단백질 흡수 능력이 떨어지고 체내 물 순환에 장애가 생겨 부종이 온다. 스테로이드제를 장기간 쓰던 아토피안이 스테로이드제를 끊었을 때에도 일시적으로 심한 부종을 겪게 된다.

한편 부종은 탈모로 이어진다. 신장기능저하로 수분의 체내재흡수능력이 떨어지면 피부조직에 수분이 고이게 되어 인체에 부종이 오면 두피 역시 부종을 겪게 된다. 두피부종은 두피의 영양부족을 초래하고 그 결과 탈모현상이 나타난다.

영양장애 음식 알러지로 인해 여러 가지 식품을 골고루 섭취하기 어렵기 때문에 아토피안들은 영양장애를 경험한다. 또 장벽이 약해 음식물을 먹어도 충분히 흡수하지 못하기 때문에 아토피안들은 대부분 단백질 부족 등 영양장애로 고생하게 된다. 심지어 영양실조와 비타민 D부족으로 구루병에 걸리는 경우도 있다.

그러므로 자연건강법으로 아토피를 치료하는 과정에서도 적절한 영양대책이 필요하다. 아토피안들은 아토피 반응과 영양섭취 사이에서 줄다리기를 해야 하며 때로 반응이 좀 있어도 영양을 고려하여 단백질 등을 섭취해야 할 필요가 있다고 판단된다.

각종 전염성 질환 아토피안들은 수두나 홍역 등 아이들에게 흔한 전염성 질환에도 훨씬 약하다. 수두가 유행하면 수두에 걸리고 홍역이 유행하면 예방주사 접종 여부와 상관없이 홍역에 걸린다. 뇌수막염이 유행하면 뇌수막염에도 쉽게 노출된다. 아토피안 특히 아토피를 겪고 있는 아이들은 어리면 어릴수록 세균이나 바이러스에 감염될 우려가 크므로 집안을 청결하게 하고 환자와의 접촉을 삼가며 가급적 많은 사람들이 모인 장소에 가지 않는 등 감염을 막기 위해 노력해야 한다.

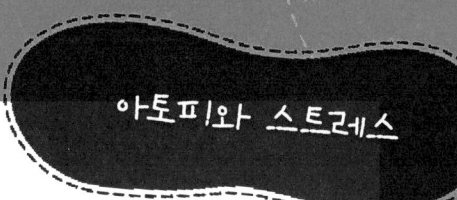

아토피와 스트레스

❶ 아토피안들은 외부 자극에 민감하다.

온도와 습도 변화, 주거환경의 변화, 화학섬유 소재의 의복, 꽉 조이는 옷, 집 안의 미세 먼지, 페인트, 화학물질을 소재로 한 도배풀, 전자파 등등에 과다하게 노출될 경우 아토피 증상이 심해진다.

❷ 아토피안들은 정서적 자극에도 민감하다.

아토피 아이들이 울고 보챌 때 아토피 증상이 심해지는 것은 이 때문. 아이들이 정서적으로 불안하게 되면 아드레날린계 호르몬이 분비되고 그 결과 인체 신진대사가 불필요하게 과다해진다. 혈압도 높아지고 맥박수도 빨라지며 호흡도 가빠진다. 이러한 상태가 지속되면 몸속 젖산이 증가하고 젖산으로 인해 각종 독물질이 생성된다. 그리고 이 독물질들은 알러지원으로 작용하게 되어 아토피 증상을 심하게 만든다.

엄마가 아토피 치료에 있어 원칙을 정하고 때로는 담대하게 대처하고 때로는 한없이 자애로운 태도로 아이를 대해야 하는 이유가 여기에 있다. 어쩌면 자연건강법으로 아기 아토피를 고치는 과정은 엄마 인내심의 시험 과정이라 해도 과언이 아니다. 어떤 경우에도 '지금 가장 힘든 것은 아이'임을 잊지 말고 아이가 다소 울고 보채더라도 잘 달래줄 각오가 되어 있어야 한다.

자연식을 할 때에도 온 가족이 같이 해야 아기가 스트레스를 받지 않아 치료에 도움이 된다. 아이는 오곡밥을 먹는데 나머지 가족은 흰 밥에 고기 반찬을 먹고 있으면 겉으로는 혹 태연한 척하더라도 아이는 '억울하다'고 생각하게 되고 이것이 스트레스로 작용할 수도 있다.

❸ 지나친 피로도 아토피 증상을 심하게 한다.

피로하게 되면 인체에 젖산이 과다하게 끼고 이 젖산과, 젖산으로 인해 생성되는 독물질로 인해 아토피 증상이 심해질 수 있으므로 아토피안들은 피곤하지 않도록 몸 관리를 잘 해주어야 한다.

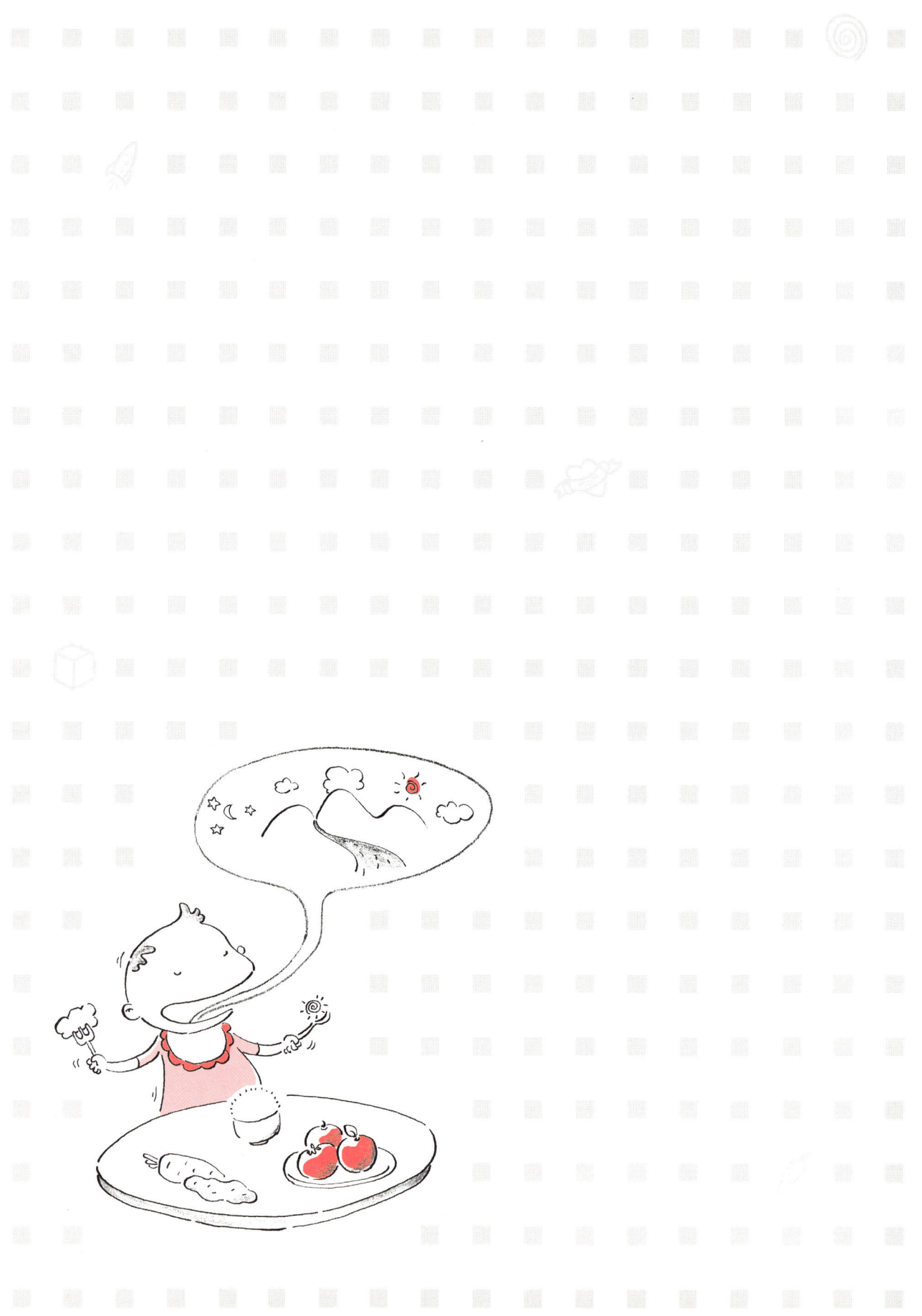

아토피 실천 프로젝트

Part 02

자연건강법으로
아토피 고치기

01. 이런 자세로 시작하자

지피지기(知彼知己)면 백전백승(百戰百勝)

아토피를 치유하려면 우선 아토피에 대해 알아야 한다. 아토피는 쉽게 이겨낼 수 있는 질병이 아니다. 자연건강법 실천도 쉽지 않다. 자연건강법은 무작정 따라할 경우 부작용도 클 수 있다. 게다가 자연건강법은 그동안의 의학적 상식과 완전히 상반되는 주장을 하기도 한다.

자연건강법으로 아토피를 이겨내려면 전문 의료인이나 의료행위에 전적으로 의존해 왔던 기존의 사고방식에 의문을 가져야 한다. 만일 제도권의 의료행위가 아토피를 치료해준다면 우리는 〈수수팥떡〉 모임에 모일 필요가 없었을 것이다. 우리는 조만간 제도권 내에서 아토피 치료법이 정립되길 기대한다. 그러나 약을 쓰면 증상이 가라앉았다가 약을 쓰지 않으면 똑같이 혹은 더 심하게 증상이 되풀이되는 아토피의 고통을 방치할 수는 없었다. 어쩔 수 없이 자연건강법에 중심을 두고 보조적으로 병원과 약을 활용했고 그 결과 많은 아토피안들이 아토피를 이겨낼 수 있었다. 아토피 치료법이 제도권 내에 마련되기 전까지 우리는 아토피안들이 자연건강법에 기초해 아토피와 자신의 몸을 이해하고 돌보아가길 권하고 있다.

그러므로 실천에 들어가기 전에 아토피와 자연건강법의 원리에 대해 숙지해야 한다. 그러기 위해서 일단 아토피와 관련된 여러 가지 종류의 책들을 꼼꼼히 읽고 , 〈수수팥떡〉(asamo.or.kr)에 들어가 자료실 글을 정독하기를 권한다. 적어도 일주일은 시간을 내어 사이트에 들어가 '보물찾기'를 하자. 〈수수팥떡〉에는 아토피를 치료하는 과정에서 아토피안과 가족들 특히 엄마와 아이들이 겪은 고통과 그 과정에서 얻은 '지혜'가 가득 들어 있다.

가족과 함께

자연건강법은 생활의 변화를 전제로 한다. 할 수 있는 한 모든 생활을 친환경적인 것으로 바꾸어야 한다. 그중에서도 가장 기본적인 것이 먹을거리를 바꾸는 것이다. 그러므로 온 가족의 동의 없이는 불가능하다.

가족과 상의하지 않고 자연건강법을 시작하게 되면 우선 식탁에 마주 앉기가 힘들다. 또 명현과정에서 가족들과 충돌이 생기고 그 결과 중도에 자연건강법을 포기하게 되는 경우를 종종 보았다. 자연건강법 실천보다는 가족과의 갈등으로 더 힘들어 하는 분들도 많았다. 그러므로 아토피와 자연건강법에 대해 가족과 함께 알아보고 충분히 의논해야 한다.

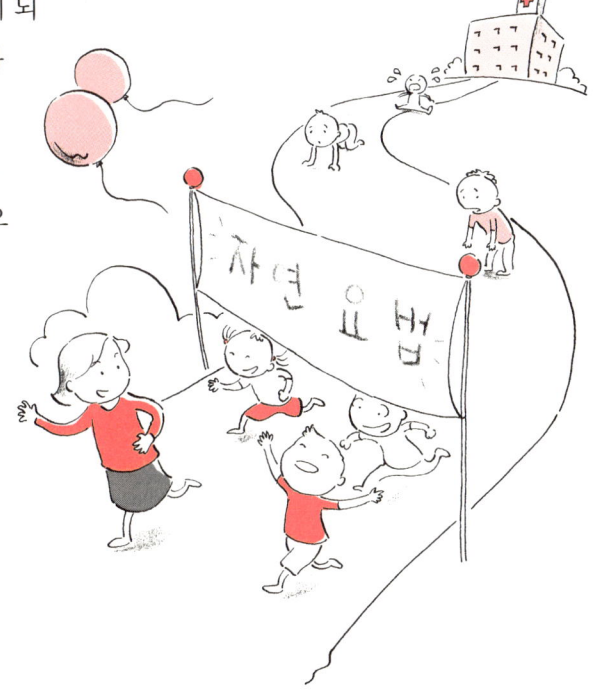

내 상태에 맞게 조심조심

사람은 백이면 백 다 다르고 아토피안이 백 명이면 아토피 증상도 백 가지다. 비록 아토피라는 같은 병명이 붙여졌다고 하더라도 진행되는 양상은 사람에 따라 다르다. 자연건강법을 실천할 때도 가장 중요한 것이 아이의 상태, 내 몸의 상태이다. 자연건강법에 일률적으로 정해진 길은 없다. 내 아이에 맞게 실천 수위를 조절해야 한다.

우선 아이의 상태를 점검하고 우리 가정의 조건과 처지에서 할 수 있는 범위를 정해야 한다. 〈수수팥떡〉 엄마들도 자연건강법을 실천하면서 시행착오도 많이 겪었다. 경쟁적으로 풍욕 횟수를 늘려가다가 18회까지 횟수를 늘린 경우도 있었고 심지어 냉온욕을 하루 3회 시키는 일도 벌어졌다. 물론 일시적으로 피부가 매우 좋아지긴 했지만 얼마 지나지 않아 아이들은 지쳤고 지친 몸을 회복하는 데 시간이 꽤 소요되었다.

우선 아이의 상태부터 점검하자. 그리고 아이에게 맞는 먹을거리를 정하고 풍욕 횟수를 정하자. 무리해서는 안 된다. 아토피를 고치는 것이 목표임을 명심하자. 그러려면 늘 아이 상태를 세심하게 점검해야 한다.

때로 약도 쓰며 돌아가고

목표는 자연건강법이 아니다. 아토피안의 몸을 건강하게 만드는 것, 아토피를 치료하는 것이 목표다. 그러므로 필요하면 병원과 한의원의 도움을 받아야 한다. 인연이 닿는 전문 의료인을 정해두면 좋다.

자연건강법을 실천하다 보면 여러 가지 어려운 일을 겪게 된다. 설사를 하거나 감기몸살이 겹치고, 때로 농가진에 감염되거나 수두에 걸리는 일도 있다. 아이들의 경우 잘 먹고 잘 놀면서 하루 이틀 정도 하는 설사는 문제가 되지 않지만 심한 설사나 장기간 지속되는 설사를 방치해서는 안 된다.

확실하게 자연건강법을 해도 증상이 심해지기만 하거나, 미열이라도 3일 이상 열이 나면 반드시 병원치료를 병행해야 한다. 처음부터 심한 고열이 날 때도 병원치료를 병행해야 한다. 중이염의 경우도 병원치료를 병행하면 잘 낫는다. 수두의 경우 딱지가 생긴 뒤부터는 가려움이 심해지고, 긁게 되면 흉이질 우려가 있으므로 병원치료를 병행하는 것이 좋다.

이처럼 자연건강법을 실천하는 과정에서 병원 도움을 받아야 할 일은 매우 많다. 〈수수팥떡〉을 운영해 오면서 힘들었던 일 중의 하나가 '병원에 가기를 지나치게 꺼리는' 엄마들의 태도였다.

자연건강법에 확신을 가지는 것은 필요한 일이지만 그것만큼 중요한 것이 아이의 상태를 세심하게 살피고 필요할 때 전문 의료진의 도움을 구하는 일이다.

일희일비는 금물

어차피 아토피는 하루 이틀 만에 나을 질병이 아니다. 인체의 교란된 면역체계가 정상화되고 세포 하나하나가 다시 살아나는 데에는 오랜 시간이 필요하다. 조금 좋아졌다고 마구 기뻐하고, 상태가 좀 나빠졌다고 실의에 빠지면 꾸준히 실천하기 어렵다. 어차피 아토피 치료는 장기전 이라 생각하고 느긋하게 접근하는 것이 좋다. 조심조심 차근차근 몸 상태를 살피고 조바심 내지 않으면서 느긋하게 실천해가야 한다.

아토피의 모든 증상을 '본래 그런 것'으로 받아들이면 그 증상으로 인한 스트레스도 크게 줄일 수 있다. 못 견딜 만큼 심하게 가려울 때 어떤 아토피안은 "난 정말 미치겠어. 죽어버리는 게 낫겠어."하면서 자신도 괴롭히고 주변사람들도 괴롭힌다. 하지만 "아토피는 본래 가려운 거야. 가렵지 않으면 아토피가 아니게. 온도차를 두어 냉온욕을 해볼까. 그러면 나아질 거야"하는 마음자세로 대처해 보자.

심할 때 아토피의 가려움을 참아내기는 매우 힘들다. 그러나 어떤 마음자세로 견디어내느냐에 따라 결과는 매우 달라질 것이다.

묻고 또 묻고

실천하는 과정에서 궁금한 것이 있으면 언제든 〈수수팥떡〉 사이트에 들어와 질문을 남기자. '이것 정도는 괜찮겠지.' 하고 혼자 생각하거나 개별적인 접촉으로 해결해서는 곤란하다. 질문을 공개하고 대답을 공유하는 것은 주관적 판단이 초래할 위험을 막아준다. 〈수수팥떡〉 사이트에는 짧게는 1~2년에서부터 길게는 20년 가까이 자연건강법을 실천해 온 노련한 선배들이 있다. 묻고 또 물어 시행착오를 줄여야 한다.

2. 이것은 꼭 점검해두자

처음에 〈수수팥떡〉 사이트를 알게 되면 다소 '흥분'하게 되는 것 같다. 전문 의료진들도 치료가 불가능하다고 이야기하는 아토피를 '고쳤다'는 소식에 놀라워하며, 아토피안들은 〈수수팥떡〉 사이트의 자료실과 게시판을 통해 정보를 얻는다.

사이트에서 아토피와 자연건강법에 관해 조금 알게 되면 처음의 '흥분'은 '두려움'으로 바뀐다. 두려움은 여러 가지 물음으로 자신에게 되돌아온다. 약을 끊고도 정상적인 생활을 할 수 있을까? 리바운드 현상을 이겨낼 수 있을까? 도대체 명현반응이란 어떤 것일까? 우리 아이는 평생 고기 한 점 못 먹고 살아야 하는 것은 아닐까?

어차피 약은 쓸 때뿐이고, 아토피를 방치할 수는 없으므로 아토피안들은 다시 원점으로 돌아와 '어떻게 할까'를 고민하게 된다. 아토피에 좋다는 많은 방법을 써본 경우에는 대부분 자연건강법을 실천하는 쪽으로 마음이 기울게 된다. 하지만 다시 '막막함'이 찾아온다. 도대체 어디에서 무엇부터 시작해야 하는 것일까?

이 장은 그러한 분들을 위해 마련된 장이다. 〈수수팥떡〉 사이트를 충분히 검색했고 1부를 꼼꼼히 읽은 분이라면 염려할 필요 없다. 우선 크게 심호흡을 하고 한 줄 한 줄 따라오면 된다. 자, 어떻게 해야 할지 함께 찾아보기로 하자.

저만치 앞서가는 마음부터 잡아야 한다

아토피로 오래 고생한 아토피안들이나 아토피 아기의 부모님들이 자연건강법을 실천하는 데 있어 가장 먼저 해주어야 할 일은 '마음을 잡는 일'이다. 알러지 반응과 아토피 원리를 충분히 숙지하였다면 아토피가 하루, 이틀에 개선될 증상이 아니라는 것을 스스로와 아이에게 이해시켜야 한다.

〈수수팥떡〉은 매우 많은 질문을 받는다. 어머니들이 공통적으로 하는 질문에 이러한 것들이 있다.

"낫기는 하나요? 정말 나은 사람들이 있나요?"
"얼마 만에 나을 수 있나요?"
"명현은 언제부터 오나요?"
"명현 없이 낫는 경우도 있나요?"
"고기는 평생 못 먹이나요?"
"우유도 못 먹이면 단백질과 칼슘은 어떻게 공급하나요?"
"키가 안 크면 어떻게 하지요?"
"반팔은 언제부터 입히나요?"

아토피안들이나 그 어머니들이 지금 '처지'는 도외시하고 몇 달 혹은 1년 후의 일을 미리 질문하고 앞서 걱정하는 모습을 대하면 안타깝기도 하고 가슴 아프기도 하다. 그러나 아토피는 그 증상이 다양하고 자연요법에 대한 반응도 아이마다 다를 뿐만 아니라 아이의 체질 혹은 유전적 요인의 강도에 따라 좋아지는 기간도 저마다 다르다.

거꾸로 자꾸만 과거로 되돌아가 질문을 하는 분들도 있다.

"우리 아인 약을 많이 써서 어떡하죠?"
"우리 아인 인스턴트식품과 육류만 좋아해서 몸이 망가졌겠죠?"
"이 아인 생후 3개월부터 도돌이가 생겼어요. 그때 자연건강법을 알았더라면…."

과거는 이미 지나가서 존재하지 않는다. 다만 현재 우리 몸속에 과거의 잘못된 생활이 '청산해야 할 과제'로 남아있을 뿐이다.

자연건강법은 아토피안과 어머니들에게 '현재'에 주목할 것을 강조한다. 지나간 잘못에 연연해서도 안 되고 미래의 일을 지금 미리 가져다가 고민할 필요도 없다. '오늘의 근심걱정은 오늘로 족하다. 과거는 과거이고 내일은 내일이다.'

자연건강법을 실천하려면 우선 마음부터 다스려야 한다. 오늘의 나와 내 아이를 있는 그대로 바라볼 수 있는 '냉철한 마음'과 천리 길도 한걸음부터 시작하는 '차분한 마음'으로 시작하자. 아무리 바빠도 바늘허리 꿰어 쓸 수 없고, 한 술 밥에 배부를 수는 더더욱 없다. 묵묵히 자연건강법을 실천하며 '질적 변화'의 시점을 기다리자.

약은 서서히 끊어야 한다

만일 1년 동안 약을 썼다면 최소한 몇 달에 걸쳐 약을 끊는다는 생각을 갖는다. 자연건강법 실천 첫 달은 그냥 과거에 쓰던 대로 약을 쓰다가 한 달 후에 2/3 정도만 약을 쓴다. 한 달 정도 후 상태를 점검하고 다시 약을 1/3정도로 줄인다. 다시 한 달 후 약을 끊는다는 식으로 서서히 몸 상태를 점검하며 끊어간다. 모든 약제는 서서히 끊는 것을 원칙으로 하되 항히스타민제의 경우 스테로이드제에 비해 끊는 기간을 단축할 수 있다.

아이 상태를 점검한다

우선 아토피안의 몸 상태를 점검해야 한다. 자연건강법은 아토피를 앓고 있는 사람의 연령, 성별, 아토피 증상, 식성, 집안 내력, 약을 쓴 정도에 따라 실천수위가 달라질 수 있다. 그러므로 자연건강법을 실천하기 전에 아이 몸 상태부터 점검하자.

자연건강법에 있어 가장 중요한 것은 아토피를 앓고 있는 당사자의 상태이다. 어린 아가들의 경우 자연건강법을 실천하는 과정에서 아이가 잘 먹고 노는지, 대소변의 상태는 어떤지, 활기차게 행동하는지 늘 관찰해야 한다. 자연건강법을 실천하기 전 아이 상태를 세심하게 살펴두어야만 자연건강법을 실천하는 과정에서 나타나는 몸의 변화를 예민하게 감지할 수 있다.

아토피 발병 시기 아이가 언제부터 아토피 증상을 보였는지 점검해야 한다. 얼마나 오랫동안 아토피 증상을 겪고 있는지는 좋아지는 기간과 관련이 있다. 아토피 증상을 보인 시기가 짧으면 짧을수록 극복기간도 단축될 수 있다.

약은 얼마나 썼는가 초기 피부 이상증상에 대처하기 위해 대부분의 사람들은 약에 의지하게 되고 이런저런 약제를 쓰게 된다. 가려움에 대처하는 항히스타민제나 증상을 완화시켜 주는 스테로이드제 등은 피부과 질환에 광범위하게 쓰이는 약제라 한다.

약제 사용 기간이나 사용 횟수를 점검하고 약제는 서서히 끊는 것을 원칙으로 한다. 쓰던 약제를 한꺼번에 끊어버리면 그동안 약으로 억제되어 왔던 증상이 폭발적으로 나타나 견딜 수 없게 된다. 특히 스테로이드제의 경우 조심스럽게 서서히 끊어간다. 약을 완전히 끊는 데 걸리는 시간은 전적으로 아토피안의 상태에 달려 있다. 절대로 성급하게 약을 끊어서는 안 된다.

아이 식성을 점검한다 우리 아이가 좋아하는 음식은 무엇인지 싫어하는 음식은 어떤 것인지 아이의 식성을 세심하게 검토해야 한다. 자연요법에 있어 첫 단계는 먹을거리를 가능한 한 무공해로 바꾸는 것이다. 아이의 식성을 고려하여 먹을거리를 바꿀 수 있도록 아이 식성을 점검해보아야 한다.

먹을거리별 알러지 반응을 점검해둔다. 알러지 반응검사는 병원의 도움을 얻어서 해도 좋고 특정 음식을 아이 귓바퀴 뒤나 상처 부위에 묻혀 반응을 볼 수도 있다. 음식을 먹어본 경험으로 먹을거리에 대한 알러지 반응을 점검할 수도 있다. 음식으로 반응을 점검하는 경우 시간이 걸리긴 하지만 가장 확실한 방법이라고 할 수 있다.

그 외에 아이에게 주로 어떤 옷을 입혀 왔는지, 어떤 주거환경에 아이가 놓여 있는지도 아울러 점검해둔다.

내 아이는 어떤 성향의 아이일까 아이의 성격에 따라 자연건강법을 실천하는 수준이 달라져야 한다. 아이의 성격, 부모와 아이의 관계, 평소의 육아방식을 종합적으로 점검해본다. 평소 아이와 엄마가 교감하는 방식에 맞추어 자연건강법도 실천해야 한다.

다시 말하면 영아기의 아이라도 순종적인 아이가 있는 반면 고집이 센 아이들이 있다. 평소 엄마의 양육방식에 맞추어 자연건강법을 실천하지 않고 고집 센 아이에게 자연건강법을 강요하면 아이보다 엄마가 먼저 지치게 된다. 그러므로 내 아이의 성격, 나와 아이의 문제 해결 방식을 점검하고 그에 맞추어 자연건강법 실천계획을 짜도록 한다.

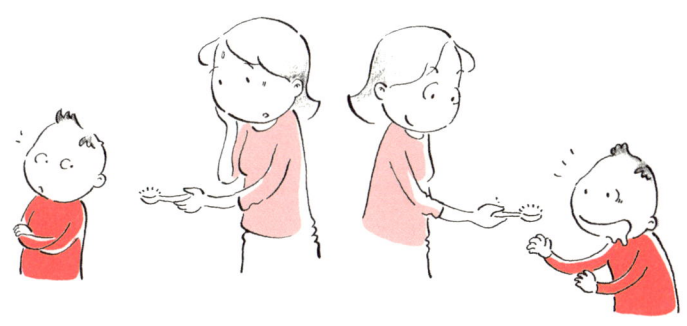

아이의 성장발달 정도를 점검한다 영아기의 아이라면 자연건강법 실천 전에 아이의 성장발달 정도를 더욱 꼼꼼히 점검해야 한다. 목은 언제 가누었는지, 뒤집기 시기는 언제인지 잘 기록해둔다. 아이 몸무게와 키 등의 변화과정도 점검해 두도록 한다.

아토피를 앓는 아이들 중 많은 아이들은 성장발달 속도가 느리다. 이 또한 아토피를 앓는 아이들의 한 특성으로 이해하고 대처하기 위해서는 미리 아이의 성장발달 속도를 알아두는 것이 필요하다. 자연건강법이 아이의 성장발달을 늦춘다는 오해를 갖지 않는 것이야말로 아토피 아기와 엄마를 위해 절실하다.

아이 피부상태 및 몸 상태를 기록해둔다 무엇보다 현재 아이의 피부상태를 정확히 점검해두어야 한다. 발진이 돋는 부위가 어디인지, 얼마나 가려워하는지, 진물은 나는지, 고름이 낀 발진이 돋지는 않는지 꼼꼼히 따져 기록해두고 잠버릇, 놀이 습관 등 아이의 일상적 습관을 기억하고 있어야 한다. 감기는 얼마나 자주 걸렸는지, 감기에 걸리면 증상은 어떻게 나타났는지 기록해둔다. 같은 감기라도 기침을 많이 하는 아이가 있는가 하면 열이 심하게 나는 아이가 있다. 감기뿐만 아니라 소화기 계통의 질병을 앓는 일은 없는지도 점검한다. 한마디로 아이 몸 상태, 건강상태를 점검해 기록으로 남겨두어야 한다.

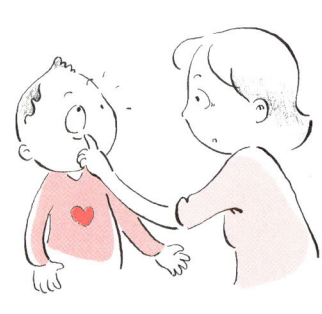

아이 혈색은 전체적으로 어떤 빛깔인지, 입술색은 어떤지, 손톱에 반점은 있는지, 눈자위가 깨끗한지, 눈 밑에 푸른 기운이 있지는 않은지, 모기에 물리면 염증이 생기지는 않는지 지나치다 싶을 만큼 세심하게 관찰하고 기록해두도록 한다. 땀을 흘린 일은 있는지, 흘린다면 주로 언제 흘렸는지, 손발은 따뜻한지, 차가운지 등등 엄마가 관찰할 수 있는 아이 상태는 빠뜨리지 않고 찾아 기록해둔다.

아토피는 쉽게 좋아지지 않는다. 자연건강법을 하고 아이 몸이 건강해지면서 아이를 괴롭혔던 크고 작은 증상들이 먼저 개선되어 간다. 손이 찼던 아이가 손이 따뜻해지고 파랗던 입술에 붉은 기운이 도는 것을 감지할 수 있는 '섬세한' 자세가 필요하다. 작은 것들이 변해 큰 변화를 이끄는 법이다. 작은 변화를 감지하게 되면 기뻐하게 되고 즐겁게 자연건강법을 실천하게 되면 효과는 곱으로 늘어난다.

좋은 먹을거리로 몸을 다시 빚는다

먹을거리를 바꾸는 것으로 자연건강법실천은 시작된다. 좋은 먹을거리는 우리 몸의 체액을 맑게 하고 세포를 일신시켜간다.

과연 조미료와 설탕에 익숙한 입맛을 바꿀 수 있을까. 〈수수팥떡〉에서는 입맛을 바꾸기 위해 하루 이틀의 단식을 권하기도 하는데, 아토피안 스스로 자연식에 익숙해지려는 노력을 하는 것이 중요하다.

건강을 지켜주는 식생활 건강을 지켜주는 식생활의 원칙은 신토불이, 제철음식, 일물전체(一物全體), 소식(小食) 크게 네 가지이다.

● **신토불이 식생활**

신토불이는 말 그대로 '몸에 맞는 식생활'을 말한다. 우리는 전통적으로 곡채식(穀菜食) 민족이므로 장이 길다. 왜냐하면 채소는 육류에 비해 상대적으로 영양가가 낮아 오래 머물게 하면서 충분히 소화시켜 영양을 흡수해야 하기 때문이다. 다행히 채소는 분해, 배설되는 과정에서 발효되므로 몸에 거의 해를 입히지 않는다. 소는 무려 네 개의 위로 풀을 되새김질하여 소화를 시킨다.

> check!
>
> **아토피 일지를 만들자**
> ① 적당한 노트를 준비해 일기를 쓰기 시작한다.
> ② 항목별 표를 만들어둔다. 키, 몸무게 추이, 가려움의 정도, 발진의 빈도나 형태, 수면상태 등을 꼼꼼히 기록해둔다.
> ③ 자연건강법 실천 정도와 아이의 변화를 기록한다. 먹을거리를 어떻게 바꾸었는지, 그 이후 아이는 어떻게 변화하고 있는지, 풍욕은 몇 회 하고 있는지, 냉온욕은 어떻게 하고 있는지 기록해둔다.
> ④ 작은 것이라도 아이의 변화를 꼭 기록해둔다.

육류는 영양은 높지만 분해, 배설되는 과정에서 다량의 독소를 발생시킨다. 그러므로 오랫동안 육류를 주식으로 해온 사람들은 상대적으로 장이 짧다. 육류 소화과정에서 발생한 독소를 빨리 배설시켜야 하기 때문이다. 장이 상대적으로 짧은 사람들은 인스턴트식품 혹은 식품첨가물이 들어있는 가공식품을 조금 먹어도 비교적 적게 해를 입을 수 있다.

그런데 장이 긴 사람이 육류와 인스턴트식품을 많이 먹으면 어떻게 될까? 육류와 인스턴트식품이 소화되고 분해되는 과정에서 나오는 각종 독소로 인해 신체에 이상증상이 올 수 있다.

그러므로 각자 처한 지형과 기후 조건, 체형에 맞는 식생활을 해야 하고, 우리 민족에게는 곡채식을 기본으로 한 식생활을 하는 것이 적합하다.

● **제철음식과 '일물전체' 원칙**

또한 제철에 난 음식을 먹는 것도 중요하다. 여름에는 보리밥을 먹고 겨울에는 쌀밥을 먹는 것처럼 제 계절에 자연이 준 먹을거리를 먹어야 한다는 것이다.

만일 여름에 사과를 먹으려 하고 겨울에 수박을 먹으려 하면 어떻게 해야 할까? 철을 거스르면서 과일을 생산해야 한다. 겨울철에 봄과 여름의 기후 조건을 만들기 위해 비닐하우스에서 수박을 생산해내야 한다. 가을철에 수확한 사과를 냉동 보관해 먹어야 한다. 비닐하우스에서 수박을 키우려면 인공적으로 수박이 클 수 있는 '조건'을 만들어야 한다. 경비도 많이 들고 여러 가지 '인공적인' 작용이 가해져 생산된 수박은 제철에 생산된 수박에 비해 맛도 없고 비타민 함유량도 떨어진다. 냉동 보관한 사과는 제철에 수확한 사과에 비해 비타민 함유량은 물론 맛, 풍미의 면에서 뒤진다.

노지에 뿌리를 박고 자연의 햇빛과 공기, 바람 속에서 자란 제철 채소는 맛과 영양가가 뛰어나고 '자연의 기=생명력' 또한 충만하다.

일물전체의 원칙은 음식을 통해 '영양의 균형'과 '음양의 조화'를 꾀하는 것이다. 채소를 먹더라도 뿌리, 입, 줄기를 함께 먹어 음양의 조화를 꾀하고 미네랄과 비타민, 수분의 균형을 맞추어 먹는다.

일물전체 원칙에서 볼 때 김치는 단연 으뜸이다. 배춧잎과 무를 기본으로 마늘, 갓, 생강과 젓갈에 오곡죽을 적절히 배합한 포기김치는 5대 영양소가 골고루 조화를 이룬 음식이다. 과일의 경우도 유기농 과일을 구해 껍질째 먹으면 비타민과 미네랄을 골고루 섭취할 수 있다. 생선을 먹더라도 뼈째 먹으면 인체는 칼슘을 충분히 공급받을 수 있다.

● 소식하면 건강하다

아마도 식생활 4원칙에서 가장 지키기 어려운 것이 소식인 것 같다. 예로부터 '위의 8할을 먹으면 병이 없다'고 했고, 서양에는 '소식하면 아내가 도망갈 일이 없다'는 속담이 있다. 소식하면 병이 생기지 않고, 큰 병이 생기지 않으면 가정이 편안하므로 아내에게 근심을 끼칠 일이 없다는 뜻인 듯하다.

네 발로 기던 시절 사람의 척추는 대들보였다. 어느 날 사람이 직립하게 되면서 변화가 일어났다. 손이 해방되고 땅을 향하고 있던 머리가 하늘을 향하게 되었다. 대들보였던 척추는 기둥으로서 역할을 하게 되었다. 사람의 머리가 땅을 향할 때 인류의 평균 뇌 용적은 500g이었다고 한다. 직립 후 사람의 뇌 용적은 꾸준히 늘어 평균 1500g 정도가 되었다. 커진 뇌 용량과 해방된 손으로 인류는 찬란한 문명을 건설할 수 있었지만 디스크의 위험, 위하수를 비롯한 하수 현상 등 '대가'를 치러야 했다.

기둥이 된 척추 위에 무거운 머리가 얹히면서 척추가 S자 형으로 만곡하게 되고 사람은 생래적으로 디스크를 앓을 위험이 높아지게 되었다. 또 사람은 중력의 방향으로 내장이 처지는 '하수현상'에 시달리게 되었다.

가뜩이나 하수현상에 시달리게 되어 있는 위에 많은 음식이 들어가면 (과식) 위의 하수현상은 더욱 심해진다(위하수). 위가 하수되면 위벽이 늘어

check!

건강식탁은 이렇게
1. 주식은 전체 식사량의 30%, 잡곡밥으로 한다.
2. 식사량의 30%는 생채소를 먹는다. 생채소 섭취가 어려우면 녹즙을 내어 먹으면 좋다.
3. 김치를 비롯한 기타 반찬류는 30%정도 먹는다.
4. 10% 범위에서 어육류 및 과일을 섭취한다.

나 위에서의 소화 작용이 적절히 이루어지지 못한 상태로 음식물이 십이지장-장으로 이동하게 되고 그 결과 내장 전체에 장애가 오게 된다. 그러므로 소식은 건강을 지키기 위해 가능한 한 지켜야 할 소중한 원칙이다.

모유를 먹이는 아이들은 엄마가 음식을 바꾸어준다 모유를 먹이면 치료가 빠르다. 모유를 먹이고 있다면 엄마가 음식을 바꾸어 주는 것으로 시작한다. 엄마가 좋은 음식을 섭취하면 엄마 젖은 약젖이 되어 좋은 먹을거리이면서 동시에 아기를 위한 훌륭한 보약이 된다. 아기 몸에 발진이 돋거나 가려워할 때 혹은 눈이 조금 충혈되었을 때, 콧물이 날 때 젖을 짜서 발라주거나 넣어주면 효과가 있다.

그런데 모유를 먹이려면 엄마가 음식을 각별히 조심해야 한다. 건강한 아이들도 마찬가지지만 특히 아토피를 앓고 있는 아기들의 경우 엄마가 어떤 음식을 먹느냐에 따라 피부 상태가 좌우된다. 그러므로 아기 피부를 튼튼하게 하기 위해 자연건강법을 시작하려는 엄마들은 당장 음식부터 바꾸어주어야 한다.

● **우선 모든 먹을거리를 '무공해'로 바꾼다**

100% 무공해 음식을 섭취하면 가장 좋지만 사정이 여의치 않을 경우 가능한 한 무공해 음식을 섭취하도록 노력해야 한다. 곡식과 채소는 반드시 유기농으로 재배된 것을 구해 먹어야 한다. 〈수수팥떡〉에서는 편의상 생활협동조합에서 보급하는 음식을 구해 먹도록 권하고 있는데 직접 재배하여 먹으면 좋다.

● **최소 6개월간 육류는 금하는 쪽으로 한다**

육류 대신 흰살생선과 콩 혹은 콩 가공식품을 통해 단백질을 섭취해준다. 두유와 두부를 충분히 섭취한다. 생선류의 경우 두유와 두부, 콩 등에 반응하는 아이들의 경우 흰살생선으로 영양을 보충해준다. 건강한 아토피안의 경우에는 오곡밥을 충분히 먹고 두유와 두부, 콩 등을 적정량 섭취하면 좋다. 하루 두유 2팩 정도를 먹고 잘 소화시키면 영양걱정은 크게 할 필요가 없다.

- **좋은 생수를 하루 2ℓ 마신다**

엄마가 물을 충분히 먹어야 젖도 잘 나오고 젖의 질도 좋아진다.

- **간장, 된장, 고추장으로 적정 염분을 섭취한다**

몸에 필요한 만큼의 염분은 섭취해아 한다. 체내 염분농도를 생리적 식염수(0.85%)농도로 유지해주어야 인체의 살균, 소염, 해독작용 등이 잘 이루어져 인체가 건전해지고 신진대사도 활발해진다. 젖 속에 들어있는 적당량의 염분은 아기 몸에 들어가 살균, 소염, 해독작용을 한다. 그러므로 각자 운동량에 따른 염분 소모량을 감안하여 간간하게 먹는다.

- **반드시 잡곡밥을 먹는다**

현미와 현미찹쌀, 콩, 조, 수수, 보리, 밀 등을 골고루 섞어 지은 잡곡밥을 먹으면 영양에 대해 크게 걱정할 필요가 없다. 지금 흰 쌀밥을 먹고 있다면 당장 현미로 바꾸는 것이 좋겠지만, 여의치 않으면 우선 오분도미로 바꾸어 잡곡밥을 지어 먹다가 차츰 현미로 바꾸어 간다.

- **미역국을 충분히 섭취한다**

미역국은 칼슘과 철분을 공급해주어 모체의 회복을 촉진시켜줄 뿐만 아니라 젖의 질을 높여준다.

● **충분한 수면을 취한다**

충분한 수면은 젖의 양을 늘려줄 뿐만 아니라 젖도 좋아지게 한다. 엄마가 피곤하면 젖이 잘 나오지 않는다.

● **참기름 들기름을 잘 활용한다**

나물을 볶거나 무칠 때, 전을 부칠 때 생활협동조합 참기름과 들기름을 적절히 활용한다. 참기름이나 들기름이 없을 때는 현미미강유나 올리브유를 쓴다(모유 먹이기의 중요성에 관하여는 〈21세기북스〉에서 펴낸 졸저 『황금빛 똥을 누는 아기 2』를 참고할 것).

젖을 먹이지 않을 땐 세심한 주의가 필요하다 젖을 먹이지 않는 아토피 아기들의 경우는 아기의 소화력이나 변 상태를 고려하여 아기 몸에 맞는 대체식품을 찾아야 한다. 건강한 아기들은 대체식품을 선택하는 데 있어 다소 융통성이 있지만 아토피 아기들의 경우는 모유를 먹이지 못한다고 하여 무조건 분유를 먹이기보다 아기 피부반응을 보아가면서 조심스럽게 대체식품을 정해야 한다.

● **분유를 먹이면서 빠른 시일 안에 이유식을 시작하는 경우**

아토피가 심하지 않은 아기들은 분유를 먹이면서 풍욕과 냉온욕을 해볼 수 있다.

분유를 먹이고 있는 아기들은 모유를 먹이는 아이들보다 다소 빠른 시기에 이유식을 시작한다. 백일까지 분유를 먹이고 백일 이후부터 서서히 오곡미음을 함께 먹인다. 아기 변을 보아가며 분유와 오곡미음의 양이 반반이 될 때까지 오곡미음의 양을 늘려간다. 10개월 정도까지 분유와 오곡미음을 반반씩 섞어 먹이고, 10개월 이후부터 분유의 양을 줄여가 돌 전후가 되면 오곡죽을 먹일 수 있도록 조절해간다.

돌이 지나면서 조심스럽게 지룩한 오곡밥을 지어 먹이도록 하고 이때부터 두유를 만들어 먹인다. 유기농 콩을 구해 두유를 만들어 먹이되 처음부터 많이 먹이면 설사할 우려가 있으므로 30g 정도에서 시작하여 아기 변을 보아가며 양을 조금씩 늘려간다.

● **두유를 먹이면서 오곡미음을 먹이는 경우**

아기가 콩에 대한 알러지가 없는 경우에는 바로 두유로 바꾸어간다. 두유를 만들어 먹이면서 오곡미음을 함께 먹인다. 두유를 먹일 경우에는 처음에는 생수에 두유를 희석하여 먹이다가 아기 변을 보아가면서 차츰 원액을 먹인다. 오곡미음과 두유를 섞어 먹여도 되고 오곡미음을 먹인 뒤 두유를 먹여도 좋다.

만 6개월이 지나면서 이유식을 시작한다. 오곡미음 농도를 짙게 해가고 두유는 간식 수준으로 차지하는 비중을 낮추어 준다. 8개월 전후에 오곡죽을 먹이고 돌이 지나면 오곡밥을 지룩하게 지어 먹이도록 한다.

● **오곡미음과 생채소즙으로 키우는 경우**

오곡미음과 생채소즙으로 먹을거리를 바꾸어준다.

오곡미음 적당량을 분유병에 넣어 분유 먹이듯 일정한 횟수를 정해 먹이면 된다.

생채소는 유기농채소를 구해 즙을 내어 먹이되 백일 이전에는 다소 영양이 파괴되더라도 살짝 끓인 뒤 식혀 먹인다. 백일이 지나면 처음에 수저로 한 수저씩 먹이기 시작하여 아기 변을 보아가며 차츰 양을 늘려가면 된다.

만 6개월까지는 오곡미음과 생채소즙만으로 키우다가 서서히 오곡미음을 오곡죽으로 바꾸어갈 준비를 해야 한다. 8개월 전후에 오곡죽으로 바꾸고 돌 전후에는 지룩한 오곡밥을 먹이면 된다.

 check!

오곡미음을 맛있게 끓이는 법

❶ 생수에 멸치, 다시마, 버섯, 새우를 넣고 푸욱 고아 우려낸다. 먼저 생수에 멸치와 새우를 넣고 물이 끓으면 불을 끈 뒤, 30분정도 후 멸치와 새우를 건져내고 다시마와 버섯을 넣어 다시 끓인다.

❷ 준비한 오곡가루 일정 분량을 물에 잘 풀어 놓는다.

❸ 우려 놓은 국에 오곡가루 푼 것을 넣고 잘 저어준다.

❹ 미음이 끓으면 곧 불을 끈다.

❺ 아기들의 경우 우려 놓은 국물이 간간하므로 따로 간을 하지 않아도 된다.

❻ 아이가 커가면서 오곡미음에 여러 가지 채소를 갈아 넣어본다. 채소는 미음이 끓고 난 뒤 불을 끈 다음, 즙낸 것을 넣어 저어주면 된다.

❼ 어떤 먹을거리든지 아기의 변 상태를 보아가며 조심스럽게 먹이고 양을 늘려간다.

● 특수분유를 먹여야 하는 경우

아기가 소화력이 약해 설사를 계속 할 경우에는 특수분유를 먹여야 한다. 이러한 아이들은 몸 전체의 기능이 약한 경우가 많기 때문에 엄마가 임의로 특수분유를 선택하기 보다는 알러지 전문의료인과 상담한 뒤 특수분유를 선택하도록 한다.

특수분유를 먹이는 아기들은 이유식도 조심스럽게 해야 하므로 만 6개월 이후 흰쌀미음부터 먹이기 시작하여 아기 상태와 변을 보아가며 조심스럽게 곡식을 하나씩 추가해간다. 몸이 약한 아토피 아기들의 경우 이유식의 시기와 속도도 늦추어준다.

밥을 먹기 시작한 이후에는 오곡밥과 채소에 된장찌개 중심으로 먹는다 밥을 먹기 시작한 아기들, 청소년, 성인들은 오곡밥을 주식으로 하고 채소와 된장찌개 중심의 채식을 위주로 한 식사로 충분하다. 단백질 보충을 위하여 하루 두유 두 잔, 생활협동조합에서 보급하는 흰살생선 정도는 병행하여 먹을 수 있다. 앞서 제시한 건강식생활 원칙에 따라 식탁을 차려 먹으면 된다. 모든 재료는 가능한 무공해 재료를 쓰도록 세심한 주의가 필요하다. 모유 먹이는 어머니의 식단을 참고하면 된다.

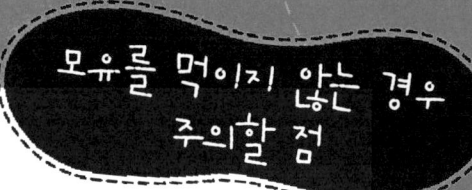

모유를 먹이지 않는 경우 주의할 점

❶ 감잎차를 충분히 먹여야 한다. 300 내지 400g까지 먹여준다

분유를 먹이는 경우 하루 한번 오전에는 감잎차에 분유를 타 먹이면 감잎차 먹이기가 수월하다.

❷ 물을 충분히 먹여야 한다

엄마가 아기를 가졌을 때 생수를 마셨던 경우에는 아기도 생수를 먹이면 된다. 그렇지 않은 경우는 보리차나 결명자차를 끓여서 식혀 자주 먹여준다. 아이들의 경우 한꺼번에 많은 양의 물을 먹게 되면 신장에 부담을 주게 되기 때문에 한 티스푼씩 입에 흘려 넣어 주는 식으로 조금씩 자주 먹인다. 이유식을 본격적으로 시작하는 만 6개월 이후부터 특히 수분 섭취에 주의를 기울여주어야 한다.

❸ 음식은 매우 조심스럽게 바꾸어야 한다

아토피 아기들은 음식에 민감하게 반응하는 경우가 많으므로 조심스럽게 아기 반응을 보아가며 음식을 바꾸어가야 한다. 분유를 오곡미음으로 바꾸어갈 때도 한꺼번에 바꾸어서는 안 된다. 만일 분유를 10스푼 먹고 있는 아기라면 처음에 분유 9스푼, 오곡미음 한 스푼으로 시작하여 아기 변을 보아 가면서 양을 조절해간다. 보통 분유를 바꿀 때처럼 바꾸어간다.

❹ 음식 먹인 후 트림을 반드시 시켜준다

분유나 다른 대체식품은 젖에 비해 소화가 잘 되지 않는다. 그러므로 먹인 다음 반드시 트림을 시켜 소화를 도와주어야 한다. 음식을 먹인 뒤 눕히지 말고 세워서 안아주거나 조심스럽게 등을 쓸어준다.

❺ 오곡미음을 끓여 먹일 때에는

멸치, 다시마, 새우, 버섯 등을 넣고 우려낸 물에 끓여 먹인다. 따로 간을 할 필요는 없다.

❻ 끓여 식힌 오곡미음과 물에 탄 분유를 섞어 먹인다

오곡미음에 분유를 타면 분유가 잘 풀어지지 않으므로 액체 상태의 오곡미음과 액체 상태의 분유를 잘 섞어 먹이면 된다. 두유와 오곡미음을 함께 먹일 때에도 두유에 오곡미음을 넣어 끓이지 말고 두유 따로, 오곡미음 따로 준비해 섞어 먹인다.

아토피 아이를 가진 수유부의 일주일 식단

- 매끼마다 오곡밥(혹은 오분도미 잡곡밥) 한 공기(지룩하게 지은 것)들을 먹는다.
- 하루 물 2ℓ, 죽염 0.5g, 감잎차 500g을 섭취한다.
- 녹즙을 점심 식사 및 저녁 식사 후 100g(다섯 가지 이상의 유기농 채소를 골고루 섞어 즙을 낸 녹즙. 쑥, 민들레, 질경이 등 익숙한 산야초도 섞어본다) 마신다.
- 산야초 효소 희석액을 음료수 대용으로 조금씩 마셔준다.
- 모든 재료는 가능하면 무공해 재료를 쓰는 것이 좋다. 사정이 여의치 않다면 국산재료를 쓰도록 한다. 직접 유기농 재료를 생산할 수 있다면 더욱 좋다.
- 아기가 신생아 기(期)를 지나면 미역국 대신 시금치 된장국, 콩나물국 등 여러 가지 국 종류로 바꾸어 간다.
- 그 외 밑반찬은 식성에 따라 만들어 먹는다.
- 아토피가 심하지 않다면 흰살생선, 유정란 찜 정도를 먹어볼 수 있다. 그러나 아기가 아토피 증상이 심하거나 특히 달걀에 대한 반응이 심한 경우는 먹지 않는다. 아주 심한 경우가 아니라면 콩에 대해 다소 반응하더라도 두유 정도는 먹어야 한다.
- 모든 음식의 간은 볶은 소금, 조선간장, 된장, 고추장으로 한다.
- 조미료는 일절 쓰지 않는다. 천연조미료를 활용해 요리한다.
- 시판되는 채식 요리책의 음식 만드는 법을 활용하여 다양한 식단을 짜볼 수 있다. 반드시 생활협동조합에서 구입한 재료를 활용하여 요리하면 된다.

월	아침	된장죽
	오전 10시	두유 200g, 유기농 과일
	점심	미역국, 동태전, 감자채볶음, 풋고추, 김구이, 배추김치
	오후 4시	두유 200g, 감자 찐 것 2개(중간크기)
	저녁	미역국, 시금치나물, 다시마쌈, 두부조림, 열무김치, 잔멸치 볶음
화	아침	녹두죽
	오전 10시	두유 200g, 유기농 과일
	점심	미역국, 콩나물무침, 홍당무·양파볶음, 채소쌈, 연근조림, 갓김치

	오후 4시	미역국, 삶은 고구마
	저녁	미역국, 호박전, 풋고추찜, 버섯볶음, 우엉조림, 배추김치
수	아침	야채죽
	오전 10시	두유 200g, 유기농 과일
	점심	미역국, 미나리무침, 부추잡채, 잔멸치볶음, 두부조림, 배추김치
	오후 4시	미역국, 우리밀 김치부침개
	저녁	미역국, 오징어볶음, 감자조림, 무나물, 김구이, 열무김치
목	아침	시금치 된장죽
	오전 10시	두유 200g, 유기농 과일
	점심	미역국, 오이소박이, 채소과일 샐러드, 콩장, 조기구이, 배추김치
	오후 4시	미역국, 떡(유기농 곡식으로 만든 떡)
	저녁	미역국, 고추잡채, 오이무침, 잔멸치 볶음, 백김치, 김구이
금	아침	잣죽
	오전 10시	두유 200g, 유기농 과일
	점심	미역국, 취나물, 두부조림, 풋고추, 코다리찜, 열무김치
	오후 4시	미역국, 우리밀 식빵, 딸기잼
	저녁	미역국, 감자채볶음, 양배추찜, 과일 샐러드, 버섯전, 배추김치
토	아침	깨죽
	오전 10시	두유 200g, 유기농 과일
	점심	미역국, 우리밀 장떡, 북어무침, 김구이, 연두부, 갓김치
	오후 4시	우리밀 잔치국수
	저녁	미역국, 잡채, 풋고추조림, 무나물, 총각김치
일	아침	콩죽
	오전 10시	두유 200g, 유기농 과일
	점심	미역국, 김밥, 배추김치
	오후 4시	미역국, 단호박찜
	저녁	미역국, 호박볶음, 두부조림, 오이소박이, 김구이, 멸치볶음, 배추김치

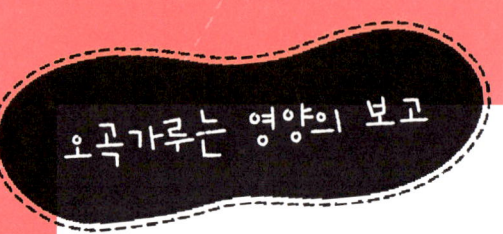

오곡가루는 영양의 보고

오곡가루는 다섯 가지 이상의 곡식을 골고루 섞어 만든다. 아토피 아기들의 경우 젖을 먹이지 못할 경우 특수분유를 먹이게 되더라도 묽게 끓인 오곡미음에 분유를 타 먹이면 기본적인 영양은 보충된다. 그러므로 소량을 먹여보고 아기 몸의 반응을 보아가며 오곡미음을 먹이도록 한다. 이유식이 진행되면서 곡식에 밤, 잣, 땅콩 등을 소량 첨가하면 더욱 영양가가 풍부해진다.

현미는 수분 15.5%, 단백질 7.4%, 지질(脂質) 3.0%, 당질 71.8%, 섬유 1.0%, 회분 1.3%, 비타민 B1은 100g 중 0.54mg으로 당질(녹말)이 대부분을 차지한다. 비타민 B1은 풍부하다. 현미는 백미에 비하여 저장성이 좋고, 충해나 미생물의 해가 적다. 또 현미는 정백으로 인한 영양분의 손실이 없으므로 백미에 비하여 지방, 단백질, 비타민 B1과 B2가 풍부하다. 또 가공으로 인한 영양 손실도 없다.

콩은 식물성 단백질을 공급할 뿐만 아니라 수많은 화학제품의 원료로 쓰인다. 콩에는 수분 8.6%, 단백질 40%, 지방 18%, 섬유 3.5%, 펜토산 4.4%, 당분 7% 등이 함유되어 있다. 칼륨, 인, 마그네슘, 칼슘 등도 많이 들어 있다. 비타민 A와 E도 다량 함유되어 있다. 콩은 우리 식생활에서 가장 비중이 큰 단백질 공급원이다. 가공하여 두부, 된장, 간장, 콩가루, 과자, 콩기름 등을 만들고, 콩기름은 다시 가공하여 인조버터의 제조 원료와 각종 공업원료로 쓰인다.

밀은 탄수화물 60~70%, 지방은 2%, 단백질 7~18%, 무기질 1.5~2%로 칼륨과 인이 가장 많이 들어 있고 황과 마그네슘도 들어 있다. 비타민 B1, B2, E 가 소량 함유되어 있다.

보리는 섬유질을 다량 함유하고 있어 배변을 촉진시켜 준다. 단백질 함량은 말린 상태에서 13% 내외이다.

수수는 전분 76.5%, 단백질 8.5%, 비타민 B1도 가지고 있다. 수수 단백질은 흡수가 잘 되어 골격 형성에 도움을 주고 인체 성장을 촉진시켜준다.

조에는 단백질이 약 11% 함유되어 있다. 또 조에는 비타민 B1, B2도 많다. 섬유질이 많아 배변을 촉진시켜 준다.

옥수수 말린 것은 전분 70%, 단백질 10%의 구성 비율을 가지고 있다. 비타민 E가 많이 들어 있다.

　율무는 단백질 14%, 지방 5.3%, 섬유질 3%의 구성 비율을 가지고 있다. 한마디로 율무는 매우 영양가가 높은 곡식이다.

　밤에는 탄수화물, 단백질, 기타 지방, 칼슘, 비타민(A, B, C)등이 풍부하여 발육과 성장에 좋다. 특히 비타민 C가 많이 들어 있어 피부미용과 피로회복 · 감기예방 등에도 효능이 있다. 밤의 당분에는 위장 기능을 강화하는 효소가 들어 있으며 성인병 예방과 신장 보호에도 효과가 있다.

　호두는 지방유를 함유하고 그 주성분은 리놀레산의 글리세리드이다. 또한 단백질, 비타민 B1, B2 등이 풍부하고 식용과 약용으로 많이 쓰인다. 종자는 그대로 먹기도 하고 제사용, 과자(천안 호두과자), 술안주, 요리에도 이용하며 호두 기름은 식용 이외도 화장품이나 향료의 혼합물로 활용한다. 호두 기름에 함유된 혼합 지방산이 체중의 증가를 촉진시켜 혈청 알부민의 함유량을 높여준다. 호두는 강정제이나 소화기의 강화에도 효능이 있다고 한다.

　잣은 지방질을 다량 함유하고 있고 비타민 B군이 풍부하게 들어있다. 철분과 인을 다량 함유하고 있어 빈혈에 좋다. 두유를 만들 때 소량 넣으면 영양 면에서도 좋고 맛도 좋아진다.

　땅콩은 단백질 25%, 지방 45%의 구성 비율을 가지고 있다. 비타민 B군이 특히 많이 들어 있다. 두유를 만들 때 소량의 땅콩을 넣으면 두유의 맛도 좋아지고 영양가도 한결 높아진다.

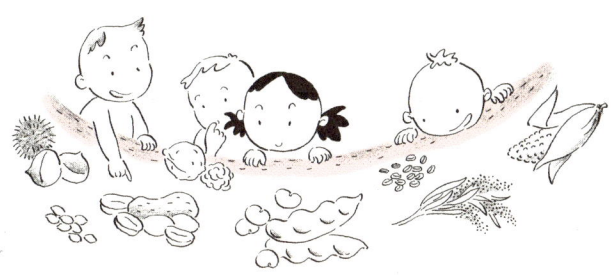

3. 물, 소금, 채소가 보약이다

물은 아토피 치료를 촉진시킨다

아토피안들은 몸 이곳저곳에 염증이 있으므로 미열이 자주 난다. 열이 나면 인체 수분소모량은 늘어난다. 또한 아토피안들 대다수는 세포의 물 흡수능력이 떨어져 피부가 건조한 경우가 많다. 그러므로 아토피안들은 물을 충분히 마셔 보충해주어야 한다. 치료과정에서 살펴보더라도 물을 충분히 먹은 아이들의 경우 낫는 기간이 더 빨랐다.

우리 몸 70%를 차지하는 물은 생산작용, 조절작용, 순환작용, 동화작용, 배설작용 등을 통해 인체 신진대사를 원활하게 해준다. 물의 화학식은 H_2O이다. 이는 순수한 증류수로 물을 끓여 나온 수증기를 비커에 담아 냉각시킨 것이다. 그러나 자연수, 즉 생수는 수소와 산소 외에도 마그네슘, 칼슘, 칼륨, 철분, 인 등 유익한 미네랄을 다량 함유하고 있다. 뿐만 아니라 생수 속에는 자연의 생명력이 충만해 있다.

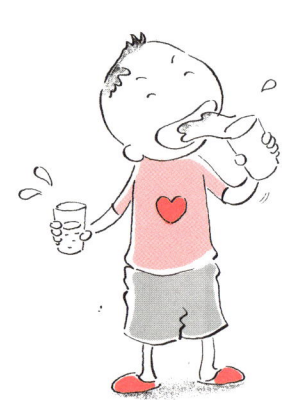

깨끗한 물(체액)이 몸 곳곳에 필요한 만큼 있고 잘 순환한다면 그 사람은 건강하다고 할 수 있다. 물이 부족하면

우리 몸에 필요한 것들이 제대로 생산되지 못하고 신진대사에 장애가 와 급기야 인체는 질병에 시달리게 된다. 보통 인체는 5%의 물을 잃게 되면 탈진상태에 빠지고 12%의 물을 잃게 되면 혼수상태에 빠지며 이 상태가 지속되면 생명을 잃게 된다고 한다.

물의 필요량 성인의 경우 하루 소비하는 물의 양은 평균 2,500g이다. 대소변을 통해 1,500g 내외의 물을 소비하고 폐호흡을 통해 약 500g을 소비한다. 또 피부호흡을 통해 500g을 써버리므로 하루 총 소비량은 2,500g이다. 우리 몸이 음식물을 먹고 소화시키면서 생산하는 물의 양이 하루 500g 정도이므로 나머지 2,000g은 반드시 보충해주어야 한다.

취학 전 아이들의 경우 체중의 10%에 해당하는 물을 먹어주어야 한다.

물 먹는 법 그렇다면 어떻게 물을 먹어야 할까? 물은 한꺼번에 벌컥벌컥 마시지 말고 조금씩 자주 먹어야 한다. 30분에 30g 혹은 한 시간에 60g씩 마시는 것을 원칙으로 한다. 사람의 몸은 중력의 영향으로 내장기관이 하수되는 경향을 가지고 있다. 물을 벌컥벌컥 많이 마시게 되면 위하수 현상이 심해질 수 있다. 위가 하수되면 소화에 장애가 올 수 있으므로 물이든 음식이든 조금씩 자주 먹어 위에 부담을 주지 않는 것이 좋다. 특히 아토피안들은 소화력이 약하기 때문에 무엇이든 조금씩 자주 먹는 것이 좋은데 물도 마찬가지다.

그렇다면 환경오염 시대에 어떤 물을 마셔야 할까? 일단 보건복지부 수질판정에 통과한 지하수나 약수는 먹어도 무방하다. 수돗물을 정화해 먹어도 좋은데 불가피한 경우 정수기를 쓸 수 있지만 맥반석과 숯 그리고 볶은 소금을 이용해 수돗물을 정화해 먹을 수 있다.

check!
수돗물 정화하는 법

❶ 유약처리를 하지 않은 항아리(천연유약으로 처리한 항아리도 무방) 혹은 유리용기와 맥반석, 숯, 볶은 소금을 준비한다. 맥반석과 숯은 서로 대체하여 써도 좋다.

❷ 항아리에 수돗물을 받아 소쿠리를 덮고 24시간 놓아둔다.

❸ 24시간 가라앉힌 수돗물을 다른 항아리에 조심스럽게 퍼 담는다.

❹ 수돗물 1말(18ℓ)을 항아리에 넣고 맥반석 1kg(또는 숯 한 근)과 볶은 소금(20g)을 넣는다.

❺ 항아리를 소쿠리로 덮은 뒤 8시간 이상 둔다.

❻ 맥반석으로 정화한 수돗물의 경우 3일 정도까지 두고 먹어도 된다.

❼ 맥반석은 한 달 정도 후 소금물에 끓여 소독한 뒤 햇볕에 말려 다시 쓴다. 1년 정도 쓸 수 있다.

❽ 숯은 일주일에 한 번씩 꺼내어 햇볕에 말린 뒤 다시 쓴다. 한 달 정도 쓸 수 있다.

❾ 음식물을 만들 때 쓰는 물도 수돗물을 그냥 쓰지 말고 반드시 정화시켜서 쓴다.

❿ 아토피안들은 목욕할 때 수돗물을 바로 받아쓰지 말고 정화해서 쓰거나 수돗물을 받은 뒤 24시간 정도 가라앉힌 다음 목욕물로 쓰도록 한다.

맥반석의 효능

❶ 맥반석의 구성 성분과 활용

맥반석은 인체에 유익한 무기물과 미네랄, Ge(게르마늄) 등으로 구성되어 있어 유용하게 쓰이고 있다.

맥반석은 고대부터 환약을 정제할 때 쓰였고 여과용으로도 사용했다고 한다. 등창, 종기 등 각종 피부질환에 소염제로 사용되었다는 기록이 『본초도경』(송나라), 『본초강목』(명나라), 『동의보감』(조선시대)에 나와 있다.

최근 들어 맥반석은 식용, 화장품 재료, 치약 재료, 양어장, 폐수처리, 탈취제, 식물 성장 촉진제, 의약용, 사우나 시설재, 원적외선 방사체 제조, 전자파 차단제, 건축 외장재 등 광범위하게 이용되고 있다.

❷ 맥반석의 주요 기능과 효능

수질 조정 : 맥반석을 물에 넣으면 수질을 약 알칼리화하여 수질의 자기 조절 작용을 돕는다.

분해작용 : 맥반석은 물 속의 유해 세균 등을 분해한다. 50ppm 10㎖의 염소액이 맥반석 2g을 투여하면 30분 후 염소액 30ppm을 분해한다.

흡착작용 : 맥반석은 다공성 암석으로 이 구멍을 통해서 흡착작용을 하는데 0.1ppm의 수은 용액에 10%의 맥반석을 투여하면 4시간 후에 85%를 흡착하는 성질이 있다.

미네랄 용출 : 대부분의 암석은 미네랄을 소량 가지고 있지만 맥반석의 경우 현재까지 밝혀진 것만 25,000종의 미네랄을 함유하고 있는 것으로 드러났다.

용존산소 공급 : 맥반석은 지속적으로 산소를 공급하여 수질을 높여준다. 양어장, 어항 등에 맥반석이 사용되는 것은 이 때문이다. 맥반석이 대장균 등 세균을 제거하여 산소량을 증가시켜주는 데서 오는 효과이다.

알파파 증거와 원적외선 발생 : 알파파는 집중력을 높여주고 인체의 신경 전달 물질의 작용을 촉진하여 기분을 좋게 한다. 원적외선은 생체에너지 활성화(기의 활성화)를 돕는다. TV 브라운관의 맥반석 코팅, 의류 코팅, 휴대폰 코팅 등에 맥반석이 응용되는 것은 이 때문이다.

중금속 제거 및 탈취효과 : 맥반석은 중금속 이온과의 강력한 이온교환능력이 있어서 유해금속 제거제로 사용된다. 폐수처리 공장 등에서 맥반석을 활용하는 것은 이 때문이며 강한 탈취 효과를 가지고 있는 것으로 알려져 있다. 맥반석을 활용한 화장품 원료, 피부질환 치료제에 관한 연구가 진행되고 있다.

치료효과 : 맥반석은 인체의 체온을 높여 모세혈관을 확장시키고 혈액 순환을 촉진시킨다. 발한을 통해 인체 내 유독성 물질과 중금속, 노폐물을 제거해준다. 체질을 개선시키고 스트레스 해소에 효과가 있다. 그래서 사우나나 찜질방에서 응용되고 있다. 이 외에도 맥반석은 식물의 생장을 촉진하므로 비료의 원료 등으로 이용된다.

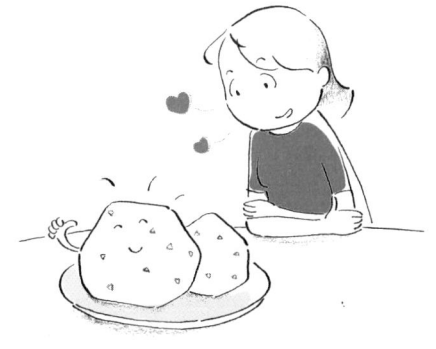

생리적 식염수 0.85%의 비밀

아토피와 염분 섭취는 간단한 문제가 아니다. 일부에서는 아토피 아기들은 신장 기능이 약하므로 염분을 제한해야 한다고 주장하기도 한다. 〈수수팥떡〉의 경험에 비추어 볼 때에도 다소 많은 염분을 섭취했을 때 아토피 아기들의 얼굴이 붓는 등 부작용이 있었다. 그러나 염분 섭취를 제한하는 데 따른 부작용도 있다. 성인 아토피안들은 염분을 전혀 섭취하지 않은 경우 소화불량이 오거나 심한 무력감과 탈력감으로 고생하는 경우를 종종 볼 수 있었다.

비록 아토피가 있다고 하더라도 필요한 염분은 섭취해야 한다. 생리적 심염수 농도 0.85%는 유지해주어야 인체는 살균, 소염, 해독, 방부작용을 무리 없이 해낼 수 있다. 아토피안들은 피부에 상처가 나기 쉬우므로 생리적 식염수 농도를 반드시 유지해주어야 한다. 그래야 균이나 바이러스로부터 인체를 지켜낼 수 있고 염증을 삭일 수 있다.

인체에 염분이 부족하면 살균, 제염, 제독, 방부작용이 제대로 이루어지지 못한다. 또한 발목의 신경염을 비롯하여 각종 염증에 시달릴 뿐만 아니라 피부가 약화되어 아토피 치료가 지연되고 전신무력증에 시달리게 된다.

모든 식품은 자기 유지를 위해 염분을 함유하고 있으므로 특별히 소금이 부족한 경우가 아니면 따로 소금을 섭취할 필요는 없다. 집에서 빚은 간장, 된장, 고추장이나 볶은 소금으로 짭짤하게 음식을 만들어 먹으면 된다.

여름철에 찬 과일을 먹거나 감자, 고구마 등을 쪄서 먹을 때 볶은 깨소금을 만들어 찍어 먹으면 소화에 도움이 된다. 지나치게 찬 음식은 소화가 잘 되지 않고 위장을 약화시킬 뿐 아니라 간에도 무리를 준다고 한다. 볶은 깨소금을 찍어 먹게 되면 여름 과일 속 찬 성질이 소금의 따뜻한 성질로 중화되고 음식물 입자에 유막처리가 되어 위벽을 보호해준다.

볶은 깨소금은 참깨와 볶은 소금을 반반씩 섞어 만든다.

볶은 소금은 집에서 볶아 먹어도 좋고 믿을 만한 볶은 소금을 구해 먹어도 좋다.

채소는 아토피 치료를 도와준다

채소와 아토피 치료는 밀접한 관련이 있다. 채소를 충분히 섭취하여 잘 소화시킨 아토피안들은 그렇지 않은 사람들에 비해 치료가 훨씬 빨랐다.

채소에는 비타민과 섬유소, 유기미네랄과 각종 효소가 풍부하게 들어 있다. 그러므로 채소를 많이 섭취하게 되면 세포가 튼튼해지고 손상된 피부 회복이 빨라진다. 또 채소를 충분히 섭취하면 노폐물 배설이 원활해지고 신진대사가 활발해지며 체액이 맑아진다. 그 결과 인체 저항력이 강해지므로 아토피안들은 채소를 충분히 섭취해야 한다.

채소는 또 섬유질을 많이 가지고 있다. 섬유질은 배변을 촉진시킬 뿐만 아니라 인체에 잔류한 수은, 중금속을 흡수하여 배설시켜준다. 섬유질은 또 콜레스테롤 수치를 낮추어 주고 활성산소의 발생을 억제하여 동맥경화, 심장병, 고혈압, 암 등 난치병을 예방해주기도 한다.

아토피안들이 채소를 충분히 섭취하지 않으면 변비와 설사를 반복하게 되고 인체 면역성이 떨어져 아토피 치료가 늦어진다. 또 지방질 분해가 제대로 이루어지지 않아 염증이 잘 낫지 않게 된다.

요즘은 식품 오염에 대한 걱정으로 채소를 먹기보다는 약제로 비타민을 섭취하고 섬유질 함유음료를 먹는 사람들이 늘어나고 있다. 그러나 채소를 통해 비타민 및 미네랄, 섬유질을 섭취하는 것이 가장 좋다. 그

 check!

간장·된장·고추장은 최고의 염분!

소금의 화학식은 Nacl. 그러나 우리 전통 소금은 염화나트륨으로만 구성되어 있지 않다. 천일염 속에 든 간수를 제거하기 위해 우리 조상들은 발효를 택했고 서양에서는 걸러내는 법을 썼다. 그 결과 간장, 된장, 고추장 속에는 염화나트륨뿐만 아니라 몸에 유익한 미네랄이 고스란히 남아 있다. 반면 서양식 가공법에 의해 만들어진 흰 소금은 천일염을 분석하여 간수를 빼내는 과정에서 인체에 유익한 미네랄이 다 빠져나가고 Nacl 99.9%의 균형 잃은 염분이 되었다.

저염식의 기준이 되는 소금은 서양식 흰 소금이다. 조선간장, 된장, 고추장은 항암작용까지 인정받은 세계에서 가장 우수한 염분이라고 해도 과언이 아니다.

check!
채소를 깨끗이 씻으려면

채소를 씻을 때 식초(매실식초나 감식초, 살구식초)와 볶은 소금을 소량 넣어 씻는다.
❶ 준비한 물에 식초와 볶은 소금을 적당량 흩뿌린다.
❷ 준비한 채소를 물에 넣고 20~30분가량 담가둔다.
❸ 수도꼭지를 틀어놓고 흐르는 물에 채소를 몇 차례 헹구어 낸다.
❹ 생수나 정화한 물로 채소를 헹구어 소쿠리에 담아 물기를 뺀다.

리고 농약이 걱정되면 생활협동조합의 유기농 채소를 구해 먹거나 직접 텃밭을 가꾸어 먹으면 된다.

사실 한 포기의 채소 속에는 그 속에 잔류해 있는 첨가물을 해독할 수 있는 히친산과 섬유질이 충분히 들어 있으므로 걱정하지 말고 꼭 유기농이 아니더라도 저농약 채소 정도면 먹어도 큰 문제는 없다.

채소는 통째로 된장이나 고추장에 찍어 꼭꼭 씹어 먹는 것이 좋다. 입 안에서 충분히 씹어 암죽 형태로 만들면 소화흡수율이 높아진다. 잘게 썰어 무쳐 먹어도 좋다. 그러나 어린 아이들은 채소 먹이기가 힘들기 때문에 녹즙을 내어 먹이도록 한다.

채소를 먹을 때에는 다섯 가지 이상의 채소를 골고루 섞어 먹도록 한다. 뿌리채소와 잎채소를 균형 있게 섞고 가능하면 한 가지 색의 채소보다는 푸른 것, 흰 것, 누런 것, 붉은 것, 검은 것을 골고루 섞어 먹는다. 여러 가지 채소를 섞으면 한 채소가 가지고 있는 성질이 두드러지지 않아 먹기에도 좋고 소화도 잘 되며 부작용도 적어진다.

채소는 섭씨 50도 이상 가열하면 열에 약한 비타민은 물론 채소 속 섬유질과 각종 효소의 생명력이 떨어진다. 익힌 채소를 주로 먹게 되면 장운동에 장애가 오고 숙변이 정체함과 동시에 무기수산이 체내에 쌓여 결석과 종양의 원인이 되기도 한다. 그러므로 특별한 경우가 아니면 생채소를 먹도록 노력해야 한다.

녹즙의 놀라운 효과 자라나는 아이들은 활발하게 활동하기 때문에 체액이 산성으로 기울려는 경향이 생긴다고 한다. 그러므로 육류 등 산성 식품보다는 알칼리성 식품을 많이 먹여 체액을 조절해주어야 한다. 아토피안은 채소를 효과적으로 섭취하기 위해 녹즙을 먹으면 치료에 도움이 된다. 녹즙을 내어 먹으면 그냥 채소를 먹는 것보다 소화흡수율이 월등히 높다. 거즈에 거른 녹즙을 먹고 나면 10분 내지 15분 사이에 먹은 녹즙의 65%

이상이 흡수되는 반면 생채소를 그냥 먹게 되면 3~5 시간 사이에 17% 정도만 흡수된다고 한다.

　채소를 그냥 먹는 것보다 녹즙을 내어 먹는 것이 채소 속 비타민 및 미네랄, 각종 효소 활성화율도 높은 것으로 나타났다.

　녹즙에 익숙해지면 조심스럽게 산야초를 조금씩 섞어 녹즙을 내어 먹는다. 산야초는 일반 재배채소에 비해 매우 강한 생명력과 약성을 가지고 있다.

　아토피안이 반드시 녹즙을 먹어야 하는 이유를 알아보자.

● **녹즙은 완전식품이다**
　채소에는 5대 영양소가 다 들어 있다. 비타민, 미네랄은 물론이고 탄수화물, 지방, 단백질도 함유하고 있다. 뿐만 아니라 각종 효소도 풍부하다. 채소 속에 들어 있는 이러한 영양소를 가장 효과적으로 섭취할 수 있는 방법이 녹즙을 내어 먹는 것이다. 이러한 영양적 균형은 인체를 전체적으로 건강하게 해준다. 몸이 건강해지면 병든 세포의 치유가 빨라지고 새로운 세포 생성도 촉진되어 아토피 치료에 가속도가 붙게 된다.

● **녹즙은 비타민과 미네랄을 가장 효과적으로 섭취하는 지름길이다**
　비타민과 미네랄은 조절 영양소로서 탄수화물, 지방, 단백질 대사를 도와준다. 비타민 A, B1, B2, C 등 꼭 필요한 비타민은 생채소 속에 충분히 들어 있다. 또 칼슘, 인, 나트륨, 마그네슘, 칼륨, 철, 망간, 요오드 등의 미네랄은 혈압조절에 관여하고 체액의 균형을 맞추어준다. 이들이 체세포 조직에 활력을 불어 넣어주는 미네랄도 채소 속에 충분히 들어 있다.

　녹즙은 이러한 비타민과 미네랄을 영양 손실 없이 쉽게 섭취시켜준다. 아토피안들이 녹즙을 먹게 되면 비타민과 미네랄, 효소의 작용으로 혈액이 맑아지고 혈액순환이 잘 되어 세포생성이 촉진되므로 치료에 도움이 된다.

 check!

산야초 녹즙을 먹으려면

① 쑥, 질경이, 민들레, 달맞이꽃, 토끼풀, 짚신나물 등 익숙한 산야초를 채취한다.
② 산야초를 깨끗이 씻어 물기를 뺀다.
③ 녹즙기나 강판 절구로 즙을 낸다.
④ 성인의 경우 처음에 소주 컵으로 한 컵 정도부터 마시기 시작한다.
⑤ 변이 좋으면 차츰 먹는 양을 늘려 마침내 100g 정도까지 양을 늘려 하루 2회 먹는다.
⑥ 초기에 산야초만 먹기 힘들면 재배채소와 약간의 과일을 섞어 즙을 내도 좋다.
⑦ 아이들에게 산야초 즙을 먹일 때에는 재배채소 녹즙에 익숙해진 다음 조금씩 산야초를 첨가하여 즙을 내어 먹이도록 한다.

● 녹즙은 혈액을 중화시켜준다

현대인의 주식인 흰쌀밥이나 밀가루 가공식품, 육류와 달걀 등은 대표적인 산성식품이다. 생채소는 알칼리성인 경우가 많으므로 생채소를 많이 먹게 되면 체액의 중성 내지 약알칼리성 유지에 도움이 된다.

칼슘은 인체에 생성된 산성물질을 중화시켜 체액의 균형을 꾀해준다. 녹즙을 먹게되면 칼슘이 충분히 보급된다.

체액이 중화되면 정서적으로 안정된다. 정서적 안정은 아토피 치료를 도와준다.

● 녹즙은 인체를 질병으로부터 구해준다

지방질의 분해과정에서 발생하는 과산화지질은 지나치게 많아지면 정상세포를 파괴하여 난치병의 원인이 된다. 녹즙 속에 포함된 비타민 C, E, 히친산 등은 과산화지질을 비롯하여 인체 내 독성물질을 분해하여 난치병으로부터 인체를 보호해준다.

아토피안들은 정상인보다 난치병에 걸릴 우려가 높다는 보고자료가 있다. 아토피안들이 자연건강법을 실천하면서 녹즙을 충분히 먹게 되면 난치병 예방에 도움이 된다.

● 녹즙은 장을 튼튼하게 해준다

녹즙은 장을 튼튼하게 해 변비 또는 설사를 막아준다. 변비와 설사증상이 없어지면 아토피안들의 영양흡수율이 높아져 치료에 도움이 된다.

● 녹즙은 인체저항력을 높여준다

혈액이 깨끗해지면 세포에 산소와 영양소 공급이 충분히 이루어진다. 세포가 튼튼해지고 괴혈병이 없어지면 세균이나 바이러스 등 외부침입물질에 대한 저항력이 높아진다.

아토피안들은 괴혈병이 많고 이 괴혈병은 세균이나 바이러스 침입을 쉽게 한다. 녹즙을 먹으면 피부가 튼튼해져 세균이나 바이러스로부터 어느 정도 자유로워진다.

감잎차와 비타민 C 아토피 치료에 있어 비타민 C 섭취는 매우 중요하다. 비타민 C는 항괴혈성 비타민으로 괴혈병을 막아준다. 괴혈병이란 교원질 부족으로 피부가 약화되어 출혈하는 상태를 말하는데 비타민 C가 부족해지면 괴혈병에 걸린다.

비타민 C는 단백질, 염분 등과 협력하여 교원질을 생산한다. 교원질은 집짓기에 비유하면 시멘트와 같은 역할을 한다. 시멘트가 벽돌과 벽돌을 튼튼하게 연결하여 집을 버티어주듯 교원질은 세포를 튼튼하게 하고 세포와 세포의 결합력을 높여 피부를 튼튼하게 해준다.

그 외 비타민 C의 역할을 살펴보자.

❶ 혈구재생산을 촉진시킨다.
❷ 모세혈관을 맑게 해준다.
❸ 산소대사를 도와준다.
❹ 혈액응고를 도와준다.
❺ 인체 저항력을 증진시킨다.
❻ 호르몬대사 기능을 활성화시킨다.
❼ 혈압조절에 관여한다.
❽ 치아 발육 및 구내 건강을 지켜준다.
❾ 글로뮈(glomus, 동정맥접합관)를 건전하게 한다.

위에 열거한 비타민 C의 효능은 아토피 치료에 매우 도움이 된다. 비타민 C는 생채소로부터 섭취할 수 있다. 그러나 아토피 치료과정에서는 생

 check!

감잎차 우려내는 법
❶ 믿을 만한 감잎차를 구한다.
❷ 질그릇이나 유리그릇에 섭씨 70도 내지 80도의 뜨거운 물을 붓는다.
❸ 티백이나 썬 감잎차를 넣는다.
❹ 연한 갈색으로 우러나면 감잎차를 빼낸다.
❺ 더운물에 우린 감잎차는 가능하면 30분 내지 한 시간 사이에 먹도록 한다.
❻ 생수에 우릴 때에는 더운물에 한 번 우려먹은 후 우려내야 잘 우려진다.
❼ 생수에 우린 감잎차는 하루 정도까지 냉장보관하여 먹을 수 있다.
❽ 갈색이 우러나오면 비타민 C가 함유되어 있다. 대체로 3번까지 우려먹을 수 있다.
❾ 감잎차는 오전 중에 먹어야 한다. 감잎차 속 탄닌산은 각성작용을 하므로 오후에 감잎차를 먹게 되면 잠이 오지 않을 수도 있다.
❿ 감잎차를 마시면서 생수도 충분히 섭취해야 변비를 막을 수 있다.

check!

녹즙 만드는 법

❶ 5가지 이상의 유기농 채소를 구해 깨끗이 씻어 물기를 빼놓는다.
❷ 녹즙기나 강판, 혹은 절구를 이용해 즙을 낸다.
❸ 즙을 낸 다음 거즈에 거른다.
❹ 성인의 경우 30g 정도 먹고 몸의 반응을 본다.
❺ 모유를 먹일 때에는 엄마가 녹즙을 충분히 먹으면 된다. 30g부터 시작하여 하루에 100g씩 2회 먹을 수 있도록 양을 늘려가면 된다.
❻ 아이들에게 녹즙을 먹일 때에는 차 수저로 한 스푼부터 시작하여 일주일 단위로 조심스럽게 양을 늘려간다.
❼ 녹즙을 먹인 뒤 설사를 하면 즉시 섭취를 중단한다. 설사가 멎은 다음 생수와 녹즙을 반반 섞어 다시 차 수저로 한 스푼씩 먹이기 시작한다.
❽ 녹즙에 수박 등 과일을 20% 정도 넣으면 먹기가 편하다.
❾ 취향에 따라 죽염이나 산야초 효소를 소량 첨가하여 먹어도 좋다.

채소 섭취만으로 비타민 C를 충분히 보급하기 어려우므로 감잎차를 마시도록 한다.

감잎차 두 컵(400g)에는 1일 필요량의 비타민 C가 들어 있다고 한다. 뿐만 아니라 감잎차 속 비타민 C는 체내에 흡수되면 합성량이 12배로 늘어난다는 보고가 있을 정도로 체내 이용률이 높다.

자연건강법을 실천하면서 하루 400g 정도 감잎차를 마시면 비타민 C 걱정은 하지 않아도 된다.

4. 풍욕과 냉온욕은 아토피 치료의 왕자

풍욕과 냉온욕은 니시식 자연건강법의 핵심이다. 깔끔한 먹을거리로 몸을 다시 빚는 데 풍욕과 냉온욕은 중요한 역할을 한다. 평상에서 자고 경침을 베고 자는 것, 모관운동, 붕어운동, 합장합척운동, 등배운동 등을 함께 하면 치료는 더욱 촉진된다. 그 외 보조요법으로서 엽록소 유제와 죽염수 소독은 아토피 치료에 긴요한 요법들이다. 풍욕 6회, 냉온욕 1회는 기본이다. 죽염수는 살균·소염 효과가 있어 소독용으로 쓰인다. 엽록소 유제는 소독작용과 함께 세포 부활을 촉진시켜준다. 자연건강 요법들을 자세히 알아보자.

풍욕은 하루 6회가 적당하다

풍욕은 프랑스 로브리 씨가 창안한 나체요법을 일본의 니시 가쯔쪼오 선생이 자연의학 체계로 재구성한 것이다. 아토피 치료를 위해 풍욕을 할 경우 하루 6회 정도 하는 것이 적당하다.

● 풍욕의 원리
풍욕은 인위적 체온조절을 통해 식물성신경계를 조절하는 방법으로 담요를 덮고 벗음을 되풀이하여 모공의 수축·확대를 꾀한다. 담요를 덮으면 체온이 올라가고 몸이 더워진다. 몸이 더워지면 저절로 모공이 확대된다. 모공이 확대되면 열린 모공으로 독소가 빠져나옴과 동시에 공기 중의 산소와 질소가 몸 안으로 들어간다.

다른 한편 모공이 열리고 닫히는 과정, 다시 말해 체온이 오르내리는 과정에서 신경계가 작용하게 된다. 담요를 덮고 벗는 일을 되풀이하면 식물성신경계가 자극을 받게 된다. 식물성신경계는 수축하고 긴장하는 교감신경과 이완하고 편안해지는 부교감신경으로 이루어져 있는데 담요를 덮고 벗음에 따라 교감·부교감신경이 자극을 받아 활발하게 작용하게 된다. 풍욕은 그저 덮고 벗는 것이 아니라 엄격한 규칙에 따라 담요를 덮고 벗음으로써 교감신경과 부교감신경이 조화를 이루게 하는 것이다.

식물성신경계가 건전해지면 전체적으로 인체 신진대사가 활발해진다. 산소가 공급되고 노폐물 배설이 활발해지면 피가 맑아지고 혈액 순환이 잘 된다. 그러면 혈액 속 염증이 삭고 세균 번식이 억제되어 인체 면역성이 증진된다. 풍욕을 하게 되면 혈액이 맑아질 뿐만 아니라 림프액의 작용도 활발해져 전체적으로 체액이 정화된다. 식물성신경계가 건전해지면 동물성신경계도 함께 단련된다.

풍욕은 또 내피를 단련시켜주므로 폐와 간, 대장, 소장을 비롯한 내장 전체를 건전하게 해주기 때문에 모든 질병 치료에 도움이 된다. 특히 아토피성 피부병을 비롯한 피부 관련 질환에는 효과가 크다.

● **풍욕하는 방법**

본래 풍욕을 할 때는 방을 두 개 마련하는 것이 좋다. 방 하나는 온도를 섭씨 43도로 올려두고 나머지 방은 섭씨 15도 이하로 낮춘 뒤 나체 상태에서 두 방을 왔다 갔다 하는 것이다. 그런데 이렇게 방을 두 개 마련하여 나체로 오가는 것이 번거로워 고안된 것이 담요(또는 두꺼운 면 이불)를 이용하는 방법이다. 겨울에는 담요를 쓰지만 여름에는 커다란 수건(또는 면 이불)으로 한다.

❶ 옷을 완전히 벗고 담요(또는 수건)을 덮고 조용히 기다린다.
❷ 제1회, 담요를 벗고 20초 동안 있는다. 손목을 돌리거나 머리 지압을 해준다. 마사지를 시작한다. 20초가 지나면 담요를 덮고 1분간 기다린다.
❸ 제2회, 담요를 벗고 30초 동안 있는다. 목 운동, 무릎 굽혔다 펴기 등을 한다. 다시 담요를 덮고 1분 간 있는다.
❹ 제3회, 담요를 벗고 40초 동안 있는다. 온몸을 마사지 한다. 마사지하기 어려운 경우는 이리저리 몸을 움직여도 된다. 다시 담요를 덮고 1분 간 기다린다.
❺ 제4회, 담요를 벗고 50초 동안 있는다. 발바닥을 두드리기도 하고 팔도 돌려준다. 마사지를 계속한다. 담요를 덮고 1분 동안 있는다.
❻ 제5회, 담요를 벗고 60초 동안 있는다. 발목을 돌려준다. 마사지를 계속한다. 아이들의 경우 걸어도 되고 뛰어도 좋다. 담요를 덮고 1분 30초 동안 조용히 기다린다.
❼ 제6회, 담요를 벗고 70초 동안 있는다. 팔과 다리를 늘여주는 이완운동을 하고 손가락 마디마디를 늘여준다. 다시 담요를 덮고 1분 30초 동안 있는다.
❽ 제 7회, 담요를 벗고 80초 동안 있는다. 붕어운동을 한다. 다시 담요를 덮고 1분 30초 동안 조용히 기다린다.
❾ 제8회, 담요를 벗고 90초 동안 있는다. 모관운동을 해준다. 다시 담요를 덮고 2분 동안 기다린다.
❿ 제9회, 담요를 벗고 100초 동안 있는다. 합장합척운동을 한다. 다시 담요를 덮고 2분 동안 대기한다.

⓫ 제10회, 담요를 벗고 110초 동안 있는다. 등배운동 준비운동을 한다. 다시 담요를 덮고 2분 동안 기다린다.
⓬ 제 11회, 담요를 벗고 120초 동안 있는다. 등배운동 본운동을 한다. 120초가 지나면 담요를 덮고 조용히 쉰다.

● **풍욕을 할 때 유의해야 할 점들**
❶ 시간을 엄격히 지켜야 한다. 풍욕 테이프를 이용하면 편리하게 할 수 있다.
❷ 풍욕을 하면서 준비운동과 붕어운동, 모관운동, 합장합척운동, 등배운동 등을 해주면 풍욕 효과가 배가 되므로 운동을 꼭 하도록 한다.
❸ 형편상 운동을 하기 힘든 경우는 담요를 벗었을 때 온몸을 마사지해 주거나 움직일 수 있는 만큼 움직인다.
❹ 풍욕은 한 번 할 때 50m를 전력질주한 것 같은 에너지가 소비되므로 반드시 30분 정도 쉬고 다시 시작한다. 건강한 사람의 경우 최대 두 차례까지 연속해서 할 수 있지만 그 이상은 절대 안 된다.
❺ 식사 후에 풍욕을 하게 될 때에는 30분 후에 한다.
❻ 목욕 후에도 1시간 정도 후에 풍욕을 한다.
❼ 아기들은 담요를 덮었다 벗었다만 해주어도 좋고 엄마가 손을 흔들어 주거나 발을 흔들어 주고 붕어운동과 모관운동도 시켜본다.
❽ 풍욕 중에 물을 먹게 될 때에는 아주 조금씩 먹어야 한다.
❾ 아토피 치료를 위해 풍욕을 할 경우 증상이 없어지더라도 1년 동안 꾸준히 해야 한다. 원칙적으로 풍욕은 해뜨기 전이나 해진 뒤 하는 것이 좋다. 그러나 이 시간에 하기 어려우면 할 수 있는 시간에 해도 무방하다.
❿ 풍욕 중 땀을 흘릴 정도로 심하게 운동하

면 효과가 반감되므로 주의한다. 여름철에는 선풍기를 비껴 틀어 공기를 순환시키면서 풍욕을 한다.

⑪ 풍욕을 꾸준히 하다 보면 피부에 발진이 돋게 되는데 이 때 약을 쓰지 말고 죽염수로 소독하며 지켜보면 발진이 사라진다. 아토피인 경우는 2차 감염을 막기 위해 죽염수 소독을 확실히 해주고 유제를 쓰는 등 각별한 대책이 필요하다.

⑫ 풍욕 후 가벼운 감기 증상이 오거나 미열이 올 수도 있으나 꾸준히 풍욕을 하다 보면 그러한 증상은 없어지므로 염려하지 않아도 된다.

⑬ 풍욕이 끝나고 나면 금방 활동을 시작하지 말고 2, 3분 누워서 조용히 쉬어야 한다.

⑭ 처음에 풍욕할 때는 창문을 닫고 방문만 열고 시작한다.

 check!
풍욕을 1회 하고 나면 반드시 물, 죽염, 감잎차 소량을 먹여주어야 한다. 풍욕은 체력소모가 많으므로 가능하면 모든 횟수를 부모가 함께 한다.

냉온욕은 하루 1회만 한다

냉온욕은 독일의 한 연구자가 고안한 것을 일본의 니시 가쯔조오선생이 자연건강법 체계 안에서 재구성한 것으로 풍욕보다 더 강력한 효과가 있다. 아토피안들이 심하게 가려워할 때 확실하게 냉온욕을 하면 가려움증이 완화되어 숙면할 수 있다.

목욕은 몸과 마음의 피로를 풀어 상쾌하게 한다. 냉온욕은 이러한 목욕의 효과를 극대화시켜준다.

● 냉온욕의 원리

냉온욕의 원리는 풍욕과 같다. 풍욕이 공기를 이용해 신경계 조화를 꾀하는 것이라면 냉온욕은 물을 이용해 같은 효과를 꾀하는 것이다. 냉온욕은 모세혈관을 자극해서 모세혈관과 세포와의 교감을 원활하게 해준다.

모세혈관은 세포에 영양소와 산소를 충분히 공급해주고 세포는 이를 받아 에너지를 생성함과 동시에 노폐물을 모세혈관에 보내준다. 그러므로 모세혈관이 건전해지면 세포가 싱싱해지고 피부는 튼튼해진다. 이와 함께 혈액과 림프액을 비롯한 체액이 깨끗해진다.

냉온욕을 하면 스트레스 호르몬 분비가 현격히 줄어 상쾌해진다.

또 냉온욕은 풍욕과 마찬가지로 신경계를 단련시켜주므로 잠재능력을 신장시켜주고 정신력을 강화시켜준다.

● 냉온욕하는 법

❶ 냉온욕은 찬물과 더운물을 번갈아 오가며 목욕하는 것으로 찬물에 1분, 더운물에 1분 머무는 것을 원칙으로 한다.

❷ 더운물의 온도는 섭씨 41도에서 43도 사이, 찬물의 온도는 섭씨 15도에서 18도 사이가 좋다.

❸ 냉온욕은 찬물에서 시작하여 찬물에서 끝내야 한다.

❹ 더운물에 들어가서는 조용히 앉아 있고 찬물에서는 몸을 움직인다.

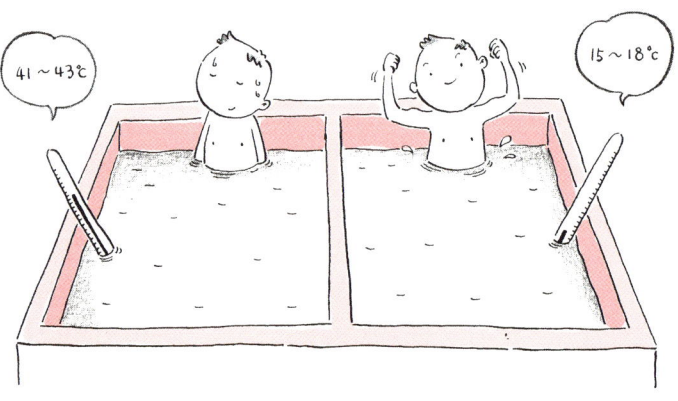

● 냉온욕할 때 유의해야 할 점

❶ 아토피안들의 경우 수돗물 속 염소에 알러지 반응을 일으킬 수 있으므로 금방 받아놓은 수돗물에 목욕하지 말고 하루 정도 물을 받아놓았다가 목욕하면 좋다. 보건복지부 수질검사를 통과한 약수를 받아다가 목욕하면 효과가 더 좋다.

❷ 찬물에 생채소즙 찌꺼기를 넣어 냉온욕하면 좋다. 더운물을 만들 때 쑥물이나 녹차잎 우려낸 물을 넣어 목욕해도 좋다.

❸ 영아기의 아이들은 찬물 온도를 섭씨 18도 내지 20도로 하면 충분하다. 처음부터 찬물에 담그기보다는 더운물에 몸을 담갔다가 탕 밖에 1분 나와 있게 하고 다시 더운물로 들어가는 식으로 서서히 접근해간다. 냉탕 온도는 섭씨 25도부터 시작해 낮추어 가고 온탕은 섭씨 40도부터 시작하여 올려간다.

❹ 냉온욕은 '11온 12냉'을 할 경우 100m를 전력질주 한 것과 같은 에너지를 소모하므로 하루 1회만 한다.

❺ 체력에 따라 4온 5냉을 기준으로 횟수를 조절한다. 몸이 약한 아이들은 처음에 더운물에 목욕을 시키고 난 후 마지막에 미지근한 물에 헹구

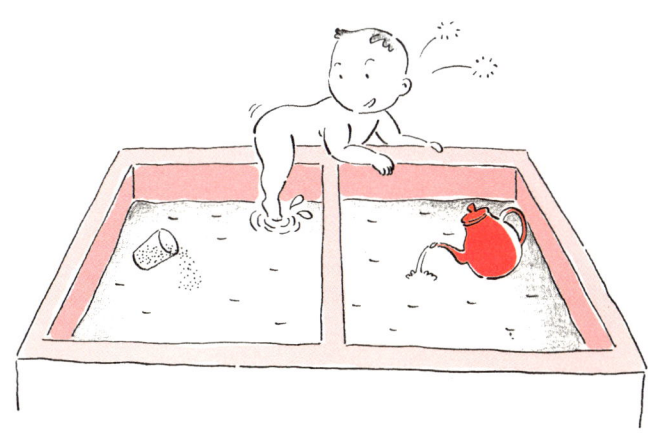

절대로 해서는 안 될 일

풍욕과 냉온욕을 하다보면 신기한 체험을 하게 된다. 몸이 개운해지고 맑아지는 느낌도 들고 아무렇지도 않던 피부에서 발진이 돋아나기도 한다.

특히 냉온욕은 가려움을 가라앉히는데 신기한 효과가 있다. 냉온욕을 천연 항히스타민제라고 하는 것도 이 때문이다. 아토피로 가려워 잠 못 들던 아이가 신기하게도 잠을 잘 자게 되기도 한다.

그래서 어머니들은 '풍욕과 냉온욕을 많이 하면 효과가 더 빨리 오겠지' 하는 생각에서 임의로 풍욕과 냉온욕 횟수를 늘리게 된다.

〈수수팥떡〉 초기에 어머니들이 풍욕을 하루 11회씩 매일 시키기도 하고 15-16회까지 풍욕을 늘리는가 하면 심지어 18회 까지 풍욕 횟수를 늘린 일이 있다. 냉온욕은 하루 1회로 충분하다는 당부를 무시하고 하루에 2회를 시킨 분도 많았고 심지어 하루 3회씩 냉온욕을 시킨 회원도 있었다.

몸이 아주 튼튼한 아이들은 무리한 횟수를 하더라도 버티어 냈지만 몸이 약한 아이들은 견디지 못해 탈진하여 고생한 일이 있다.

풍욕, 냉온욕 횟수를 무조건 늘린다고 좋은 것이 아니다. '지나친 것은 모자람만 못하다' 는 사실을 꼭 기억해야 한다.

어주는 것부터 시작하여 1온 2냉, 2온 3냉, 3온 4냉 하는 식으로 횟수를 늘려간다. 성인의 경우도 아토피안들은 7온 8냉 정도면 충분하다.

❻ 냉온욕부터 시키면 알러지 반응이 심하게 나타날 수 있으니 풍욕을 먼저 시작하여 익숙해지고 난 후 냉온욕을 하면 적응하기 쉽다.

❼ 냉온욕 후에는 물기를 잘 말린 뒤 엽록소 유제를 발라준다.

❽ 심장이 약한 아토피안은 처음부터 찬물에 들어가지 말고 탕 밖에서 찬물을 몸에 조심스럽게 부어준다. 탕에 들어갈 때에도 처음에는 찬물에 왼발을 담근 뒤 양쪽 발을 담근다. 그 다음에 무릎까지 담그고 다음에 허벅지까지 담그는 식으로 조심스럽게 냉온욕에 적응해간다.

❾ 냉탕에 있을 때에는 몸을 움직여 준다. 이 때 몸이 굳어진 부위를 주물러 주고 관절부위를 잘 마사지해준다. 온탕에 들어가면 체액은 알칼리로 기울려는 경향을 보이고 냉탕에 들어가면 산성으로 기울려는 경향을 보인다. 냉탕에 들어갔을 때 몸을 움직여 주면 체액이 산성으로 기울려는 경향을 도와준다. 온탕에서 조용히 있으면 몸이 알칼리로 기울려는 경향을 도와준다. 그 결과 냉온욕 시 온탕에서는 조용히 있고 냉탕에서는 몸을 움직여주면 체액은 중화되어간다.

5. 적절한 운동은 아토피 치료를 돕는다

'아플수록 움직여야 한다'

아토피안들도 적절한 운동으로 인체에 활력을 주도록 노력해야 한다. 운동은 인체에 균형과 조화를 꾀해준다. 적절한 운동은 체액을 중화시켜주고 피부를 단련시켜 신진대사를 원활하게 해준다. 또한 운동을 꾸준히 하게 되면 몸이 유연해진다.

규칙적으로 운동을 하게 되면 혈액순환이 잘 되고 세포신진대사 또한 왕성하게 이루어진다. 세포에 산소와 영양소가 충분히 공급되어 에너지 생산이 잘 이루어지고 세포 속 노폐물 배설이 촉진된다. 세포 신진대사가 원활해지면 세포는 튼튼해지고 새 세포생성이 활발해지므로 아토피 치료에 가속도가 붙는다.

가볍게 걷는 것, 맨손체조, 달리기 등 체력에 따라 적절한 운동을 선택하여 꾸준히 해주면 좋다. 무리한 운동은 금물. 특별히 몇 가지 운동법을 익혀 규칙적으로 되풀이 하면 정서적으로 안정되어 아토피 치료에 도움이 된다.

기체조를 비롯하여 근육의 수축, 이완을 통해 운동효과를 꾀하는 스트레칭도 효과가 있다. 일본의 자연의학자 니시는 야생짐승의 생태와 세계 여러 나라의 건강법을 망라하여 6가지 운동체계를 세웠다. 이 자연건강 6대 법칙은 외피근육뿐만 아니라 심장, 폐, 대장, 소장 등 인체 구석구석을 단련시켜주는 효과적인 방법이다. 뿐만 아니라 자연건강 6대 법칙은 정서적 안정을 통해 심신조화를 꾀하는 방법이다. 아토피안들이 6대 법칙을 꾸준히 실행하면 심신이 단련되어 아토피 치료가 촉진된다.

척추를 바르게 해주는 평상

네 발로 기던 사람은 어느 순간 직립보행하게 되었고 그 결과 '뇌 용적'이 늘어나고 '손'이 자유로워졌다. 머리가 좋아진 사람은 손으로 도구를 사용하여 찬란한 문명을 이루게 되었다. 그러나 직립보행은 사람에게 긍정적인 것만은 아니었다. 직립보행은 인체에 변비, 내장의 하수(처짐), 척추의 만곡, 발목 하중에 따른 발 및 발목 이상 등 부작용을 가져와 사람은 생래적으로 질병에 시달릴 수밖에 없는 구조를 갖게 되었다.

평상은 직립보행으로 인한 척추 이상을 교정해주는 잠자리이다. 네 발로 길 때 대들보로 쓰이던 척추가 기둥으로 쓰이게 되고, 그 위에 머리가 얹히게 되자 머리 무게로 인해 척추는 전후좌우로 뒤틀리거나 비틀어질 위험에 직면했다.

척추는 33개 내지 34개 마디가 추골로 이어져 기둥을 이루고 있다. 위에서부터 경추 7마디, 흉추 12마디, 요추 5마디와 천골과 미저골로 구성되어 있다. 추골과 추골 사이에는 연골과 인대가 있는데 연골과 인대는 뼈에 가해지는 압력과 충격을 완화시키는 역할을 한다. 그리고 척추 가운데 커다란 구멍이 뚫려 있어 그 속에 척수가 들어 있다. 추골의 양옆 추간공 속에 신경과 혈관이 있는데 이 신경과 혈관은 내장기관과 연결되어 있다.

만일 척추에 부탈구가 생겨 바르지 못하게 되면 추골이 추간공을 압박하게 된다. 그러면 추간공에서 나오는 신경에 압박이 가해지고 그 결과 압박된 신경이 관장하고 있는 내장기관에 이상이 오게 된다.

흉추 5번에서 8번 사이에 부탈구가 생기면 위와 폐, 심장 등에 문제가 생기고 요추가 바르지 못하면 생식기와 배설기 기능이 저하된다는 것이다.

낮 동안의 활동은 척추에 더욱 무리를 준다. 그런데 푹신한 요 위에서 자면 낮 동안의 무리한 활동으로 인해 짓눌린 등뼈를 교정할 기회를 잃게 되고 척추 부탈구는 심해진다. 한참 자라나는 아이들의 경우 밤에 측정한 신장이 아침에 비해 2cm 정도 적다고 한다. 낮 동안의 활동으로 짓눌린 등뼈가 자는 동안 펴지기 때문에 아침에 측정한 키가 더 큰 것이다.

평상은 낮 동안 뼈에 축적된 피로를 풀어주는 좋은 잠자리이다. 평상은 단단한 오동나무로 만든 침상으로 인체가 중력을 고루 받을 수 있게 도와주는 안전한 평면이다. 평상에서 자면 잠자리 온도가 일정하기 때문에 땀을 흘리는 일 없이 숙면할 수 있다. 평상에서 자게 되면 낮 동안 짓눌린 척추가 펴지고 척추 앞뒤 부탈구가 교정되는 한편 앞뒤 부탈구를 예방해주기도 한다.

또한 평상에서 자면 피부를 압박하게 된다. 몸무게로 인한 피부 압박은 피부나 신경 계통을 자극하게 되므로 압박된 피부 표면 가까이에 있는 정맥혈 순환이 활발해진다. 정맥혈 순환이 활발해지면 피부를 통한 노폐물 배설이 활발해지는 한편 피부가 튼튼해진다. 그 결과 신장을 도와준다.

평상에서 자면 변비도 예방된다. 평상에서 자면 적당한 피부자극으로 지각신경도 자극을 받게 되고 몸이 똑바로 펴지므로 장운동을 촉진시켜준다. 그 결과 장 마비가 예방되고 변비가 해소된다.

평상에서 자면 척추가 건전해지고 또 숙면을 취할 수 있어 몸이 전체적으로 건강해진다. 그러므로 건강할 때 건강을 지킨다는 생각으로 건강한 사람도 평상에서 자는 것이 좋다.

흔히 아토피안들은 '아토피는 피부병이니까 피부만 고치면 된다'고 생각한다. 그러나 피부병은 피부만을 다스려서는 치료하기 힘들다. 기본적으로 내인성 피부병인 아토피는 인체 전체가 건강해지고 면역체계가 정상화되어야 고쳐진다. 척추는 인체의 주춧돌이다. 아토피를 고치려면 주춧돌을 건전하게 하지 않으면 안 된다. 평상에서 숙면하고 척추를 건전하게 하는 것은 아토피 치료에 도움이 된다.

척추가 바르지 못한 상태에서 평상에서 자게 되면 등뼈가 아프다. 특히 안 좋은 내장기관과 관련된 부분이 더 아프게 된다. 이를테면 위가 안 좋은 사람이 평상에서 자면 흉추 5번이나 8번이 아프다. 평상에서 자면 흉추가 교정되면서 위도 튼튼해지므로 차츰 통증이 줄어든다.

처음에 평상을 쓸 때에는 적응기간이 필요하므로 얇은 담요를 두 장 정도 깔고 잔다. 익숙해지면 담요를 한 장만 깔고, 좀 더 익숙해지면 그대로 평상 위에서 자도록 한다.

평상 재료로는 오동나무를 가장 많이 쓴다. 베니어판을 침상 크기로 잘라 한지로 발라 써도 된다.

머리와 눈·귀·코·목을 건전하게 해주는 경침

경침이란 단단한 통나무를 반으로 잘라놓은 것 같은 모양의 나무 베개이다. 목 뒷부분에 받치고 잔다. 경침의 높이는 어깨와 뒤통수가 패인 각도에 맞춘다. 편의상 오른쪽 네 번째 손가락 길이에 맞추면 된다.

머리 무게로 인해 척추는 늘 긴장하고 있다. 그 중에서도 경추는 매우 고달프다. 의외로 경추는 쉽게 어긋나기도 한다. 경침은 경추뼈 곳곳의 이상을 교정해준다.

경침을 베고 자면 경추가 교정되어 옥니나 뼈가 바르게 되는 경우도 있다. 자연건강법을 전체적으로 실천하면서 경침을 베고 자면 고질적인 축농증이 낫는다.

또 경침을 베고 자면 연수를 자극하여 그 기능을 높여준다. 뇌와 척수의 연결통로인 연수는 제1 경추골이 두개골과 연결되는 지점에 있다. 연수는 길이 약 2.5cm에 불과한 작은 기관이지만 생명활동을 총체적으로 관장한다. 호흡중추·순환중추·순환조절중추·내장기능의 자율반사중추· 연하중추·발음중추·발한중추 등이 연수에 있다.

또 경침은 머리로 가는 혈액의 양을 늘려주어 머리를 맑게 해준다.

처음에는 경침을 베고 자면 목이 아프다. 경추뼈가 많이 어긋나 있는 경우는 적응 기간이 오래 걸린다. 그러나 초기에 다소 목이 아프더라도 꾸준히 경침을 베고 자다보면 경추가 교정되면서 통증이 없어진다. 머리로 가는 혈액의 양이 늘어나면서 머리가 저린 듯한 느낌이 오고 일시적으로 두통이 오기도 한다. 이는 막혔던 곳이 뚫리면서 나타나는 현상으로 교정기간이 지나면 머리가 맑아진다.

경침은 어깨, 목, 이비인후 계통, 머리와 관련된 질병에 효과가 있으며 연수의 기능을 높여주므로 간장, 부신, 심장, 비장 등 내장 활동을 촉진시켜준다. 불면증 해소에도 도움이 된다.

처음에 경침을 베고 잘 때에는 경침 위에 수건을 한 장 깔고 자면 된다. 차츰 경침에 익숙해지면서 수건을 뺄 수 있게 된다. 경침은 오동나무로 만드는 것이 가장 좋다. 오동나무를 구하기 힘들면 다른 나무를 써도 좋다.

아토피안들은 눈이나 귀, 코 등에 염증이 자주 오고 잘 살펴보면 경추가 앞뒤로 부탈되어 있는 경우가 많다. 경침을 베고 자면 눈, 귀, 코 점막이 전체적으로 튼튼해지고 아토피 치료에도 도움이 된다. 아이들은 아이에게 맞게 경침을 만들어도 좋고 신문지를 말아 테이프로 잘 붙인 다음 수건으로 말아 사용해도 좋다.

변비를 해소해주는 붕어운동

붕어운동은 몸을 붕어가 헤엄치듯 움직여주는 운동이다. 똑바로 누운 뒤 발 뒤꿈치를 붙이고 팔꿈치를 지면과 수평이 되게 벌린 다음 손을 깍지

끼어 목 뒤를 받친다. 발끝을 몸 쪽으로 당겨 지면과 ㄴ자가 되도록 발 모양을 만들어 붕어가 헤엄치듯 몸을 좌우로 흔들어주면 된다. 풍욕할 때 하거나 아침저녁 잠자리에서 1분 내지 2분 간 해주면 규칙적으로 할 수 있다. 붕어운동은 변비를 해소해준다.

몸을 붕어처럼 흔들면 대장이 자극을 받아 연동운동, 분절운동이 활발해진다. 붕어운동으로 변비가 해소되면 장이 튼튼해진다. 또 붕어운동은 좌우로 어긋난 등뼈를 교정해준다. 척추가 좌우로 어긋나면 어깨가 바르지 못하게 된다. 이 상태가 지속되면 척추 측만증 등이 올 수 있다. 좌우로 등뼈가 어긋나면 앞뒤로 등뼈가 부탈된 것과 마찬가지로 척수를 지나는 신경을 짓눌러 관련 내장기관을 약하게 한다. 붕어운동은 또 요추를 바르게 하여 생식기와 배설기를 단련시켜 요통, 생식기 관련 통증, 배설기 관련 통증을 완화시켜준다. 장이 튼튼해지고 배설 기능이 원활해지면 머리가 맑아진다. 뿐만 아니라 붕어운동은 머리에 모관운동을 하는 효과를 주어 머리 혈액순환도 도와준다.

어린 아기들은 엄마가 아기 허리를 잡고 흔들어주거나 종아리 부분을 잡고 가볍게 흔들어 주어도 좋다. 중환자들은 기계를 이용하여 붕어운동을 하면 좋다.

엎드려서 하는 붕어운동도 있다. 두 손바닥을 겹쳐서 이마 밑에 대고 발끝을 세워서 다리를 쭉 편 상태에서 배를 떨어주면 된다. 엎드려서 하는 붕어운동은 신장과 생식기를 튼튼하게 해준다. 맹장염을 예방하는 효과도 있다.

아토피안들은 장이 약하여 설사와 변비를 되풀이 하는 경우가 많다. 규칙적으로 붕어운동을 시켜주면 차츰 장이 튼튼해지므로 아토피 치료에 도움이 된다.

혈액순환을 도와주는 모관운동(모세혈관 발현운동)

　모관운동은 세포와 맞닿아 있는 모세혈관을 자극하여 혈액순환을 촉진시켜주는 운동이다. 평상 위에 베개를 베고 누워서 두 팔과 두 다리를 지면과 직각이 되게 들어올린 다음 떨어주는 것이다. 이때 팔과 다리는 어깨넓이 정도로 벌려준다. 발은 몸 쪽으로 당겨 지면과 평행이 되게 해준다. 발목을 ㄴ자로 꺾어주면 아킬레스건이 긴장되어 정맥혈 순환에 도움이 된다. 손바닥은 서로 마주보게 하고 손가락은 모두 붙인다. 손가락 끝에 힘을 주고 떨어준다. 떨 때에 다리는 허벅지를 떨어준다는 느낌으로 떨어준다. 손은 어깨와 팔을 떤다는 기분으로 흔들면 된다.

　아이들은 부모가 각각 팔과 다리를 들어 떨어주면 되고 중환자는 기계를 활용한다.

　모관운동은 혈액순환을 활발하게 해준다. 혈액순환이 활발해지므로 손상된 세포 복원이 빨라지고 세포 생성이 촉진되어 아토피 치료를 도와준다. 모세혈관이 발현되어 혈액순환이 왕성해지면 심장이 튼튼해진다. 혈압도 잘 조절된다. 손발이 찬 사람도 꾸준히 모관운동을 해주면 손발이 따뜻해진다.

　당연히 모관운동은 상처가 곪는 것을 막아준다. 상처가 났을 때 모관운동을 하게 되면 혈액은 손상된 세포에 영양을 공급하지 않고 글로뮤를 통해 심장으로 돌아간다. 모관운동을 하면 루우제씨 세포가 수축되어 모세혈관이 닫히게 되므로 혈액은 세포에 영양과 산소를 공급하지 않고 돌아가버리는 것이다. 그러면 세포는 일시적으로 단식 상태가 된다. 세포가 단식 상태가 되면 균의 먹을거리가 없어지고 마침내 침입했던 세균도 굶어 죽게 된다. 그

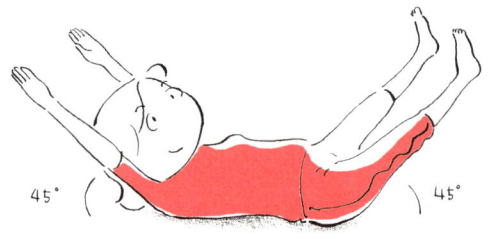

러므로 상처가 났을 때 모관운동을 열심히 해주면 염증이 생기지 않아 빨리 낫는다. 피부가 손상된 아토피안들이 모관운동을 열심히 하면 같은 원리로 상처 회복이 빨라진다.

모관운동에는 기본운동 외에 분무 모관운동, 45도 모관운동, 보조기구를 활용한 모관운동이 있다.

편도선이 부었을 때에는 목에 겨자찜질을 해준 뒤 똑바로 앉아서 팔을 들어올리고 떨어준다. 이를 분무 모관운동이라 한다. 팔을 들고 1분 15초 떨고, 팔을 내리고 1분 쉬기를 반복해준다. 15회 이상 반복해야 효과가 있다.

손이 저리거나 손마디가 쑤실 때 손이 부었을 때에도 분무 모관운동을 반복하면 효과가 있다. 어깨가 결릴 때에도 효과가 있다. 매일 하루 15회 이상 한 달 정도 계속하면 불편함이 없어진다.

45도 모관운동은 생식기와 배설기를 튼튼하게 해주는 방법으로 팔과 다리를 지면과 45도 각도로 들어올린 상태에서 모관운동을 해주는 것이다. 1분 내지 2분 동안 떨어준다.

옆으로 누워 한 쪽 팔과 다리만 들어 떨어주는 방법도 있다. 주로 약한 쪽을 위로 향하게 옆으로 누워 팔, 다리를 떨어주는 것이다. 2, 3분 떨어주기를 반복한다. 꾸준히 실천하면 약한 쪽이 튼튼해진다.

몸의 균형을 잡아주는 합장합척운동

합장합척운동은 손바닥과 발바닥을 붙이고 몸을 개구리처럼 폈다 오므렸다 하는 운동이다. 합장합척운동을 하려면 우선 평상에 베개를 베고 눕는다. 양쪽 발바닥을 붙인 상태에서 발을 몸 쪽으로 가능한 당긴다.

손은 양 손가락 끝을 가볍게 맞닿게 하여 둥그렇게 원 모양으로 만든다.

원 가운데로 힘을 모으는 기분으로 양 손바닥을 붙인다. 손가락 끝은 붙인 상태에서 양 손바닥을 붙였다 떼었다 하는 동작을 5회 정도 반복한다. 손바닥을 붙여 합장 자세를 취한 뒤 손목을 몸 쪽으로 최대한 꺾었다가 본래 합장 자세로 돌아가는 동작을 5회 반복한다.

준비동작이 끝나면 손은 합장한 상태에서 손끝이 머리 쪽을 향하게 한다. 손은 머리 위 쪽을 향하여 뻗고 발은 발끝 쪽을 향하여 뻗는다. 합장한 손과 합척한 발을 오므렸다 폈다 하기를 1백회 한 다음 합장합척 자세로 정지한다. 합장합척운동을 할 때에는 가능한 빠르고 짧게 동작을 하는 것이 좋다. 발을 너무 길게 뻗으면 엄지발가락이 떨어지므로 발 폭의 1.5배 정도 거리를 움직이면 된다. 정지 자세에서는 합척한 발은 가능한 몸 쪽으로 당기고 합장한 손끝은 하늘을 향한다. 명상하는 기분으로 최소 1분 이상 정지 자세로 호흡을 가다듬는다. 합장합척운동 100회 후 합장합척 정지 자세를 하루 5분 이상 하면 인체가 균형을 되찾고 손과 발이 따뜻해진다.

합장합척운동은 인체 균형을 잡아줄 뿐만 아니라 배설기와 생식기를 튼튼하게 하고 하체를 단련시켜준다. 특히 여성들이 합장합척운동을 꾸준히 하면 생식기가 단련되고 신장 기능이 강화되어 부인과 계통의 질병을 치료하거나 예방할 수 있다. 그러므로 합장합척운동을 꾸준히 하면 자궁후굴, 생리불순 등 가벼운 부인과 계통 질병은 쉽게 치유된다. 뿐만 아니라 자궁발육부전, 무월경, 불임증, 냉증, 난소낭종, 자궁근종, 자궁암, 자궁내막염, 질염 등에 대한 예방 효과가 뛰어나다.

평소 합장합척운동을 꾸준히 한 여성이 임신을 한 뒤 이 운동을 하면 순산할 수 있다. 아이가 거꾸로 들어섰을 때에도 합장합척운동을 꾸준히 하면 정상위로 돌아오는 경우가 많다.

아기들은 엄마가 손과 발을 잡고 합장합척운동을 시키면 된다. 아토피 안들이 합장합척운동을 하게 되면 신체 균형이 맞추어지고 손과 발이 따뜻해지면서 혈액순환과 기 순환이 잘 되어 치료에 도움이 된다.

심신을 단련시켜주는 등배운동

등배운동은 준비운동과 본 운동으로 나누어져 있다.
먼저 준비운동 동작부터 알아보자.

❶ 정좌하고 조용히 앉아 호흡을 가다듬는다.
❷ 어깨를 올렸다 내렸다 하기를 10회 반복한다.
❸ 머리를 오른쪽 어깨에 붙인다는 기분으로 내려주었다 본래 자세로 돌아온다. 10회 반복한다.
❹ 턱을 앞으로 당긴 상태에서 고개를 앞으로 숙였다가 제자리로 돌아온다. 10회 반복한다.
❺ 턱을 당긴 상태로 고개를 뒤로 젖혔다가 제자리로 돌아온다. 10회 반복한다.
❻ 고개를 오른쪽으로 돌렸다가 제자리로 돌아온다. 10회 반복한다.
❼ 고개를 왼쪽으로 돌렸다가 제자리로 돌아온다. 10회 반복한다.
❽ 양팔을 지면과 수평이 되게 좌악 벌린다.

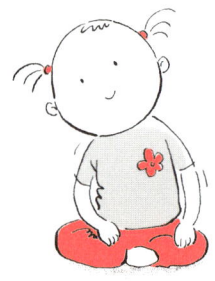 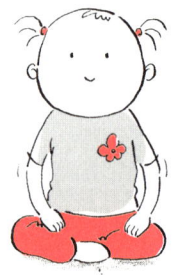

❾ 고개를 오른쪽으로 돌려 오른쪽 손끝을 본다.
❿ 고개를 왼쪽으로 돌려 왼쪽 손끝을 본다.
⓫ 양손을 하늘로 쭈욱 뻗는다.
⓬ 팔을 직각으로 굽히며 가슴을 좌악 펴준다.

준비운동이 끝나면 본운동에 들어간다.

준비운동은 등을 좌우로 흔드는 동작과 배를 앞뒤로 내밀었다 넣기를 반복하는 두 동작으로 이루어져 있다. 등을 좌우로 흔들며 등이 기울어졌을 때에 아랫배를 내밀었다가 등이 정 가운데로 오면 배를 넣어 주어야 한다. 좌우 왕복을 1회로 계산한다. 한번 할 때마다 최소 5분 이상 해주어야 한다. 등배운동은 체액을 중화시켜준다.

등을 좌우로 기울였다 제자리로 돌아오는 운동은 체액의 산성화 경향을 가져온다. 아랫배를 내밀었다 넣는 동작은 체액의 알칼리화 경향을 가져온다. 그러므로 좌우 요진과 아랫배운동을 함께 하면 체액은 중화된다. 다시 말해 등운동은 교감신경을 긴장시키고 배운동은 미주신경을 긴장시켜 등배운동을 하게 되면 교감신경과 미주신경의 소통 및 협조관계가 원활해진다.

그 결과 정확한 동작으로 등배운동을 반복해주면 체액이 중화되어 '자기암시'가 가장 잘 듣는 상태가 된다. 아토피안들은 흔히 아토피를 난치병으로 생각하기 때문에 정서적으로 위축되기 쉬운데 등배운동을 통해 이를 극복할 수 있다. 등배운동을 시작하고 5분쯤 지나서부터 스스로에게 긍정적인 암시를 주는 것이다. "아토피는 낫는다, 아토피는 낫는다"를 반복하게 되면 자연건강법을 더욱 열심히 실천하게 되고 아토피 치료에 박차가 가해진다. 실제로 긍정적인 생각은 치유호르몬 분비를 활성화하여 질병치료에 도움이 된다.

등배운동을 할 때 등뼈를 쭉 펴고 좌우로 흔들어주면 척추가 건전해진다. 아랫배운동은 태양총을 자극하여 인체 기순환을 도와주고 변비를 해소해준다. 아랫배운동은 장운동을 촉진하여 소장 섬모의 영양 흡수기능을 높이고 배설을 촉진시켜준다.

등배운동은 또 머리모관운동 효과도 아울러 가지고 있다. 등배운동을 규칙적으로 해주면 머리가 맑아진다.

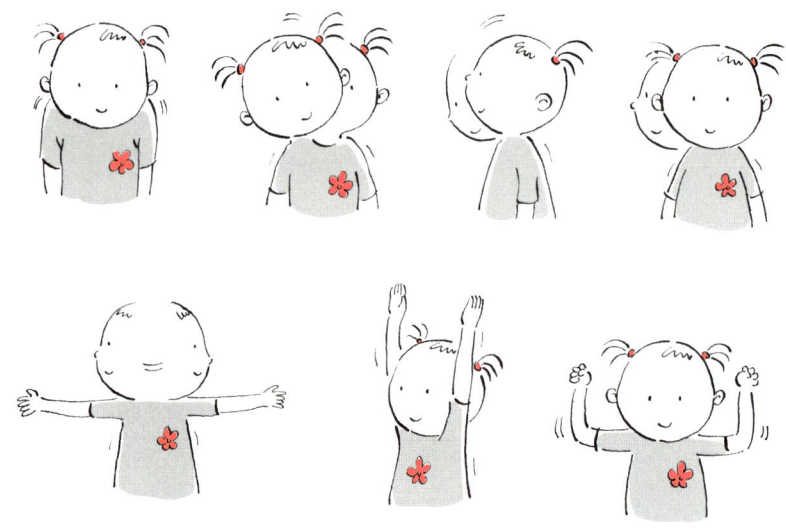

6. 피부회복을 위한 특수요법

피부에 이상이 생기면 우리는 망설임 없이 연고를 바른다. 어떤 피부 이상은 연고를 바르면 곧 낫지만 아토피성 피부병과 같은 내인성 피부병은 연고를 발라도 좀처럼 낫지 않는다. 오히려 스테로이드제가 들어 있는 연고를 바를 경우 일시적으로 증상은 억제되지만 그 부작용으로 인해 더 고통 받게 되는 경우가 많다. 엽록소 유제는 살균·제염·소독 작용을 통해 피부염증을 없애주고 세포의 생성을 촉진시켜 아토피 치료를 도와준다.

엽록소와 엽록소 유제의 효능

채소 잎 속에 들어있는 엽록소는 한 마디로 세포생성을 촉진시켜주고 세포를 튼튼하게 해준다. 그 결과 엽록소는 세포 기능을 활성화하여 노폐물의 배설을 도와주며 인체 각 세포 조직의 저항력을 강하게 해준다. 당연히 엽록소를 충분히 섭취하면 혈관 및 혈액 관련 세포를 튼튼하게 하여 피 생산이 잘 되고 순환도 원활하게 해준다. 엽록소는 혈액을 정화시켜준다. 또한 엽록소는 인체 면역체계를 강화시켜준다.

엽록소는 상처를 빨리 아물게 하고 새 살을 돋아나게 도와주며 알러지에 대한 저항력을 높여주므로 아토피안들이 엽록소를 적절히 활용하면 치료에 도움이 된다.

엽록소 유제는 외피 및 내피의 여러 가지 염증을 삭여준다. 따라서 피부 관련 질환에는 광범위하게 사용할 수 있다. 인체는 피부로 이루어져 있으므로 바꾸어 말하면 모든 질환에 엽록소 유제를 효과적으로 활용할 수 있다고 볼 수 있다. 특히 아토피성 피부병, 여드름 등 고유한 의미의 피부병에는 매우 효과적이다. 뿐만 아니라 중이염, 비연, 인후염, 편도선염, 각종 외상, 치질, 부인병 등에도 유효하다.

엽록소 유제 만드는 법

● 준비물

엽록소 유제를 만들려면 녹즙, 올리브유(난유), 물마그밀, 죽염 등을 준비해야 한다.

❶ 녹즙 준비하기

녹즙은 원칙적으로 산야초와 나뭇잎으로부터 얻는다. 산야초와 주변 나무의 푸른 잎을 채취해 잘 씻은 다음 물기를 빼 녹즙기나 절구를 이용하여 즙을 내면 된다. 처음에 익숙한 산야초를 골라 뜯는다. 쑥, 민들레, 솔잎, 질경이, 명아주, 망초, 씀바귀 등 풀과 감잎, 아카시아잎, 뽕잎 등등 나뭇잎을 조심스럽게 채취하면 된다.

풀이나 나뭇잎을 구하기 힘든 계절에는 유기농 재배 채소로 녹즙을 준비한다. 재배 채소는 산야초나 나뭇잎에 비하여 수분 함량이 많으므로 유제를 만들 때 녹즙과 기름기의 비율을 조절해주어야 한다. 재배 채소로 엽록소 유제를 만들 때에는 물기가 많은 것은 피하고 신선초, 케일, 치커리, 알로에, 어성초 등을 쓰도록 한다.

다섯 가지 이상의 산야초 혹은 나뭇잎을 채취한 뒤 줄기를 떼어내고 잘 씻어 물기를 말린다. 녹즙기나 강판, 절구 혹은 믹서를 이용해 즙을 낸 다음 거즈에 걸러내 녹즙을 준비한다.

❷ 올리브유(난유)

올리브유는 여러 종류가 있다. 엽록소 유제에 사용하는 올리브유는 압착 올리브유(익스트라버전)로 시중에서 쉽게 구할 수 있다. 100% 순수 올리브유만 쓸 수 있다. 난유로 대체할 수도 있다. 올리브유는 단순불포화 지방산, 리놀레인산, 비타민 A, C, D, E, F 등을 다량 함유하고 있어 세포를 튼튼하게 해줄 뿐만 아니라 세포 생성을 촉진하여 아토피 치료에 도움을 준다.

난유는 인체 주요 구성물질인 인지질(레시틴)을 다량 가지고 있을 뿐만 아니라 비타민 E, 타우린, 올레산, 리놀렌산 등등을 함유하고 있어 세포를 싱싱하고 튼튼하게 해주어 아토피 치료를 촉진시킨다.

❸ 마그밀

마그밀은 구할 수 있다면 물마그밀을 준비하되 사정이 여의치 않으면 알마그밀을 물에 개어 사용한다. 섭씨 38도 전후의 따뜻할 물 10g에 마그밀 한 알을 넣어둔다. 마그밀이 물에 풀어지면 사용한다. 마그밀은 수렴작용, 완화작용을 통해 환부의 통증을 완화시켜주고 상처가 빨리 아물게 도와준다.

❹ 죽염 준비하기

죽염은 섭씨 1300도 이상에서 생산된 것을 구해야 한다. 죽염을 구울 때 온도가 섭씨 800도 이하로 내려가면 다이옥신 등 독물질이 발생할 수 있으므로 잘 선택하도록 한다.

● 만드는 법

❶ 연고용 엽록소 유제

녹즙 25%, 올리브유(난유) 72%, 죽염 3%의 비율로 혼합하여 만드는 것이 전통적인 방법이다.

❷ 상처가 많아 따가울 때 쓰는 엽록소 유제

녹즙 25%, 올리브유 72%를 넣고 잘 섞을 뒤 죽염 양을 조절한다. 1%, 2%로 죽염 양을 줄이고 마그밀을 최고 3%까지 넣어준다.

❸ 재배 채소로 만들 때

녹즙을 20% 정도로 줄이고 올리브유 양을 늘려주어야 잘 섞인다.

❹ 용도에 따른 비율 변화

항문에 바를 때에는 녹즙과 올리브유의 비율을 1대 9로 한다.
생식기에 바를 때에는 녹즙과 올리브유의 비율을 1대 8로 한다.
얼굴에 바를 때에는 녹즙과 올리브유의 비율을 1대 12로 한다.
다른 신체 부위에 바를 때에는 녹즙과 올리브유의 비율을 1대 11로 한다.

● 만들 때 주의 할 점

❶ 한꺼번에 많이 넣고 만들면 안 된다. 녹즙과 올리브유를 한 방울씩 넣어준다는 생각으로 소량씩 섞는다.

❷ 도깨비 방망이 등 기구로 만들 때에는 한 수저씩 넣어도 무방하다.

❸ 손으로 저어 만들 때에는 접시에 녹즙을 한 방울 떨어뜨린 뒤 다시 올리브유를 한 방울 떨어뜨리며 조심스럽게 저어준다. 저을 때 반드시 한쪽 방향으로 저어야 한다.

❹ 위에 제시한 녹즙과 올리브유 등 재료의 비율은 니시 의학회에서 제시하는 비율이다. 그러나 실제로 엽록소 유제를 만들어 보면 산야초나 채소 종류에 따라 유제화하는 비율이 달라질 수 있다. 또 같은 채소라도 계절에 따라서도 유제화하는 비율이 달라진다. 녹즙과 올리브유, 죽염 비율은 조정 가능하다.

❺ 상처가 심할 때에는 죽염 양은 줄이고 마그밀 양은 늘려 유제를 만들어 발라주다가 차츰 죽염을 3% 비율까지 늘려 만든다. 단 고름 명현이 왔을 때에는 3%죽염 엽록소 유제를 만들어 쓰는 것이 좋다. 도저히 3%

죽염 엽록소 유제를 쓰기 힘들면 포화죽염수로 소독한 뒤 1%죽염 엽록소 유제에 마그밀을 2% 넣어 만들어 발라준다.
❻ 상처가 치유되어 가면서 녹즙과 올리브유의 비율을 1대 1로 하여 만들어도 좋다.
❼ 잘 만들어진 엽록소 유제는 시중 연고와 같이 엉겨 있다. 일단 잘 섞이고 나면 풀어지지 않는다. 잘 만들어진 유제는 피부에 곱게 스며든다. 닦아낼 필요가 없다.
❽ 엽록소 유제는 매일 필요한 만큼 만들어 사용한다. 여름철에는 매일 만들어 쓰고 날이 선선해지면 3일 정도 보관할 수 있다.
❾ 연고 바르듯 바른다. 조금 묽게 만들어진 것은 붓이나 솜에 묻혀 바를 수 있다.
❿ 엽록소 유제를 바른 뒤 외출을 하거나 햇빛을 쏘이지 않도록 주의한다.
⓫ 엽록소 유제는 목욕 후 보습제로도 쓸 수 있다.

감잎차 유제와 마그밀 유제, 알로에즙

엽록소 유제를 사용하기 어려울 때에는 감잎차 유제와 마그밀 유제를 만들어 쓰다가 피부가 안정되면 엽록소 유제를 쓰도록 한다.

감잎차 유제는 감잎차를 진한 갈색으로 우려 올리브유와 1대 1로 잘 섞어 유제를 만들어 쓰면 된다. 올리브유 대신 난유를 써도 된다. 믹서나 도깨비 방망이에 감잎차와 올리브유를 넣고 돌리면 스킨처럼 된다. 가능하면 그때그때 만들어 쓴다. 감잎차 유제는 감잎차 속 비타민 C와 탄닌이 올리브유와 결합하여 효과를 내는 것으로 감염을 막아주고 상처 부위의 열을 삭여주며 세포 생성을 촉진시켜준다.

감잎차 유제에 마그밀(3%)을 넣거나 죽염(1%~3%)을 넣어서 만들면 상

> **감잎차 톡톡, 죽염수 톡톡**
>
> 심한 명현이 왔을 때 감잎차와 죽염수로 소독해주면 열도 삭고 감염도 예방할 수 있다.
>
> ❶ 멸균거즈를 준비한다.
> ❷ 거즈를 일정한 크기(가로 10cm, 세로 10cm)로 잘라 갈무리한 것을 20장 정도 준비한다.
> ❸ 준비한 거즈를 감잎차에 10장, 죽염수에 10장 넣어 적신다.
> ❹ 감잎차와 죽염수에 적신 거즈를 각각 용기에 담아 냉장보관한다.
> ❺ 피부를 소독할 때 감잎차 거즈를 꺼내 먼저 톡톡 쳐준 뒤 죽염수 거즈로 소독해준다.

처를 다독거려주고 염증을 막아준다.

마그밀 유제는 감잎차와 마그밀, 난유(혹은 올리브유)를 1대 1대 1로 섞어 만든다. 감잎차 유제와 마그밀 유제도 쓰기 어려울 때에는 알로에즙을 내어 쓰면 된다.

죽염수로 소독해주면 감염을 막을 수 있다

● 죽염수의 효과

죽염수란 죽염을 좋은 생수에 희석한 물을 말한다. 죽염수에는 0.85%죽염수와 포화죽염수가 있다. 0.85%죽염수는 생수 100g 중에 0.85g의 죽염이 녹아 있는 상태의 죽염수를 말한다.

포화죽염수는 생수에 죽염을 녹지 않을 때까지 계속 넣어 만든 죽염수를 말한다.

죽염수는 염증을 해소하고 감염을 예방해준다. 소독작용이 뛰어나다. 아토피로 인한 상처와 염증에 매우 효과가 있다. 안과 질환, 비연, 중이염 등에도 좋다.

● 죽염수 만드는 법

❶ 생수와 죽염을 준비한다.
❷ 0.85%죽염수는 생수 99.15g에 죽염 0.85g을 넣어 만든다.
❸ 잘 저은 뒤 두 시간 정도 가라앉힌 뒤 거름종이에 걸러 사용한다. 포화죽염수는 생수와 죽염을 준비한 뒤 생수 100g에 죽염을 2.5g 정도 넣는다.
❹ 더 이상 죽염이 녹지 않을 때까지 죽염을 더 첨가하고 두 시간 정도 가라앉힌 다음 거름종이에 걸러 쓴다.

● 죽염수 사용법

0.85% 죽염수는 광범위하게 소독용으로 쓴다. 아기 약병에 넣어두었다가 상처에 뿌려주어도 되고 솜에 묻혀 사용해도 된다. 포화죽염수는 고름이 잡힐 때, 염증이 심한 부위에 쓴다.

0.85% 죽염수 만드는 법

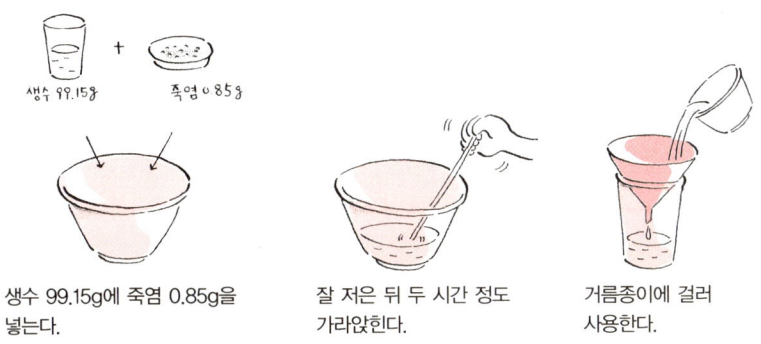

생수 99.15g에 죽염 0.85g을 넣는다.

잘 저은 뒤 두 시간 정도 가라앉힌다.

거름종이에 걸러 사용한다.

포화죽염수 만드는 법

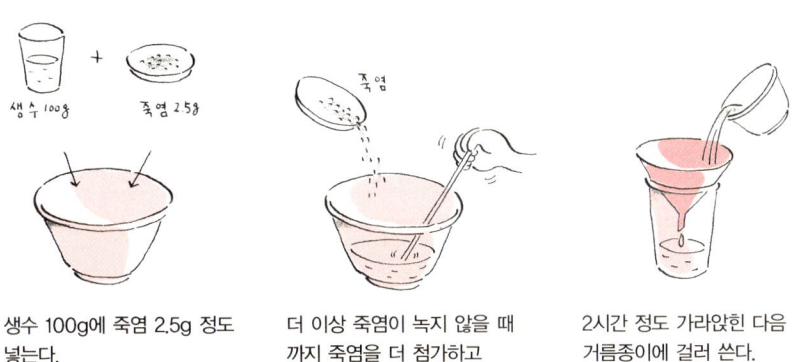

생수 100g에 죽염 2.5g 정도 넣는다.

더 이상 죽염이 녹지 않을 때까지 죽염을 더 첨가하고

2시간 정도 가라앉힌 다음 거름종이에 걸러 쓴다.

어떻게 자연건강법을 할까

❶ 단식 후 생채식 혹은 채식에 도전한다.

먼저 단식(5일 내외)부터 시작하고 보식을 잘 한 뒤 몸 상태를 보아가며 채식－생채식으로 나아가거나 단식 후 곧바로 생채식을 한다. 단식 후 생채식으로 넘어가는 길은 자연건강법의 정통 코스이다.

아토피안이 첫 단식과 생채식을 할 경우 전문가의 도움을 구해야 한다. 단식 후 보식을 잘 한 뒤 생채식 혹은 채식 여부를 결정한다. 하루 한끼는 채식을 하고 나머지는 생채식을 하는 방법도 있다.

이때 풍욕은 하루 6회, 냉온욕은 1회로 고정한다. 된장찜질, 겨자탕, 겨자껍질, 죽염수와 포화죽염수 사용, 엽록소 유제 사용 등 자연건강법을 전체적으로 확실하게 실천한다.

성인 아토피안인 경우나 만 6세 이상의 비교적 건강한 아이들은 처음부터 자연건강법을 전체적으로 실천해볼 수 있다.

❷ 일단 음식만 무공해 음식으로 바꾸어 먹고 상태를 본다.

약을 오랫동안 써온 경우 하루아침에 약을 끊어서는 안 된다. 약을 많이 쓴 아토피안들은 일단 음식을 무공해 자연식으로 바꾸어 6개월 정도 지낸다. 서서히 약쓰는 양과 횟수를 줄여간다. 약을 장기간 쓴 경우라면 초기부터 풍욕이나 냉온욕을 하기보다는 음식을 조심하면서 6개월 내지 1년 정도 지낸 후 조심스럽게 풍욕과 냉온욕을 시도해본다.

❸ 체력이 뒷받침되는 경우 음식 조절과 풍욕, 냉온욕을 함께 시도해본다.

약을 그렇게 많이 쓰지 않은 경우에는 단식은 하지 않더라도 자연건강법을 전제적으로 실천해볼 수 있다. 약을 서서히 끊어가면서 먹을거리를 확실히 바꾸고 매일 풍욕 6회, 냉온욕 1회를 거르지 않고 해준다. 자연건강법을 6개월 정도 실천한 후 몸 상태를 보아가며 단식-생채식에 도전해본다.

❹ 젖먹이 아이들의 경우는 조심스럽게 접근한다.

젖이 충분하고 아기가 건강한 경우는 처음부터 풍욕 6회, 냉온욕 1회를 시도해볼 수 있다. 아이가 약하다면 엄마가 깔끔한 음식을 먹으며 모유를 먹이면서 풍욕 하루 2회, 냉온욕 1회 정도 해주면서 죽염수, 엽록소 유제 등으로 피부를 달래준다.

영아기의 아이들은 아토피 치료도 중요하지만 우선 키워야 하므로 젖이 충분하고 아기가 건강한 경우에만 확실히 자연건강법을 해볼 수 있다. 이런 아이들은 명현이 와도 자연건강법을 하면서 이겨낼 수 있다.

❺ 영아기 아이들 중 분유를 먹고 있는 아이들은 죽염수 소독 정도 해준다.

분유를 먹이는 아이들 중 아토피가 심한 아이들은 특수분유로 바꾸어주고 죽염수 소독과 엽록소 유제 정도를 병행한다. 아토피가 심하지 않은 아기들은 그냥 분유를 먹이면서 죽염수와 엽록소 유제 등을 사용해본다. 꼭 필요할 때 약을 쓰면서 돌까지 키운다.

이유식을 할 때 채소에 입맛을 들이도록 신경을 쓴다. 돌이 지나면 흰살생선을 곁들이는 정도의 채식을 할 수 있도록 이유식을 시킨다. 자라면서 깔끔한 먹을거리로 아이를 키우면서 아이상태를 보고 자연건강법을 확실히 해가도록 한다.

이런 아이들은 처음에는 냉온욕을 직접 하지 말고 목욕 후 미지근한 물로 헹구어 주는 정도로 한다. 풍욕을 1, 2회 시켜보고 아이 몸 상태를 잘 보고 살핀 후 계속할지, 하지 않을지 결정한다.

07. 자연건강법 실천사례

6살 김의연군의 사례 (구은영 〈수수팥떡〉 활동가)

6살이 된 의연이에게 아토피 증상이 다시 나타났을 때 우리 가족들은 그 증상이 '아토피'라는 것을 인정하고 싶지 않았다. 그리고, '왜?'라는 물음과 억울함이 떠나질 않았다. 돌전에 태열이 있긴 했지만 9개월 무렵 좋아졌고, 그 후 먹을거리는 주로 생협을 이용하고, 과일, 생선 정도만 시장에서 구입해 먹었으며, 일반적으로 마트에서 판매하는 우유, 가공식품, 과자 등은 거의 먹이지 않는 등 먹을거리를 관리해왔기 때문이다. 이렇게 관리해왔는데 왜 우리아이에게 아토피가 생긴단 말인가.

억울함에 이어 부끄러움이 밀려왔다. 자연건강법을 보급하고, 자연주의 육아법을 나누는 〈수수팥떡〉아이사랑모임에서 일하는 활동가의 아이에게 아토피 피부염이 생기다니…. 내 아이도 제대로 못 돌보며 도대체 어떻게 아이를 건강하게 키우는 법을 조언하겠는가.

내가 억울함과 답답함, 부끄러움으로 심란해하는 그 순간에도 아이는 가려움에 괴로워했고, 밤이면 긁느라 잠을 설쳤다. 아토피 아이를 둔 엄마들이 그러하듯이 나에게도 밤에 잠 못 자며 아이 몸을 쓸어주고, 긁어주는 생활이 시작되었다.

　한밤중엔 가려워하는 아이를 위해 풍욕을 시켜주었다. 새벽녘이 되어야 깊은 잠에 빠져든 아이가 아침에 일어나지 못하는데, 엄마의 출근 때문에 아이를 억지로 깨워 어린이집에 보내야 하는 가슴 아픈 일도 해야 했다. '아이를 건강하게 키워내는 것이 무엇보다 중요한데, 이렇게 사는 것이 맞나?' 하는 생각이 들었고, 아이에게 너무 미안했다. 일을 그만두고, 아이를 잘 챙겨야하지 않을까 심각하게 고민하게 되었다.

　인정하고 싶지 않은 아토피피부염 재발　의연이는 생후 한 달 경 볼이 붉게 되고 양 볼과 목 등에 오돌 도돌 좁쌀 알갱이 같은 것들이 올라오며 태열 증세를 보였었다. 『황금빛 똥을 누는 아기』를 통해 자연건강법을 알고 있던 터라 매일 풍욕을 1~2회, 냉온욕 1회, 엄마가 친환경 자연식하며 젖먹이기를 꾸준히 했다. 9개월 무렵 태열은 좋아졌고, 의연이는 건강하게 자랐다. 친정엄마와 동생이 아토피가 있긴 했지만, 나와 남편은 알러지가 없었다. 유전적 소인이 약하고, 초기에 잘 관리하여 쉽게 나았다고 생각했고, 그 이후에는 먹을거리만 관리했다.

　의연이가 5개월이 되면서 나는 〈수수팥떡〉아이사랑모임에서 일하게 되었고, 시어머니와 함께 낮 시간을 보내던 아이는 만 24개월부터 어린이집에 다니게 되었다. 집에서는 비교적 확실하게 음식을 관리했지만, 어린이집에서는 급식을 먹고, 생일파티 케익, 빵 등은 조금씩 먹었다. 우유, 물, 생협과자, 엿 등을 싸 보내고, 케익이나 빵은 다른 아이들의 절반 정도만 먹게 했다.

　아이가 아프면 풍욕을 시작해 3개월 정도 지속하다가 다시 쉬기를 반복했고, 냉온욕은 아이가 돌이 지나면서 하지 못했다. 집이 옛날주택이라 추웠는데, 냉온욕 중 아이가 더운물에서 계속 일어서서 냉온욕 효과를 보기 어려웠고, 감기에 걸리기도 했기 때문이다. 대중목욕탕에서의 냉온욕을 시도해보았으나 냉탕에서 아이가 울자 주변 사람들의 비난이 쏟아져 다시 시도할 엄두가 나지 않았다. 아파트로 이사한 후 여름에 시작하는 게 부담이 적을 것 같아 3살 여름 냉온욕을 다시 시작했으나 아이가 찬물을 너무 싫어해서 일주일 밖에 하지 못했었다.

아이가 자주 아프고, 몸이 약해진 것은 4살 때부터였다. 눈 흰자위가 붉게 충혈되는 일이 잦았고, 혀에 지도 무늬 같은 것이 나타났다. 3~4달에 한 번씩 체하거나 장염을 앓았다. 하지만, 피부나 다른 부위에 특별한 증상이 나타난 것은 아니어서 크게 걱정하지는 않았다. 내가 둘째를 임신하고 있어 평소보다 큰아이를 잘 못 챙겨서 그러려니 했다.

그러던 아이에게 5살 여름부터 다리 뒤쪽 오금과 목 뒤에 긁은 자국을 따라 딱지가 내려앉았다. 여름이고, 유치원 수영장에서 물놀이를 자주 해서 그런가보다 했다. 물과 녹즙을 잘 챙겨 먹이며 그냥저냥 버티었다. 그러다가 6살 봄, 아이가 잠을 설칠 정도로 긁어대고, 가장 많이 긁은 고추 아래쪽에는 진물이 흐르게 된 것이다.

왜 우리아이에게 아토피가…. 억울했고, 아이에겐 미안했다. 하지만, 손 놓고 우울해할 수만은 없는 노릇. 왜 심해졌을까부터 곰곰 생각해보았다.

아토피 재발의 이유 확실하다 말하긴 어렵지만, 왜 아이의 아토피가 심해졌을까 하나하나 되짚어보았다. 첫째는 아이가 다니던 어린이집에서 건물 복도 벽과 교실 문에 페인트칠을 한 것이 직접적인 원인인 듯했다. 2월 말에 복도와 문 등에 페인트칠을 했고, 아이에게 증상이 나타난 것은 3월 중순 부터였다. 그 사실을 알고는 페인트칠한 것을 원망했지만, '다른 아이들은 다 괜찮은데, 왜 우리 아이만 발진이 돋고 심하게 가려운가'라는 물음에 다다르자 역시 그동안 내가 소홀했던 탓이라는 반성에 이르렀다.

둘째, 엄마가 둘째아이를 임신하고 낳는 과정에서 몸과 마음이 힘들어 예전처럼 큰아이를 살뜰하게 돌보지 못했다.

셋째는, 이사를 했다. 수원에 살다가 서울로, 그것도 교통체증이 심한 곳인 사당역 사거리 근처로 이사를 했다. 생활공간이 바뀌고, 공기가 안 좋은 동네로 이사한 것이 아이에게 영향을 미쳤다고 생각한다.

넷째, 동생이 생기면서 큰아이가 스트레스를 많이 받았다. 시댁에 30년 만에 태어난 아기인 큰아이는 증조할머니, 할머니, 할아버지, 고모의 사랑을 한 몸에 받아왔다. 그런데, 서울로 이사하면서 할머니들과 함께하지 못했고, 엄마의 관심이 아기에게 쏠리면서 상실감과 불안함이 컸을 것이다. 아이는 아우 본 후 투정이 심했고, 오랜 기간 퇴행현상을 보였고, 신경질적인 반응을 보였었다.

정리하면 아이가 아기 때 약하게 알러지가 있었음에도 엄마가 다 나았다고 자만하며 평소에 풍욕, 냉온욕을 시키지 않고 안이하게 생활한 것이 아이의 체력을 저하시켰고, 생활환경의 변화와 강한 스트레스로 급격하게 아토피 증상을 일으켰다고 생각한다.

풍욕 냉온욕을 다시 시작하다
● 풍욕 진행

아이의 아토피 때문에 일을 접을까 생각을 하다 사무실에서 무겁게 입을 열었다. 최민희 대표님과 선배들은 함께 고민해주었고, 아이가 다니는 어린이집 내부 페인트칠로 인한 영향이 크니 당분간 어린이집을 쉬게 하고 사무실에 데려와 풍욕을 시키는 게 좋겠다고 했다.

신라영 국장님의 친정어머니께서 시간이 되셔서 의연이 풍욕을 시키고, 돌봐주기로 하셨다. 어머니도 두드러기로 고생할 때 풍욕, 냉온욕을 해보신 터라 흔쾌히 풍욕을 시켜주셨다. 아침에 동생은 어린이집에 맡기고, 의연이는 사무실로 데려왔고, 신국장님 어머니께서 사무실 옆인 신국장님 집에 데려가 물을 챙겨 먹이며 풍욕을 시켜주셨다. 산야초효소 희석액과 과일 등을 싸서 보내면 아이는 풍욕하는 틈틈이 먹고, 책도 보고, 할머니께 옛날 이야기도 듣고, 그림도 그리며 하루를 보냈다.

처음 2주는 어린이집을 쉬며 풍욕을 하루 8번 했고, 3주째에는 9시30분~2시까지 어린이집에서 보내고, 이후 6시까지 어머니께서 4~5회 정도 풍욕을 시켜주셨다. 4주째부터는 어린이집에 정상 등원했고, 집에서 밤 시간에 내가 2번씩 풍욕을 시켰다.

● 냉온욕 진행

하루 일을 마친 후엔 의연이를 데리고, 사무실 식구들이 다함께 동네 목욕탕에 가서 냉온욕을 했다. 아이가 찬물 들어가는 것을 거부했었기 때문에 과연 다시 냉온욕을 할 수 있을지 내심 걱정이 컸다. 처음엔 39~40도씨 정도의 온탕에 들어갔다가 1분 있다가 냉탕에 들어갔다. 냉탕온도가 23도씨 정도였음에도 아이는 찬물에 들어가지 않겠다고 버티었다. 안고 들어가 냉탕에 내려놓자 아이는 크게 우는 소리를 내며 탕 밖으로 나가려고 했다. 이때 최민희 대표님이 의연이에게 눈과 얼굴 표정을 이용해 재밌는 이야기를 해주셨다. 울상이 되었던 의연이는 '눈이 쭉 위로 올라간 사람과 아래로 쳐진 사람이 결혼을 했을 때 어떤 아기가 나왔을까?' 하는 물음에 대한 답을 생각해내느라 냉탕에서의 첫 1분을 무난하게 보냈고, 그에 대한 답을 듣자 웃음보를 터뜨렸다. 그러고는 43도씨의 열탕으로 옮겼.

처음부터 찬물이나 뜨거운 물에 들어가지 못하는 경우, 따뜻한 온탕에 들어갔다가 냉탕에 서 1분을 보낸 후 열탕에 들어가면 큰 거부감 없이 냉온욕을 할 수 있다. 또, 냉탕이나 열탕을 거부하는 아이에게 당위성만을 강조하며 '해야 돼!' 윽박지르기 보다는 재미있게 그 시간을 보낼 수 있도록 하는 재치와 지혜도 필요하다. 하지 않겠다고 떼쓰는 아이를 대하는 최민희 대표님의 재치와 배려를 보며 그동안의 '터프'했던 내 태도를 돌아보고 반성하게 되었다.

재미있는 이야기로 순조롭게 냉탕 적응한 의연이는 그 외 몇 가지 이야기와 수영놀이로 6살 첫 냉온욕(7온 8냉)을 성공적으로 마쳤다. 그날 밤은 가려움에 깨는 일 없이 푹 잠을 잤다. 냉온욕의 효과를 몸으로 느낀 의연이는 다음날부터 투정 없이 냉온욕을 했고, 냉온욕은 매일하는 특별한 운동으로 하루 일과표에 자리 잡았다.

2008년 3월 21일부터 풍욕, 냉온욕을 시작한 의연이의 생활일지를 표로 정리해보았다.

	풍온, 냉온욕	먹을거리	아이 몸의 반응 및 변화
1주째 어린이집 쉼	• 풍욕 8회 • 냉온욕 1회 (7온 8냉)	• 친환경 식재료 • 과일은 시장에서도 구입 • 과자, 빵 등은 먹지 않음 • 생수, 산야초효소 희석액 하루 1.5~2ℓ • 동생이 어리고, 엄마가 일을 해 녹즙은 못 먹임 • 생선 등은 계속 먹임 • 죽염을 하루 2~3회 먹임 • 녹즙 일주일에 4~5회 먹임	• 밤에 긁느라 깨는 일 없이 푹 잘 잠 • 눈 흰자위가 붉게 충혈 되었던 것이 가라앉음 • 얼굴의 붓기가 빠짐
2주째 어린이집 쉬며	• 풍욕 8회 • 냉온욕 1회 (9온 10냉) 친환경 식재료	• 과일은 시장에서도 구입 • 과자, 빵 등은 먹지 않음 • 생수, 산야초효소 희석액 하루 1.5~2ℓ • 시중 야채김밥 등은 먹임 • 음식에는 크게 반응하지 않아 생협 삼겹살, 생선 등은 먹임 • 죽염을 하루 2~3회 먹임 • 녹즙 일주일에 4~5회 먹임	• 콧물이 심하게 나옴 • 피부는 눈에 띄게 좋아지고, 목, 무릎 뒤쪽, 엉덩이 위쪽, 고추 등에 증상이 약간 남아있음 • 밤에 잘 자고, 잠자는 시간이 늘어남 • 잠자리에 든 후 10분이면 깊이 잠들고, 하루에 10~11시간 잠
3주째	• 풍욕 4회 • 냉온욕 1회	• 집에서는 친환경 식재료로 먹임	• 콧물이 더욱 심해짐. 끈적끈적한 누런 콧물이 줄줄

3주째 어린이집 에서 2시 하원함	(9온 10냉)	• 점심은 어린이집 급식 • 생수, 산야초효소 희석액 하루 1.5ℓ • 죽염을 하루 2~3회 먹임 • 녹즙 일주일에 4~5회 먹임	흐름. 어린이집에서 친구들이 '코 닦아~'라고 놀릴 정도 • 얼굴에 각질이 심함. 조금만 비벼도 피부가 붉게 되고, 증상이 올라옴 • 냉온욕 할 때 냉탕에 들어가도 얼굴이나 입술에 푸른빛이 돌지 않음 • 신국장님 어머니가 오후 시간만 봐주심. 오후시간에 풍욕 4회 진행함
4주째 어린이집 에서 5시 하원	• 풍욕 2회 • 냉온욕 1회 (9온 10냉)	• 집에서는 친환경 식재료로 먹임 • 점심은 어린이집 급식 • 생수, 산야초효소 희석액 하루 1.5ℓ • 죽염을 하루 2~3회 먹임 • 녹즙 일주일에 4~5회 먹임	• 콧물 여전히 나옴 • 아빠와 일주일에 3번 정도 냉온욕. 나머지는 엄마, 동생과 함께 • 눈 흰자위 충혈된 것은 가라앉았으나 여전히 노르스름한 빛을 띰 • 어린이집에 정상 등원시키고, 풍욕은 밤 시간에 2번 진행 • 이틀에 한 번씩 변을 보다가 풍욕, 냉온욕, 녹즙 먹은 후부터는 매일 변을 봄
2달째 어린이집 에서 6시 하원	• 풍욕 못함 • 냉온욕 1회 (9온 10냉)	• 점심-도시락 • 생수, 산야초효소 희석액 하루 1.5ℓ • 매실액기스 희석액 먹임 • 죽염을 하루 2~3회 먹임 • 녹즙 일주일에 4~5회 먹임	• 풍욕, 냉온욕 시작 1개월 지나자 피부 증상은 거의 없어짐 • 전보다 잘 먹고, 잘 자게 됨. 한 달 반만에 몸무게가 1kg 늘어남. 6살인 현재 19.2kg • 콧물증상, 무릎 뒤 아토피 증상 등에 별 차도가 없어 도시락 싸기 시작

3달째 어린이집 에서 6시 하원	• 풍욕 못함 • 냉온욕 1회 (9온 10냉)	• 집에서는 친환경 식재료로 먹임 • 점심-도시락 • 생수, 산야초효소 희석액 하루 1.5ℓ • 매실액기스 희석액 먹임 • 녹즙은 엄마가 힘들어 중단 • 토마토 주스 갈아 먹임	• 콧물이 점점 맑아지고, 양이 줄어듦 • 입 주변 피부가 몇 번 문지르는 것만으로 지워지듯이 짓무르고, 딱지가 생김. 3곳 정도에 증상이 생겨 10일 정도 지속됨 • 입 주변이 좋아지자 다시 콧물이 나오고, 눈 흰자위가 붉게 충혈 되기 시작함 • 오른쪽 눈과 콧등 사이가 심하게 짓무름. 빨갛게 되었다가 딱지 생기고, 가라앉음 • 2달 20일이 지난 시점에 고열이 나서 풍욕. 다음날 아침 열 내림 • 다시 이틀에 한 번씩 변을 봄. 힘들어하지는 않음
4달째	• 풍욕 1~2회 • 냉온욕 1회 (9온 10냉)	• 집에서는 친환경 식재료로 먹임 • 점심-도시락 • 생수, 산야초효소 희석액 하루 1.5ℓ • 매실액기스 희석액 먹임 • 토마토주스 갈아 먹임 • 죽염을 하루 2~3회 먹임 • 한달에 한두번 정도는 아구찜 등 외식 • 한달에 두세번 시중 야채김밥 먹임	• 눈이 계속 붓고, 눈 흰자위 여전히 빨감 • 눈 주위를 심하게 가려워하고, 비비면 더 심해짐 • 냉온욕 후 잠자리에 들면 눈에서 진물이 나오기 시작. 진물과 가려움으로 잠들기까지 괴로워함 • 일단 잠이 들면 깊이 잠 • 아침에 진물 때문에 눈이 붙어 안 떨어짐 • 아침에 눈에 죽염수 톡톡해 주며 아이도 울고, 나도 움 • 눈에 진물 나는 증상이 20일 정도 지속된 후 좋아짐 • 피부 및 얼굴 혈색 모두 좋아짐. 땀이 나는 목 옆쪽에

4달째			약간의 증상 남아있음 • 활기차게 놀다가 바닥에 등 대면 곧바로 잠이듦 • 소극적이고, 소심하던 아이가 활발하고, 적극적으로 바뀜. 짜고 우는 일도 줄어듦
5달째	• 냉온욕 1회 (9온 10냉)	• 집에서는 친환경 식재료로 먹임 • 점심-도시락 • 생수, 산야초효소 희석액 하루 1.5ℓ • 매실액기스 희석액 먹임 • 녹즙, 토마토주스 대신 다양한 과일을 자주 먹임 • 죽염을 하루 2~3회 먹임 • 한 달에 한두 번 정도는 외식 • 한 달에 두세 번 시중 야채 김밥 먹임	• 피부 증상은 거의 없음 • 눈에 진물 나는 증상은 좋아졌으나 눈 주위에 부기가 남아있음 • 부기 빠지고, 흰자위 붉은 기운은 나아졌으나 눈 흰자위가 점점 노래짐 • 하루에 냉온욕을 2회하고 다음날 혓바늘이 돋음 • 미열이 며칠간 지속됨. 풍욕을 해주니 자연스럽게 나아짐
6달째	• 풍욕 1~2회 • 냉온욕 1회 (9온 10냉)	• 집에서는 친환경 식재료로 먹임 • 점심-도시락 • 생수, 산야초효소 희석액 하루 1.5ℓ • 매실액기스 희석액 먹임 • 녹즙, 토마토주스 대신 다양한 과일을 자주 먹임 • 죽염을 하루 2~3회 먹임 • 한 달에 한두 번 정도는 외식 • 한 달에 두세 번 시중 야채 김밥 먹임	• 피부 가려움, 발진 등은 사라짐 • 더이상 눈 가려워하지 않음. 눈 흰자위는 조금 노람 • 콧물이 다시 심해짐. 밤에 코 막혀 잠들기 힘들어할 때 죽염수 넣어주고, 코 푼 후 다시 죽염수 넣어줌 • 밝고 명랑하게 지내고, 행동이 적극적임 • 턱 중앙 오십원짜리 동전 만하게 헐었다가 일주일 만에 나음(7달에 들어서 턱 중앙이 다시 짓물렀으나 사흘 만에 회복됨)

6달째		• 피부가 좋아진 후 겨드랑이 옆쪽 등 부위에 물 마사귀가 생겼고, 가슴과 등 아래쪽으로 번짐. 피부과에서 레이저 치료를 받아야하나 고민하며 냉온욕을 지속했더니 두 달 만에 사라짐

    자연건강법을 다시 본격적으로 실천한 지 6개월이 지났다. 한두 달 지나 아이의 아토피 증상이 좋아지자 '냉온욕을 이틀에 한번 할까' 하는 게으른 마음이 올라오기도 했지만, 남편의 도움으로 이겨낼 수 있었다. 요즘은 도시락 싸기 귀찮아하는 마음과 매일 싸우고 있다.

    매일 풍욕, 냉온욕 시키는 것이 힘들긴 했지만, 아픈 아이를 위해 부모가 무언가를 해줄 수 있다는 것이 큰 위안이 되었고, 노력한 만큼 효과가 나타나 뿌듯했다. 지난 6개월 간 아이는 1.5kg 정도 몸무게가 늘었고, 몸이 아주 실해졌다. 거무스레하고 탄력 없고, 거칠던 피부는 탱탱하고, 윤기가 돌게 되었다. 몸이 건강해지자 성격도 활달하고 적극적으로 변했고, 깔깔거리며 웃는 일도 많아졌다.

    나의 경험이 다른 이들에게 도움이 되길 바라며 자연건강법을 실천하며 생각했던 것들, 느낀 점을 정리해본다.

❶ 아이 몸이 야물어지는 과정과 아토피가 좋아지는 과정은 하나였다. 아이 몸이 건강해지면 명현의 강도도 약해지고, 명현이 극복되는 기간도 짧아졌다. 의연이의 경우 눈이 노랗게 되고 눈에서 진물이 흐르거나 턱 중앙 피부가 헤지는 증상이 나타났는데 아이 몸이 약했던 초기에는 그 강도가 심했고 회복되는데 걸리는 시간도 길었다. 그러나 본격적으로 먹을거리를 단속하고 냉온욕, 풍욕

을 꾸준히 해준 뒤에는 아이 몸이 튼튼해졌고 명현의 강도나 극복기간도 짧아졌다.

❷ 아이가 어릴 때, 태열이 좋아지고 나서도 매일 풍욕 2회, 냉온욕 1주일에 2~3회를 꾸준히 해주었으면 아이가 아토피피부염 재발로 고생하지 않았을 거라고 생각한다. 돌아보니 아이를 오전 8시 30분에 어린이집에 보낸 후, 저녁 7시 이후에 만났기 때문에 아이가 운동하는 시간이 매우 부족했던 것 같다.

❸ 엄마가 직장에 다니는 경우 풍욕을 하루에 6~8회 하는 것이 어렵다. 이럴 때 증상이 심한 기간 동안 베이비시터나 다른 가족, 친구의 도움을 받는 것도 한 방법이다. 다만, 해보지 않은 경우 실행이 어려우므로 자연건강법에 대한 책을 읽거나, 〈수수팥떡〉에서 진행하는 아토피특강에 친정어머니, 시어머니와 함께 참여한 후 아기를 맡기기를 권한다.

❹ 풍욕 도우미 비용과 냉온욕 비용이 부담되기는 했지만, 보약 먹이는 비용, 아토피 치료비용이라고 생각하면 심적 부담이 덜하다. 또, 외식을 거의 하지 않았기 때문에 가계부를 유지할 수 있었다.

❺ 먹을거리는 아이가 어릴 때부터 꾸준히 관리해왔던 터라 먹을거리로 인해 갈등하는 일은 아주 적었다. 어린이집에서 과자를 먹는 날은 생협 우리밀과자나 유과 등을 싸서 보냈고, 엿과 도라지 사탕 등을 선생님께 미리 보내 '칭찬 사탕'으로 아이가 다른 아이들처럼 보너스를 받을 수 있게 했다. 시중 사탕이나 치킨, 케이크 등을 먹지 않고 온 날은 집에서 생협주스나 식혜, 엿 등으로 상을 주었다.

❻ 자연건강법 실천 1개월 만에 아이 피부가 좋아지자 매일 냉온욕 하는 것이 힘들었고 꾀가 나기 시작했다. 이때부터 남편이 한 달 중 평일에 2번, 주말에 2번씩은 아이와 목욕탕에 가서 냉온욕을 했다. 아이의 아토피 극복 여정에 남편이 참여하기 시작하자 엄마가 훨씬 편해졌고, 둘째 돌보며 집안 살림 챙기는데 여유가 생겼다. 덕분에, 중도에 포기하지 않고 꾸준히 지속할 수 있었다.

❼ 냉온욕 덕분에 남편과 큰아이의 애착이 깊어지는 큰 선물을 받았다. 처음에

아이와의 냉온욕을 제안했을 때 남편은 귀찮다는 반응을 보였었다. 하지만, 냉온욕 하며 큰아이와 단 둘이 이야기하고, 놀이하고, 노래하며 둘의 관계가 끈끈해졌다. 이제는 '피곤한데, 오늘 갈 수 있겠어?' 물어보면 '한 시간이면 하고 오는데 뭘…' 하며 아이 손을 잡고 목욕탕으로 향한다. 지금도 한 달 중 평일에 2~3회, 주말 1~2회는 남편이 책임지고 있다.

❽ 아이 덕분에 아빠가 건강해졌다. 남편은 원래 몸이 약한데다 술, 담배와 스트레스로 아침에 일어날 때마다 괴로워했었다. 그런데, 아이와 더불어 냉온욕 하면서부터는 아침에 수월하게 일어나고, 감기 등 병치레 없이 체력을 유지하고 있다.

❾ 부부가 싸우면 아이의 증상이 심해진다. 아토피 증상이 거의 없어진 자연건강법 실천 3개월 무렵 작은 말다툼이 커지면서 남편과 심하게 다투었다. 그날 오후부터 아이의 입 주변이 짓무르고, 아토피 증상이 심해졌다. 나중에 얘기해 보니 예민하고 소심한 아이는, 자기 때문에 엄마 아빠가 싸웠다고 생각하며 죄책감과 불안함을 가지고 있었다. 그 후로는 아이 앞에서 조심하기도 하고, 서로 배려하는 마음도 커져 다툼이 줄었다.

❿ 큰아이에게 집중하느라 둘째에게 소홀한 점이 있었다. 큰아이 아토피 재발 당시 둘째가 14개월이었는데, 처음 한 달 정도는 큰아이에게 집중하느라 둘째에게 신경을 많이 못 썼었다. 아이가 말 배우는 게 느려 한동안 미안함도 있었다. 다행히 20개월인 지금은 말도 많이 늘고, 오빠 덕분에 일주일에 세 번 정도는 냉온욕을 꾸준히 하여 몸도 짱짱하다.

⓫ 아이의 아토피가 심해지면 직장 생활하는 엄마는 '일을 그만둘까' 고민하게 된다. 이럴 때 혼자 끙끙 앓지 말고 동료들과 상의하여 길을 같이 모색하면 좋겠다. 나는 직장 선배 어머니의 도움으로 어려운 시기를 이겨낼 수 있었다.

아이의 아토피라는 위기를 극복하기 위해 가족이 함께 노력했고, 이를 계기로 우리 가족은 서로 배려하게 되었고, 건강해졌다. 우리 가족이 이

위기를 순조롭게 넘길 수 있도록 도와주신 최민희 대표님과 신라영 국장님의 어머니 배옥희님, 의연이의 냉온욕 가이드 윤서 그리고 〈수수팥떡〉 식구들께 감사드린다.

아이를 통해 나는 '세상 모든 일에는 장점과 단점, 순기능과 역기능이 공존한다'는 평범한 진리를 다시금 깨닫게 되었다. 아이를 키우며 나 자신도 성장하고 있음에 감사한다.

의연이의 하루

증상이 심했을 때	오전 8:00	기상
	8:00~8:30	산야초효소 희석액 200cc 섭취, 동화책 1권 읽기
	8:30~9:00	아침식사 및 과일 섭취, 세면
	9:00~9:30	엄마와 함께 사무실로 출근
	9:30~12:00	돌봐주시는 할머니와 함께 풍욕 3회, 물 마시기, 그림 그리기 (풍욕 연속 2회 후 30분 쉬고 다시 1회)
	12:00~1:30	점심식사, 놀이터에서 바깥놀이
	1:30~5:30	풍욕 4~5회, 풍욕하며 책읽기, 수수께끼 놀이, 비디오 시청
	6:00~7:30	냉온욕 – 엄마, 동생과 함께
	7:30~8:20	저녁식사, 놀이
	8:20~8:40	과일 먹기, 한자 학습
	8:40~9:40	녹즙마시기, 놀이, 동화책 3권 읽기, 죽염수 가글, 매실액기스 희석액 마시기, 양치질
	9:40~9:50	취침
증상이 좋아진 후	오전 6:30~7:30	잠자고 있는 동안 엄마가 풍욕 1~2회
	오전 8:00	기상
	8:00~8:30	산야초효소 희석액 200cc 섭취, EBS 교육방송 보며 풍욕 1회
	8:30~9:00	아침식사 및 과일 섭취, 세면
	9:00~9:20	음악 들으며 어린이집 등원
	9:20~6:00	어린이집에서 하루 보냄. 우유, 물, 도시락은 집에서 가져감.
	6:00~6:20	어린이집에서 하원

증상이 좋아진 후	6:20~7:30	냉온욕 – 엄마, 동생과 함께(아빠와 갈 때는 학습, 놀이를 먼저 한 후 저녁 8:50~9:50에 감) 집에 가며 차안에서 15분간 영어동요 듣기
	7:30~8:20	저녁식사, 놀이
	8:20~9:00	한자, 수학 학습
	9:00~10:00	과일 먹기, 놀이, 동화책 3권 읽기, 죽염수 가글, 매실액 기스 희석액 마시기, 양치질
	10:00~10:20	취침

※ 김의연군은 〈수수팥떡〉 사무처 활동가 구은영씨의 아들이다. 돌전에 잠깐 태열기가 있었으나 피부가 깨끗해진 뒤 6살에 재발했다. 다시 자연건강법으로 아토피를 거의 극복한 단계이다. 일하는 엄마가 지혜롭게 아이를 잘 관리한 경우로 아토피안이나 아토피 아이를 키우는 엄마들에게 도움이 되기를 기대한다.(필자 주)

08. 명현, 바로 알고 이겨내자

명현이란?

아토피 이해단계에서 잠깐 언급하였는데, 자연건강법을 실천하다보면 몸속 노폐물이 빠져나가고 인체가 조화와 균형을 되찾는 과정에서 한동안 증상이 더 심해지는 '명현'을 겪게 된다. 명현현상을 겪지 않고 아토피를 이겨낼 수 있다면 얼마나 좋을까. 그러나 단식과 생채식 등을 확실하게 하며 아토피에 대처하든 약을 서서히 끊어가며 아토피에 대처하든 시기는 다를 수 있으나 한번은 '뒤집어지는' 과정을 겪게 되는 것 같다.

'뒤집어진다'는 과정, 다시 말해 명현과정은 아토피와의 대결과정에서 한번은 겪고 넘어가야 할 단계로 보인다. '명현'이 오면 덜컥 겁이 나고 이상태가 언제까지나 지속되면 어떻게 하나하는 불안에 사로잡히게 된다. 아마도 자연건강법의 과제는 명현을 최소화하면서 아토피를 극복하는 일일 것이다.

명현은 아토피안이 가지고 있는 아토피소인이 얼마나 강한가에 따라 강도가 다르게 나타나는 것 같았다. 또 약을 장기간 써온 경우 약을 끊어가는 과정에서 리바운드현상이 나타나면서 더 심한 어려움을 겪게 되기도 한다.

명현이 고통스러운 과정이긴 하지만 명현을 겪고 나면 아토피안의 피부는 한결 단단해진 느낌을 준다. 실지로 명현을 겪기전 아토피안의 피부산도는 6.5정도로 정상인에 비해 낮은데 반해 명현을 겪고 나면 5.5정도의 정상치를 회복한다고 한다. 이는 〈수수팥떡〉도 경험한 사실이다. 아이들이 명현을 겪고 나면 피부가 한결 튼튼해지면서 감기 등에도 잘 걸리지 않았다.

명현이 오면 이렇게 하자

자연건강법은 명현에 어떻게 대처하느냐에 따라 승패가 좌우되는 방법이다. 아토피 고유의 증상인 발진과 가려움부터 진물, 고름이 나기도 하며 얼굴이 호빵처럼 부어오른다. 어떤 아기들은 모기물린 것처럼 몸 이곳저곳이 부풀어 오르기도 한다.

애초 자연요법 치료 개월 수에 맞추어 명현 형태를 정리해보려 했으나 아이마다 매우 다양한 반응을 보여 일단 사이트에 올라온 명현에 관한 내용들을 소개하는 것이 좋겠다고 판단하게 되었다.

명현이 오면 원칙적으로 다음과 같은 처치가 필요하다.

아이 상태를 더욱 세심하게 살펴야 한다 잘 먹고 잘 노는지, 활기찬지 세심하게 잘 살펴야 한다. 혹시 아이가 처지지는 않는지 늘 지켜보고, 울고 보채더라도 힘 있게 보채면 문제없지만 아가가 기운 없이 처지면 즉시 병원의 도움을 구해야 한다. 미리 아이가 처지지 않도록 세심하게 보살펴야 한다.

먹을거리를 단속한다 무공해 자연식을 철저히 시켜야 한다. 단, 반응이 좀 있더라도 콩 가공식품은 가급적 꼭 먹이도록 한다. 하루 국산콩 두유 2

팩(400g 정도), 두부 한 모, 된장국이나 된장찌개를 먹여주면 영양은 크게 걱정하지 않아도 된다.

애초 자연건강법을 시작하기 전에 음식에 대한 반응을 점검하여 아이에게 맞는 먹을거리를 정해두는 것이 좋다.

명현이 심할 때 일시적(일주일)으로 풍욕 횟수를 늘려준다 얼굴이 심하게 부었을 때, 진물이 많이 날 때 일주일 정도만 풍욕 횟수를 최대 11회까지 늘려줄 수 있다. 그러나 증상이 완전히 개선되지 않아도 1주일 후에는 6회로 다시 풍욕 횟수를 줄여주어야 한다. 풍욕 횟수는 아이의 건강상태에 따라 증감 여부를 결정해야 한다.

냉온욕을 확실하게 해준다 냉온욕은 명현을 이겨내는 가장 효과적인 방법이다. 찬물과 더운물의 온도차를 확실하게 해주어야 한다. 쑥물, 녹차물 등을 활용하여 목욕해도 좋다.

죽염수, 엽록소 유제를 반드시 활용한다 괴롭더라도 죽염수로 확실히 소독해주고 엽록소 유제를 만들어 발라준다. 특히 팔과 다리 접히는 부분에 고름이 잡힐 때에는 포화죽염수로 하루 3차례 이상 소독해 주면 회복이 빠르다.

엽록소 유제는 아이 상태에 따라 죽염 넣는 양과 마그밀 넣는 양을 결정한다. 상처가 심할 땐 죽염수로 소독한 후 죽염 1% 마그밀을 다소 넉넉하게 넣어 엽록소 유제를 만들어 발라주면 회복에 도움이 된다.

엽록소 유제가 맞지 않을 때는 감잎차 유제나 알로에로 대체할 수 있다.

감잎차와 물을 꼭 챙겨 먹인다 감잎차를 넉넉히 먹이고 물을 챙겨 먹이면 회복이 빠르다.

모관운동을 열심히 시켜준다 평소에도 풍욕할 때 모관운동을 시켜주면 아토피 치료에 도움이 된다. 명현으로 몸이 부었을 때 모관운동을 열심히 시켜주면 회복에 도움이 된다.

명현이 올 때 엄마의 마음가짐이 무엇보다 중요하다 엄마가 야무지게 마음먹고 자연건강법만으로 명현을 넘길지 혹은 한의나 양의의 도움을 구할지 결정해야 한다. 엄마가 아이 앞에서 운다거나 아이에게 화를 내면 아기는 불안해지고 그것이 치료를 더디게 만든다. '울 시간에 풍욕 한 번 더 시키겠다'는 각오로 조심조심 명현을 이겨내야 한다.

check!

명현 기간에 나타나는 증상들
① 가려움이 심해진다.
② 발진이 심해진다.
③ 진물이 흐른다.
④ 각질이 끊임없이 벗겨진다.
⑤ 고름이 잡힌 수포가 여기저기 생긴다.
⑥ 머릿속에 노란 각질이 덮인다.
⑦ 모기물린 것처럼 군데군데 벌겋게 된다.
⑧ 눈에서 고름이 나온다.
⑨ 귀에서 진물이 나온다.
⑩ 얼굴이 호빵처럼 부풀어 오른다.
⑪ 임파선이 붓는다.
⑫ 환부에서 열이 난다.

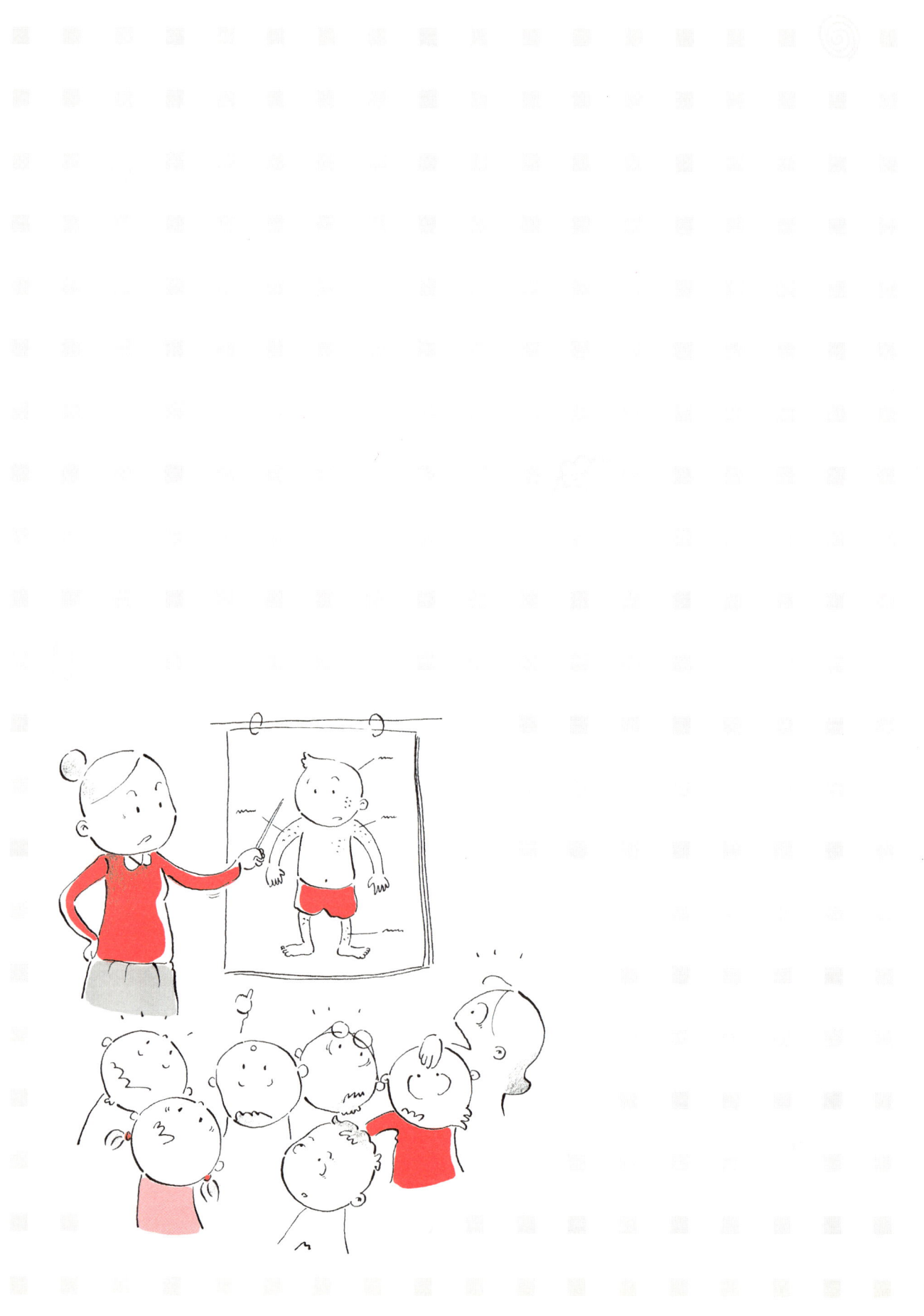

아토피 예방 프로젝트

Part 03

아토피, 예방할 수 있다

1. 적절한 몸 관리로 아토피를 예방한다

몸 상태와 아토피 증상

아토피안들과 생활하다 보면 아토피라고 하여 증상이 늘 같은 것은 아니다. 몸과 정서, 주변 조건에 따라 아토피 증상은 좋아졌다 나빠졌다를 되풀이 한다. 사람의 몸상태는 어떤 생활을 하느냐에 따라 바뀐다. 그리고 잉태당일 부모의 몸 상태가 어떤 상태인가 하는 것은 수정란의 건전성에 큰 영향을 주게 되는 것 같다. 이미 '태교신기'에서 언문지를 쓴 유희의 어머니 사주당이씨는 "하루아비의 몸가짐이 아이의 일생을 좌우한다"하여 잉태당일 아버지의 몸과 정서조건이 아이에게 큰 영향을 준다는 사실을 지적했다.

인체가 균형과 조화를 유지한 상태에서 혈액을 추출해 검사해보면 혈액 구성물질의 비율이나 청정도가 거의 완전하다고 한다. 잉태당일 부모의 몸이 균형과 조화를 이룬 상태일 때 형성되는 수정란도 매우 건전할 수 있을 것이다.

거꾸로 잉태당일 부모의 몸이 상태가 좋지 않을 경우 특히 잘못된 식생활과 술 등 기호식품의 과다섭취로 체액이 맑지 못할 때 우리 몸 세포 또 역시 일정한 문제를 가지게 될 수 있다.

그러므로 건강한 부모의 경우도 아기 갖기 전 몸 관리를 정결히 하는 것은 꼭 필요한 일이다. 아토피안의 경우는 더 철저히 몸 관리를 해야 함은 재론의 여지가 없을 것 같다.

몸 정화를 위한 단식

단기간에 노폐물을 배제하고 인체를 정화하는 방법으로는 단식을 권하고 있다. 단식을 하면서 풍욕, 냉온욕을 함께 실천해주면 좋다.

단식의 원리 및 효과 자연건강단식법은 일정기간을 정해 음식을 끊고 노폐물 배제를 꾀하는 방법이다. 이때 몸의 항상성 유지를 위해 물, 죽염, 감잎차와 약간의 효소를 섭취해준다.

단식을 하게 되면 우리 몸은 기초대사에너지 및 최소한의 활동을 위한 에너지를 외부에서 취할 수 없게 되기 때문에 몸에 모아둔 영양을 태워 에너지를 얻게 된다. 이때 우리 몸 구석구석의 불필요한 것들을 찾아내게 되고 그것들을 태워 에너지를 얻게 된다. 이때 우리 몸 혈액은 온몸을 헤집고 다니며 불필요한 물질들을 찾아내어 배설시키게 된다. 이 과정에서 저장된 영양물질 뿐만 아니라 인체에 끼어 있는 노폐물도 배제시키게 되므로 인체를 정화해준다.

단식의 가장 직접적인 효과는 소화기에 나타난다. 위와 장, 간장의 크고 작은 상처들이 치유되어 건전해진다. 또 단식기간 중에 장의 수축으로 숙변이 배제되어 체질개선의 효과가 나타나게 된다. 다른 한편 숙변배설과 함께 요산 일산화탄소 등의 노폐물이 배제되면서 피부가 튼튼해지고 인체 면역기능이 강화된다.

면역기능이 강화된다.

자연건강단식법을 엄격하게 실행하면 암, 고혈압, 당뇨 등 난치성질환이 크게 개선된다. 뿐만 아니라 아토피, 비염, 천식 등 알러지성 질환 극복도 가능하다.

임신준비를 위한 단식기간은 개인차가 있으나 3일 내지 5일 정도면 적당하다. 자연건강단식에 정통한 전문가의 지도하에 단식을 해야 하며 요즘은 생활단식 프로그램도 있으므로 관련 프로그램에 참가해도 좋을 것 같다. 단식을 해본 경험이 있는 사람들은 필요한 물품을 준비해 가정에서 단식을 할 수도 있을 것이다.

단식법 단식은 감식, 본단식, 보식을 과정을 철저하게 지켜야 한다. 단식의 원리를 이해하고 올바르게 하지 않으면 오히려 건강에 피해를 줄 수 있으므로 단식을 실행할 때는 풍부한 경험자의 지시를 받아야 한다.

물만 마시는 단식 외에도 효소단식 장국단식 등이 있으니 각자의 상태에 따라 선택한다.

5일간의 자연단식건강법을 할 경우 아래와 같은 계획표에 따라 실천하면 좋다.

● 감식(준비단식)

단식을 시작하기 전 준비기간을 말한다. 본단식과 같은 기간에 감식한다. 감식 기간을 잘 지키면 단식 중 배고픔을 덜 느끼게 된다.

감식을 제대로 하지 않으면 공복의 고통을 견디기 힘들어 예정대로 단식을 실행하기 어렵다. 감식기간 동안 소식, 채식을 하고 7일 이상 장기단식일 경우 구충제를 먹는 등 준비를 잘 다음 단식에 들어간다.

❶ 맵고 짠 음식, 단 음식을 피하며 감식을 한다.

❷ 술과 담배를 끊는다.
❸ 단식으로 먹을 수 없다고 미리 좋아하는 음식을 실컷 먹게 되면 단식 효과가 반감되니 주의한다.
❹ 손, 발톱을 미리 자르고, 이발도 필요하다면 미리 해둔다.
❺ 때를 미는 목욕은 미리 해둔다.

● 본단식

본단식 기간은 질병의 상태와 자신의 건강상태를 기준으로 결정한다. 장기단식이 치료효과가 높지만 무리해서는 안 된다. 아토피 증상이 심한 경우 5일 단식을 1년에 걸쳐 여러 차례를 반복하면서 서서히 몸을 보살피는 것이 좋다.

본단식 기간 중에 반드시 아래사항을 지켜야 한다.

❶ 하루 3내지 4ℓ의 물을 마신다. 하루 종일 조금씩 나눠서 꾸준히 마신다.
❷ 하루 3g의 죽염을 침으로 녹여 먹는다. 죽염 먹기 전후 30분간은 생수 마시기를 삼간다.
❸ 매일 1회 생수 관장을 한다.
❹ 매일 풍욕을 2회 이상 한다.
❺ 매일 냉온욕을 1회 한다.
❻ 상쾌효소를 하루 2봉 – 아침저녁 각각 1봉씩 물 2컵과 함께 먹는다.
❼ 산야초효소 30cc + 생수 300cc를 5회 마신다. 기상 후, 아침, 점심, 간식, 저녁에 나눠 마신다.
❽ 매일 감잎차 500㎖를 마신다.
❾ 단식기간 중 겨자찜질을 2회 이상 실시한다.
❿ 단식 3일 후부터 된장찜질을 1~3회 실시한다.

● 단식 하루 일과표의 예

시간	할 일	방법
05:00	기상	상쾌효소 1봉지×물 2컵
05:00~05:30	풍욕	
05:30~06:00	관장	미지근한 생수 1.5ℓ 소금5g 마그밀 4알
06:00	죽염 0.4g (1회 차)	
06:00~07:00	냉온욕	8냉 7온 또는 12냉 11온
07:00	감잎차 250g	
08:30	출근	산야초 30cc×물 150cc(희석)
09:00	죽염 0.4g (제2회 차)	
11:00	죽염 0.4g (제3회 차)	
12:00	죽염 0.4g (제4회 차)	점심시간을 이용하여 냉온욕
13:00	감잎차 250g	
14:00	산야초 30cc×물 150cc(희석)	
15:00	죽염 0.4g (제5회 차)	
18:00	죽염 0.4g (제6회 차)	
20:00~20:20	각탕/겨자찜질 화,목-각탕/수,금-겨자찜질	
20:00	산야초 30cc×물 150cc (희석)	
21:00	죽염 0.4g(제7회 차)	
22:00~23:00	풍욕 풍욕 2회	
23:00	취침 상쾌효소 1봉지×물 400cc	

● 보식(마무리단식)

본 단식 일수, 단식 때의 반응, 건강과 질병의 정도 차이에 맞게 각각 짜야 한다.

보식기간은 길면 길수록 좋다. 대개 단식기간과 동일한 일수로 보식이 이루어지지만 단식기간보다 2~3일 더 길게 하거나, 소화기 질환의 사람은 단식 일수의 2배 정도 보식기간을 두는 게 좋다.

단식을 양날의 칼이라고 하는 것은 보식의 어려움 때문에 나온 말이다. 보식에 들어가게 되면 식욕이 폭발해 과식하게 되는데 과식하게 되면 단식후 부작용이 심하게 나타나게 되므로 조심스럽게 보식해야 한다.

 check!

보식기간 동안 매일 할 일
❶ 2ℓ 이상의 생수를 매일 조금씩 자주 마신다.
❷ 감잎차 400cc를 마신다.
❸ 풍욕은 매일 2회 이상 실시한다.
❹ 죽염 1g 정도를 먹어준다.
❺ 냉온욕을 한다.
❻ 산야초 효소 300g을 물 열 배에 희석한 것을 하루 2회 마신다.

❶ 단식의 성공은 단식 후 첫 식사가 좌우한다. 뜨거운 것은 금물이니, 단식 후 첫 음식은 꼭 미음으로 미지근하게 먹는다.
❷ 생명의 위험은 단식 중보다도 오히려 단식 직후의 잘못에서 오니 명심하고 절대 규정량보다 많이 먹어서는 안 된다.
❸ 금욕(술, 담배, 성생활 등) 기간은 단식의 6배로 한다.

● 보식 모범례

준비할 것들: 생수 2ℓ, 감잎차 500㎖, 산야초 효소 30g×2회(물 열 배에 희석해 마심)

다짐: 인스턴트 안 먹기, 육식 안하기, 밀가루 음식 안 먹기, 과식하지 않기, 천천히 먹기

	풍온, 냉온욕	식사량	매일 할 일
1차 보식 (단식일수와 같음)	• 풍욕 2회 • 냉온욕 1회	• 1일: 흰쌀 미음 반 공기 • 2일: 현미 미음 반 공기 • 3일: 반죽 (미음+곡식불린 것$\frac{1}{2}$) 반 공기, 된장국 • 4일: 야채죽, $\frac{1}{2}$ 된장국, 부드러운 나물, 과즙, 녹즙 가능 • 5일: 야채죽$\frac{2}{3}$, 된장국, 부드러운 나물, 생채소	• 생수 2ℓ • 감잎차 500㎖ • 산야초 효소 30g×2회 • 죽염 1g 나눠 먹기

2차 보식 (단식일수와 같음)	• 풍욕 2회 • 냉온욕 1회	• 1일: 오곡밥 $\frac{1}{3}$, 보식 때 준하는 부식, 된장국, 생채소, 백김치 • 2일: 오곡밥 $\frac{1}{2}$, 같음 • 3일: 오곡밥 $\frac{1}{2}$, 같음 • 4일: 오곡밥 $\frac{2}{3}$, 같음 • 5일: 오곡밥 $\frac{2}{3}$, 같음 • 평소 식사량의 70%내지 80%까지 회복.	• 생수 2ℓ • 감잎차 500㎖ • 산야초효소 30g×2회
3차 보식 (단식일수와 같음)	• 풍욕 2회 • 냉온욕 1회	• 일상생활로 돌아가 일상 식생활을 하되 채식을 한다. 생선은 3차 보식기간이 지난 다음부터 먹고, 육류는 최소한 단식 후 한 달이 지난 시점부터 섭취하기 시작한다. • 부부생활도 금하고 음식 조심하는 기간도 연장한다. • 보식이 다 끝난 후의 식사량은 단식전의 70~80%까지만 회복	• 생수 2ℓ • 감잎차 500㎖ • 산야초효소 30g×2회

● 단식 후 주의점

단식이 끝난 후에는 식사량을 평소의 70% 정도로 줄여야 한다. 단식 후에 단식 전의 식습관으로 돌아가면 단식효과가 반감된다.

● 아토피 예방을 위한 생활지침

단식 이후 일상생활로 복귀한 뒤 6개월 정도 몸 관리를 한 뒤 아이를 갖도록 한다.

식생활은 오곡밥에 된장국을 중심으로 생선 곁들인 채식을 하고 풍욕과 냉온욕을 꾸준히 해준다. 간장, 된장, 고추장으로 간간하게 음식을 만들어 먹고, 매일 생수 2ℓ와 감잎차 400g을 마셔준다. 외식을 삼가고 혹시 외식을 하게 되더라도 된장국 등 깔끔한 음식을 골라 먹는 자세가 중요하다.

아기를 출산할 때 자연건강 출산법에 따라 생후 사흘단식을 해주어 태변을 완전히 배설하게 해주고 모유수유를 하는 것도 아토피 예방에 있어 매우 중요하다. 아이 갖기 전 건강한 생활지침과 자연출산법에 관해서는 졸저 『황금빛 똥을 누는 아기』와 이 책 2장을 참고하길 권한다.

겨자찜질과 된장찜질 하는 법

겨자찜질

겨자찜질은 몸의 표면에 영양가 높은 겨자를 붙여 세균이 겨자 쪽으로 이동하게 하여 열로 균을 잡는다. 전신에 가능하다.

목과 가슴, 등에 해주면 기관지, 폐 계통의 질병에 유효하다. 폐렴, 기침, 감기, 요통, 좌골신경통, 관절염, 디스크, 신경통, 견비통, 각종 통증, 중이염, 충수염, 피로회복, 월경으로 인한 요통 등 염증과 통증해소에 효과가 있다.

만드는 방법

❶ 겨자가루와 감자가루(또는 밀가루), 거즈, 비닐 등을 준비한다.
❷ 겨자가루와 감자가루(또는 밀가루)를 5:5의 비율로 혼합하여 용기에 담는다.
❸ 약 55℃ 정도의 따뜻한 물로 끈적끈적 하게 반죽을 한다.(아이들은 겨자와 밀가루의 비율을 3:7로 한다.)
❹ 해당 부위를 충분히 덮을 만큼 크기의 거즈 위에 겨자 반죽을 올리고, 그 위에 비닐을 덮어(옷에 겨자물 드는 것 방지) 손으로 약 3mm 정도의 두께로 환부 크기만큼 납작하게 만든다.

찜질법

가제 쪽을 환부에 붙이고 나서 2~3분 후에는 거즈의 모서리를 들어보아 피부의 발적이 어느 정도인가를 보고 붉게 되었으면 바로 거즈를 떼 준다. 5분 이내에 붉게 되는 것은 효과가 잘 나타난 것으로 증상이 가벼운 상태로 볼 수 있다. 반면에 20분이 지나도 붉게 되지 않거나, 붉게 되어도 바로 퇴색되는 것은 중증이라고 보면 된다. 20분이 되어도 붉게 되지 않을 경우에는 일단 중지하고, 피부에 마그밀 액을 바르고 40~50분 후에 다시 겨자요법을 실시한다. 이렇게 몇 번이고 반복하여 피부가 붉어질 때까지 실시한다.

된장찜질

된장찜질을 하면 열이 빠지고 변통이 생기며, 호흡이 쉬워지고, 소변이 잘 나오며, 복수가 흡수된다. 그래서 복막염, 뇌일혈, 폐결핵, 결핵성 복막염, 신장결핵, 늑막염, 복부 팽만, 변통 불량, 발열 등의 증상에 적용하면 탁월한 효과가 있다. 숙변배출에도 효과가 있다.

만드는 방법

❶ 왜된장 2~3국자, 온찜질팩, 복대, 거즈 50~60cm, 비닐 40~50cm, 반창고 또는 명함 크기의 두꺼운 종이 등을 준비한다.

❷ 거즈 위에 왜된장을 부어서 그 위에 비닐을 덮고 된장의 넓이가 30~40cm, 두께는 5mm정도 되게 손으로 넓힌다. 모양은 복부에 맞게 직사각형으로 하면 된다. 된장이 덮이지 않은 거즈의 나머지 부분을 안으로 접는다.

❸ 먼저 된장물이 들어가지 않게 배꼽에 반창고나 두꺼운 종이를 바르고. 만든 된장을 거즈 쪽이 복부와 맞닿게 붙인다. 그리고 온찜질팩을 그 위에 올리고 복대로 고정시킨 다음 전기 코드를 끼우고 찜질을 시작한다.

❹ 찜질하는 시간은 4시간 정도이고 찜질하는 동안 누워있거나 앉아 있는다. 찜질을 할 때 화상을 입지 않도록 온도조절을 적당히 해야 한다.

❺ 배변을 쉽게 하기 위해 찜질을 시작할 때 관장액을 30~50cc 주입할 수도 있다.

❻ 된장찜질 도중에 배가 아프면 변통이 생기는 것이므로 이때 붕어운동을 실시하면 다량의 변을 볼 수 있게 된다.

❼ 된장찜질은 한 번에 끝낼 수도 있지만 일주일이나 10일 또는 필요에 의하여 그 이상 연속할 수도 있다.

02. 아토피! 예방 사례

〈수수팥떡〉 회원들 중에는 자연건강법 실천으로 아토피를 대물림하지 않는 분들이 있다. 부모 모두가 아토피이고 첫아이가 아토피인 경우에도 아기 갖기 전 자연건강법으로 몸 관리를 한 뒤 임신한 경우 둘째는 아토피성피부염을 앓지 않은 경우도 있다. 또 부모가 오랫동안 아토피를 앓았던 회원들도 몸 관리를 잘해 건강한 아이를 출산하기도 했다. 몇 분의 실지 체험수기를 싣는다.

자연건강법으로 치료한 첫아이 아토피(김순희)

2002년 5월에 결혼 후 최민희 대표의 TV강연을 듣고 공감해 〈수수팥떡〉 모임에 가입했다.

자연요법을 시작하면서 바로 아이를 가졌고, 운동과 먹거리 등을 조심하면서 첫아이를 순산했는데 돌쯤 되어 아이 피부에 아토피 증상이 나타났다. 내가 비염, 습진으로 고생한 터라 매우 걱정이 되었다. 알러지 관련 약의 효과가 부작용을 잘 알고 있었기에 아이에게 약을 쓸 수는 없었다.

풍욕과 냉온욕을 시작했고 감잎차 유제를 활용했다. 생수를 충분히 먹이고, 죽염을 수시로 찍어 먹었다. 산야초효소를 희석한 물도 신경 써서 챙겨 먹였다.

두 달 정도 지나면서 서서히 좋아지기 시작했다. 배와 등은 그 후 나빠지지 않았는데 목 뒤쪽과 팔과 무릎 접히는 부분에는 오랫동안 아토피 증상이 나타났다. 흉이 지지 않을까 걱정했는데 서서히 상흔도 없어져 얼마나 감사했는지 모른다.

첫아이 아토피를 자연건강법으로 돌보면서 자연스럽게 식생활이 바뀌었고, 아이를 풍욕 시키면서 나도 같이 풍욕을 하게 되었다. 그러던 중 둘째를 갖게 되었는데 둘째는 아토피 증상이 나타나지 않았.

6개월 때까지는 피부가 깨끗했고 배에 오돌토돌 무엇인가 올라오면 풍욕한 뒤 감잎차 유제를 충분히 발라주었다. 그러면 피부가 깨끗해진다.

둘째도 이제 돌을 훌쩍 지났다. 만일 자라는 과정에서 피부에 문제가 생긴다 해도 크게 걱정하지 않는다. 큰아이 아토피를 돌보고 극복한 경험이 있기 때문이다. 무엇보다 자연건강법을 함께 하면서 내 몸이 튼튼해진 뒤부터 무엇에건 자심감이 생겼다. 아이들을 잘 돌보려면 무엇보다 엄마가 튼튼해야 하니까.

쌍둥이 임신 준비 (김정진)

결혼하고 나서 참으로 오랫동안 생기지 않았던 아이가 드디어 생겼다. 기쁨을 만끽할 시기였으나 여러 가지 문제로 두려움이 앞섰다.

첫째는, 내가 성인 아토피이기 때문에 아기가 아토피 체질로 태어나지 나 않을까 하는 두려움 이었다. 〈수수팥떡〉 회원이면서 심한 아토피 아가들을 보아온지라 겁이 덜컥 났다.

둘째로는 쌍둥이 임신이었다. 쌍둥이 임신은 단지 단순히 아이가 둘 생겼다는 차원과는 다르다. 이란성 쌍둥이는 아기집 둘, 아기가 둘이면서 양수도 다르게 둘이라는 것이다. 35살이라는 고령임신에 게다가 몸도 약한 내가 어찌 감당해 낼지 하늘이 노랬다. 자연요법으로 아토피를 치료하면서 수없이 세뇌 당했던 임신 중 먹을거리 관리가 얼마나 중요한지 알기 때문에 고민스럽기 짝이 없었다.

자연분만, 모유수유, 3일 단식, 100분 나체요법, 철저한 먹을거리 관리, 정말 임신하면 〈수수팥떡〉에서 교육 받았었던 그 많은 것들을 아가에게 해주고 싶었다. 그러나 자연분만이 어려웠다. 그리고 조산 위험 때문에 운동은 일절 금지했다. 의사 선생님은 그저 밥 먹고 쉬라고만 했다. 모든 욕심을 접고 내가 할 수 있는 일에만 최선을 다해야지 결심했다.

우선 음식 관리에 대해 얘기하면, 밥을 먹을 때 입에서 40번씩 씹은 후 넘겼다. 30~40번씩 씹으면 침의 면역효과로 음식들이 중화된다고 들었고, 소화, 흡수가 잘 된다고 들었기 때문이다. 또 물 먹는 양도 목표를 일단 3ℓ로 정했다. 물을 많이 마시면 양수가 깨끗해진다고 했는데 양수의 양도 2배인 나로서는 물을 충분히 먹어주는 것이 매우 필요했다.

물을 먹는 방법도 식전, 식후 한 시간은 피했고 조금씩 자주 마시고, 한 모금 입에 물고 5번씩 씹어 먹었다. 그러니 거의 하루 종일 물을 달고 살 수밖에 없었다. 주변 사람들은 정말 유난떤다고 난리들이었고 물을 많이 먹으면 몸이 붓는다고 말렸다. 그러나 조금씩 자주 물을 먹어주었으므로 몸이 붓지 않았다. 보통 임신 중에 발이 부어 신발을 한 치수 크게 신는다고 하나 나는 발이 붓지 않았다.

입원과 퇴원을 반복하고 친정에서 한 달간 쉬다가 집에 돌아오니 임신 5개월이었다. 쌍둥이라서 배의 크기가 이미 임신 7개월쯤 정도로 커졌기에 거동도 불편해지고 또 조기진통이 오락가락했다. 쌍둥이 임신의 경우 자궁수축이 자주 있고 배 뭉침이 심하다고 했다. 주기적으로 진통이 오면 즉시 병원으로 달려오라고 했다. 그래서 남들처럼 음식을 제대로 만들어 먹을 수가 없었다. 게다가 임신 전에 그렇게 잘 먹던 채소류가 매우 먹기 싫어졌다.

그러나 녹황색 채소의 중요성을 너무나 잘 알고 있었기에 대신 녹즙을 내서 죽염을 약간 가미하여 섭취하였다. 감잎차 500㎖와 녹즙 한잔은 내게 매우 중요한 에너지의 공급원이 되었다. 또한 매일 생협두유를 2잔씩 마셨는데 한잔은 오곡가루와 참깨 들깨 가루를 섞어서 마셨고, 또 한잔은 청국장가루, 호두, 땅콩 등 견과류를 갈아서 함께 마셨다. 매 끼니마다 13가지 곡식을 혼합한 밥을 정성껏 씹어 먹었다.

매일 남편이 움직이지 못하는 나를 위해 녹즙과 잡곡밥을 해 주었다. 아가들이 건강하게 자라고 아토피 없기를 간절히 바라는 마음으로 우리 부부는 정성을 모았다. 고기가 먹고 싶어 질 때에는 생협 고기를 구해서 먹었고, 아가들의 체중을 늘리기 위해 믿을만한 한우 사골을 아는 분께 부탁해서 섭취했다.

다음으로 운동 관리에 대해 얘기하면, 임신기간 동안 몸의 순환을 좋게 하기 위해 매일 2회씩 풍욕과 족탕 그리고 모관운동과 합장합척 운동을 지속적으로 했다. 쌍둥이 임신으로 몸을 제대로 움직이기 어려웠지만 남들처럼 걷거나 뛰지는 못해도 임신 전부터 해왔던 요가를 무리하지 않는 범위 내에서 기본적인 동작들을 중심으로 하였다. 아기 갖기 전에는 좋다는 운동은 다 했었다. 요가, 하루 1시간 걷기, 합장합척 하루 2000번 등등.

그 덕분인지 임신기간 내내 자궁 문이 열려본 적이 없었다. 보통의 임산부에게 자궁문이 열리지 않는다는 건 당연한 얘기이다. 그러나 쌍둥이 임신일 경우 자궁문이 열려서 수축제를 맞는 일이 많다고 한다. 요즘은 단태아 임신일 경우에도 자궁문이 헐거워 임신 중에 임시 수술을 받는 사례도 종종 있다고 한다.

그리고 마음을 편하고 즐겁게 가지려 노력했고 열심히 기도했다. 임신

기간 내내 조산위험과 아가들의 건강문제로 마음 졸일 일도 많았고 엄청나게 부른 배와 배 뭉침 등 육체적인 고통으로 눈물 흘릴 일도 많았다. 그때마다 기도하고 또 기도했다. 아가들의 건강과 특히 알러지 체질을 닮지 않게 해달라고 간절히 빌었다. 아토피를 잘 모르는 사람에겐 왜 그렇게 아토피 걱정이냐며 질책을 받았고 아토피를 아는 사람들에겐 엄마가 아토피면 아가도 아토피일텐데 큰일이라는 소릴 들었다. 몸도 마음도 지쳐갔지만 정말 꾸준히 몸 관리를 해나갔다. 인스턴트 음식 한번 안 먹고 외식 한번 안하고 시어머니께서 주시는 사탕하나도 절대 먹지 않았다.

   열심히 노력했지만 그래도 임신 후반기에 들어서 혈압이 높아지기 시작했다. 다행히 단백뇨가 안 나와서 임신중독은 아니었지만 조심해야 했다. 아가들의 위치가 좋으면 자연분만이 가능하다고 해서 은근히 기대를 하고 있었지만 한 아기가 거꾸로 있어 수술 날짜를 잡을 수 밖에 없었다. 하루하루 최선을 다하며 오로지 건강한 아가들을 출산하기만 바랐다.

   버티기 힘든 임신기간을 보내고 드디어 아가들과 만났다. 큰애가 2.5kg, 작은애가 2kg으로 건강하게 태어나주었다. 100분 나체요법과 3일 단식은 생각도 못했는데 작은애가 체중미달로 인큐베이터에 들어가는 바람에 저절로 두 요법 다 할 수 있었다. 인큐베이터 안에서는 옷을 벗고 있었고 경과를 보기 위해 이틀은 분유를 주지 않았기 때문이었다.

   둘 다 황달기도 없었고 깨끗하고 건강했다. 그래도 방심할 수는 없었다. 아토피가 언제 생길지 몰랐다. 보통 태열로 먼저 온다고 들었기에 지켜봐야 했다. 그러나 모든 걱정은 뒤로하고 아가들은 나날이 뽀얗고 피부도 말할 수 없을 정도로 예뻤다. 항상 병원에 가면 다른 아가들과 비교가 된다. 그냥 하얀 것이 아니라 투명하고 말 그대로 뽀샤시하다. 물론 나도 어렸을 때부터 하얀 피부를 가졌기 때문에 아이들 피부가 흴 수는 있다. 그러나 울 아가들은 희고 건강한 피부를 가졌다.

   모유를 먹었으면 더 바랄나위 없었겠지만 애석하게도 산후 임신중독으로 혈압이 높아 약을 복용했기 때문에 먹일 수가 없었다. 그나마 37주 3일 무탈하게 잘 채운 것도 몸 관리를 잘해서라고 생각한다.

지금 현재 울 아가들은 45개월이다. 건강하게 잘 자라주고 감사하다. 다른 아이들에 비해 덜 아프고 특히 체중이 적어 항상 걱정이던 둘째도 무럭무럭 자라서 기쁨이 되고 있다. 모유는 못 먹이지만 풍욕도 가끔씩 해주고 이유식도 철저하게 깨끗한 먹을거리로 직접 만들어주었다. 쌍둥이들을 키우면서 힘드니까 파는 이유식 먹이고 과자도 먹이고 그러라고 주위에서 말들 하지만 먹는 음식의 중요성을 너무나 잘 아니까 힘들어도 기쁜 마음으로 하루하루 아이들 음식을 준비한다.

심한 아토피 아기환자들이 많은 요즘에 성인아토피인 내가 건강한 피부를 가진 아가를 하나도 아니고 둘이나 낳은 것이 정말 꿈같고 감사하다. 사실 임신 중에 자연건강법을 실천하면서 나 자신도 반신반의했다. 정말 아토피 아닌 아이들을 낳을 수 있을까 혼자 염려도 많이 했다. 그런데 정말 건강한 피부를 가진 아기를 갖게 되었고 자연건강법과 〈수수팥떡〉에 대해 감사한 마음이 든다.

다른 한편 먹는 음식 조심하고 풍욕하는 정도로 이렇게 좋은 결과가 나왔다는 것은 현재 우리가 먹는 음식이 얼마나 오염되었는가를 보여주는 반증 같다. 앞으로도 우리 가정의 건강을 지키기 위해 열심히 먹을거리 조심하고 운동하면서 친환경적으로 살아야지 다짐해본다.

아토피 왕자와 백설공주(손효심-규빈, 효린 엄마)

우리 부부에게는 참 믿음직스럽고 자랑스러운 아들 규빈이가 있다. 규빈이는 그렇게 힘들다는 아토피와의 처절한 싸움을 이겨낸 아토피 왕자다. 난 지금도 규빈이의 아기 때 사진을 보면 맘 한구석이 아리고 눈물이 난다.

또 우리 부부에게는 언제 봐도 즐겁고 사랑스러운 규빈이의 여동생 효린이가 있다. 효린이는 백설공주다. 우리가 붙인 애칭이 아니라 효린이를 보면 사람들이 자연스럽게 그렇게 말을 한다. 맑고 보드라운 피부가 유난히 흰 효린이를 더욱 돋보이게 하기 때문인 듯하다.

남매가 피부에 있어서 서로 상반된 애칭을 가지고 있는 우리 집의 '아토피 왕자와 백설 공주' 이야기를 해볼까 한다.

규빈이의 아토피 증세는 백일 무렵부터 나타나기 시작해서 얼마 지나지 않아 온몸으로 퍼졌다. 젖을 먹이고 있어서 엄마인 나부터 먹을거리를 친환경으로 완전히 바꾸고, 풍욕과 냉온욕을 비롯해 자연건강법을 시작했다. 그리고 곧 바로 명현이 찾아왔다.

규빈이의 명현은 참으로 길고 힘들었다. 자고 일어나면 얼굴이며 몸이며 퉁퉁 부어서 찐빵맨이 되기 일쑤였고, 몸 곳곳이 찢어지고 패여서 늙은 소나무 껍질 같았다. 굵은 땀방울처럼 흘렀던 진물과 끊임없이 생겨나던 각질, 아기다운 살결이라곤 머리부터 발끝까지 찾아보기 힘든 기간을 몇 달을 거쳤다.

규빈이는 겨우 젖을 물고서 몇 십 분씩 조각잠을 잤다. 엄청난 고통을 울음으로 내뱉을 수 밖에 없었던 아가에게는 매 순간이 지옥이었을 거다. 그걸 대신 앓아 주지도 못하고 마냥 지켜만 봐야 하는 엄마 아빠에게는 모든 것이 형벌이었다.

아토피가 무지 심한 애를 병원에 데려가지 않고 생고생을 시킨다고 걱정하던 주변의 따가운 시선과 '네가 미쳤구나'라는 소리를 들어가면서 자연건강법을 실천했다. 규빈이가 심한 명현을 넘기고 미뤄왔던 예방접종을 하러 소아과에 갔다가 아이를 학대하는 엄마로 몰려 쫓겨 난 적이 있었다. 그 의사 눈에는 분명 난 미친 엄마였으리라. 난 불행했고, 슬펐으며, 절망스러웠다. 아이가 심한 아토피를 앓고 있는 건 모두 엄마인 내 탓인 것 같았다. 아니 그건 분명 내 탓이었다.

하지만 나보다 더 힘들 규빈이를 두고서 울고만 있을 수 없었다. 자연건강법이라면 규빈이를 아토피에서 구할 수 있으리라는 확신을 가지고, 나를 추스르고 마음을 다 잡았다.

그 믿음은 우리를 실망시키지 않았다. 철저한 음식관리와 자연건강법의 실천으로 규빈이는 돌이 지나면서 아토피 증세가 눈에 띄게 좋아지기 시작했다. 그즈음 서울에서 부산으로 이사를 하면서 산 아래 아파트를 구했다. 환경도 한 몫을 하여 규빈이의 피부 회복 속도는 더욱 탄력을 받았다. 어느 순간 규빈이에게서는 아토피 증세를 찾아 볼 수 없게 되었다. 새로운 이웃들이 보기에는 규빈이는 그야말로 '해맑은 피부를 가진 아이'였다.

아토피 왕자 이야기가 아토피를 완전히 물리친 완벽한 해피엔딩으로 끝을 맺으면 좋겠지만, 아토피 왕자는 그 이후 건조한 겨울이 오면 아토피와 가벼운 전쟁을 치르다가 여름이면 아토피와 휴전을 하곤 한다. 그 전쟁도 해가 거듭될수록 아주 가볍게 치루고 있다. 이젠 사람들에게 "규빈이는 아토피에요"하고 말을 하면 모두 의아해 하면서 쳐다보곤 한다.

아토피 왕자 규빈이의 처절한 전투를 겪은 우리 부부에게는 규빈이의 동생을 가진다는 건 생각도 못할 일이며, 정말로 무모한 도전이었다. 그런데 사람이 참으로 어리석은 건 고통에 대한 기억을 빨리도 잊는다는 것이다. 두 돌이 지나면서 규빈이의 아토피 증세가 제법 진정이 되자 우리 부부는 또 다시 무모한 도전에 대한 유혹을 받기 시작 했다. 우습게도 고민은 하루를 못가서 바뀌고 또 바뀌었다.

'규빈이에게 동생이 있는 게 좋을 텐데.'
'무슨 소리야! 하나도 힘들게 겨우 키우는데, 둘을 어떻게 키워.'
'설마 둘째까지 아토피일려구?'
'설마가 사람 잡지. 둘째마저 아토피면 난 못 살아.'
'혹시 아토피라도 규빈이만큼 심하진 않을 거야.'
'아냐 아냐, 규빈이가 저렇게 아토피가 심했는데 둘째라고 별수 있겠어.'

'에이, 아토피면 자연건강법으로 또 고치면 되지. 아마도 처음보다 더 잘 할 거야.'

둘째를 가질 것인가 말 것인가 고민만 하면서 마음의 결정을 내리지 못하고 있을 때 둘째아기가 갑자기 우리에게 찾아왔다. 새 생명의 잉태는 우리가 선택하는 문제가 아니라 하늘의 뜻인 듯했다.

둘째를 가질 때는 규빈이를 임신할 때와는 달리 엄마 아빠의 몸을 좀 더 건강하게 준비하고 임신을 하고 싶었지만 그렇지 못했기에 아쉬웠다. 그나마 위안이었던 건 2년을 넘게 실천해온 건강한 밥상이었다. 둘째의 임신과 더불어 규빈이의 28개월 동안의 모유수유가 끝났다. 모유수유 기간 동안 내가 한 점 의심 없이 믿었던 것은 엄마의 젖은 아이를 아토피에서 해방시켜줄 약이라는 것이다. 그래서 나는 먹을거리는 아주 철저히 관리를 했었다. 물론 가족 모두가 바른 식생활을 하고 있었던지라 남편도 규빈이때 보다는 몸이 훨씬 좋은 상태였을 것이다.

둘째의 태교는 오로지 음식태교 하나였다. 규빈이를 임신했을 땐 밀가루 음식과 인스턴트랑 과자를 아무 거리낌 없이 먹었던 나였지만, 둘째 임신 중에는 그럴 수 없었다. 내가 먹고 싶어도 규빈이가 지켜보는 상황에서는 아무거나 먹는 다는 건 있을 수 없는 일이었다. 규빈이 임신 때는 하루가 멀다하고 외식을 했었지만, 효린이 때는 임신 마지막 달에도 산만한 배를 내밀고서 하루 세끼 식사를 내 손으로 준비해서 먹었다.

돌이켜 보면 둘째의 임신 기간 중에 바른 음식을 먹는 것 외에는 별달리 실천한 게 없었다. 바른 먹을거리를 먹는 것만으로도 둘째는 규빈이 만큼의 아토피는 아닐 거라는 어느 정도의 믿음이 있었기 때문이 아닐까 한다. 임신 마지막 달에는 순산을 위하여 합장합척 운동을 했고, 효린이가 태어났을 때 48시간 단식은 실천을 했었다. 그렇지만 100분 나체요법까지 못한 건 좀 아쉬움으로 남는다.

효린이는 6살인 지금까지 풍욕이나 냉온욕을 시키지 않았다. 그냥 올바른 먹을거리만 챙겼다. 다행히 그것만으로도 효린이는 건강하게 자라고 있고, 보드랍고 탱탱하고 맑은, 백옥처럼 흰 피부를 가진 백설공주가 되었다. 백설 공주의 좋은 피부는 아주 많은 부분이 아토피 왕자가 있었기에 가능했던 것 같다. 그런 점에서 효린이는 규빈이 오빠에게 무척 고마워해야 하지 않을까.

효린이가 아토피 증상이 나타나지 않은 건 우리에게 무엇보다 기쁘고 행복한 일이다. 하지만 효린이가 규빈이처럼 아토피였다 하더라도 우린 규빈이 때 보다는 훨씬 덜 당황스러웠을 것이다. 우리에겐 자연건강법이라는 강력한 무기로 아이를 건강하게 키울 자신이 있었기 때문이다.

내가 이 이야기를 어떻게 풀어 나갈까 고민을 하고 있을 때 아이들의 막내삼촌이 이런 조언을 했었다.

"형수가 하던 그 미신을 했더니만 둘째는 아토피가 아니에요라고 쓰세요."

"미신이라니요. 이건 정확한 과학의 실천이에요."

우리 도련님은 날 비아냥거리고 싶어서 그런 말을 한 게 아니다. 형수가 얼마나 힘들게 아토피 치료를 했는지 잘 알고 있다. 하지만 내가 규빈이의 아토피를 고치려고 자연건강법에 미친 듯이 매달리는 걸 봤을 땐 도련님으로선 형수가 어떤 이상한 종교에 빠진 듯 보였을지도 모른다. 하지만 난 몸에게 실천한 만큼 몸이 건강하게 변하는 자연건강법이라는 과학에 매달리고 실천을 한 것이다. 그리고 미신은 아닐지라도 하느님이 규빈이를 아토피로 힘들게 키운 우리에게 백설공주 효린이를 선물로 주셨을 지도 모르는 일이다. 규빈이와 효린이는 우리 부부에게 주어진 특별하고 소중한 보석이란 걸 알기에 자연에 거스르지 않게 건강하게 키울 것이다.

혹시 첫째 아이가 아토피여서 둘째를 가지기를 미루고 있다면 두려워말자. 우리에겐 자연건강법이 있고, 너무나 사랑스러운 아이들이 있으니깐 말이다.

백설공주는 아름답다.
그리고 아토피와의 싸움을 승리로 이끈 아토피왕자는 더 아름답다.

현서와의 첫인사 (이지윤-윤서, 현서 엄마)

큰아이를 아토피로 키운 엄마로서 둘째아이가 그저 건강하게 아토피가 아닌 아이로 태어난다는 것이 얼마나 중요한 일인지를 모르는 사람은 없을 것이다. 하지만 아토피가 아닐 거라고 장담하는 사람 역시 없다. 그만큼 아토피는 유전적 요인을 무시할 수 없기 때문이다. 아토피가 널리 알려진 지금은 많은 사람들이 알고 있듯 유전적 요인 못지않게 환경적 요인 또한 무시할 수 없기 때문에 유전적 요인을 가지지 않은 아이가 아토피를 앓게 되는 이유를 이해 못하지도 않는다. 다만 남의 이야기일 때와는 달리 나의 이야기가 된다면 쉽게 넘어가지 않는 수많은 요인들까지 하나하나 싸워나가려면 아토피라는 게 결코 호락호락하지 않다는 걸 누구나 알 수 있다.

큰아이 윤서를 만나 아토피와 일대 전쟁을 치르면서 고생도 많이 했지만 건강하게 자라주고 있는 윤서를 바라보면 뿌듯하다. 그럼에도 불구하고 둘째 임신하기를 선뜻 결정하지 못한 것은 윤서의 아토피에 데었기 때문이었을 거다.

그래도 윤서와의 자연요법으로 잘못된 식습관과 먹을거리를 바로 잡았고 나름의 면역력을 같이 기른 엄마 아빠의 몸에 예쁜 둘째 현서가 찾아와 준 것은 우리집에 또 하나의 행복이었다. 그러나 계획된 임신은 아니었던지라 현서에겐 미안하지만 임신 사실을 알고서는 기쁘기보다는 눈물이 났다.

윤서얼굴을 보면 그동안 아파했던 시간이 다 떠올랐고 많이 좋아진 상태이긴 했지만 자연건강법을 계속 하고 있었던 터였다.

현서를 만나기까지 가슴 아픈 것은 잠시, 우리는 뽀얀 피부를 가진 공주님을 간절히 원했다. 그러기 위해선 큰아이를 가졌을 때와는 달리 생활해야 했다. 규칙적인 식습관도 형성되어 있었고 좋은 먹을거리에도 이미 익숙해져 있었지만 다시 한 번 점검해야 했다. 사실 윤서가 모유를 끊고 나서는 외식횟수가 늘어나고 있었다. 윤서에게는 도시락을 싸서 보내면서 우리 부부는 슬슬 꾀를 내기 시작했다.

하지만 다행인지 불행인지 입덧이 심해 임신 초기는 거의 먹질 못해 외식을 할 수가 없었다. 속세의 음식들이 맛이 없었다. 된장국에 잡곡밥을 해 먹었고 반찬도 호박이나 감자 두부 나물 위주로 해먹어 골고루 영양을 섭취했다.

사실 이제야 말이지만 생야채를 좋아하지 않는 터라 생야채를 챙겨먹기가 제일 힘들었다. 그럴 땐 먹기 좋게 썰어 비빔밥을 해먹었다. 윤서가 있었기에 그도 가능했던 것 아닐까 하는 생각이 많이 든다.

아토피 아이들은 소화력이 약하다. 음식을 골고루 해먹이고 먹는 양은 많지 않게 해야 한다. 윤서반찬을 자주 바꿔주다 보니 나도 따라서 그렇게 먹게 되었다. 윤서는 그게 습관이 되어 6세가 된 지금도 골고루 반찬을 먹을 뿐 아니라 음식 고유의 맛을 제대로 알고 있는 듯 했다. 그런 윤서를 챙기는 밥상이 현서를 만나는 좋은 밥상이 되어 주었으리라 확신한다.

먹을거리 챙기기와 함께 해온 풍욕, 하루 한번 저녁에 했던 냉온욕은 현서피부를 튼튼하게 해준 숨은 공로자인 것 같다. 윤서는 자연요법을 하는 동안 예방접종이 아니고선 병원에 한번 간적이 없을 정도로 건강했는데 풍욕과 냉온욕을 꾸준히 실천한 덕분이었다.

출산날짜가 다가오면서 나는 알러지 유발지수가 높은 달걀과 우유를 멀리했다. 윤서 출산 후 산후조리원에서 너무도 쉽게 권했던 분유(지금은 모유를 많이 권한다) 탓에 분유 알러지가 생긴 터라 분유의 주성분인 우유와 아직도 알러지가 생기는 달걀은 전혀 먹지 않았다. 윤서를 키울 때에는 모유를 끊었다가 재수유를 했는데 재수유의 어려움을 알기에 모유를 잘 나오게 하기 위해 유방관리도 신경 써서 했다. 또 출산이 가까워 오면서 100분 나체요법과 태변을 빼기 위한 사흘 단식을 하기 위해 준비하기 시작했다.

현서를 만나서 인권분만을 위해 다니던 병원을 바꿨고 다행히 좋은 의사를 만나 현서는 100분 나체요법과 사흘단식을 할 수 있었다. 출산 후 아기를 곧바로 부모에게 데려다주어 소신껏 돌볼 수 있었다.

100분 나체요법을 시키면서 얼마나 떨렸는지 모른다. 남편이 바빠 혼자 100분 나체요법을 해야 했는데 책을 펴고 큰 호흡을 한 뒤 시작했다. 11월이었던지라 꽤 쌀쌀한 날씨였는데 창문을 조금 열어놓고 현서 옷을 벗겼다. 새파랗게 변한 입술을 보는 게 결코 쉽지 않았고 밤늦게 자지러지게 우는 아이를 보는 게 쉽지 않았다. 하지만 현서는 건강해야 했고 아토피가 아니기를 간절히 바랐다. 100분이 100시간처럼 길게 느껴졌다.

사흘단식은 어렵지 않았다. 그냥 젖을 빨리고 가끔 보리차를 숟가락으로 먹이는 것이 전부였다. 현서는 태변을 많이 보았고 편안해보였다. 그런데 모유가 나오질 않았다. 걱정이 되기 시작했지만 모유수유엔 스트레스와 걱정이 제일 나쁜 적이기에 걱정하지 않기로 했다.

조리원에서 제일 건강한 아이로 큰아이 때문에 집으로 갈 수는 없었고 할 수 없이 산후조리원을 선택했다. 모유수유를 적극 권장하고 모자동실을 권하는 곳으로 정해서 갔다. 하지만 목적이 목적인지라 거기서도 분유를 피해가기란 결코 쉽지 않았다. 모유가 잘 나왔다면 그런 유혹이 아무것도 아니었을지 모른다. 그러나 모유가 거의 나오지 않았기 때문에 분유를 먹이라는 권유가 유혹처럼 강하게 다가왔다.

그러나 윤서를 재수유하면서까지 아토피와 싸운 내가 아닌가. 24시간 내 옆에서 젖을 빨리고 아이를 재워가면서 2주를 버텼다. 현서는 날로 살이 빠졌다. 이러다 더 허약해지지는 않을까 걱정이 되기도 하였다.

그러나 그러한 걱정은 산후조리원에 소아과 의사가 다녀간 후로 훌훌 털어버릴 수 있었다. 걱정스런 마음에 의사와 상담을 했더니 산후조리원에서 가장 건강한 아이가 바로 현서라고 했다. 2.95kg로 태어나 작은아이가 더 말랐지만 심장소리도 좋고 제일 튼튼한 아이라고 걱정하지 말라고 했다. 그리고 조금 있으면 모유도 잘 나올 거라고 격려해주고 좀 기다려 보라고 말해줬다. 고마운 의사였다. 그리고 현서가 자랑스러웠다.

하지만 집으로 돌아온 뒤 2주후까지 젖이 돌지 않았다. 말이 그렇지 한 달이면 피가 마르는 시간이다. 배가 고파 우는 아이를 그냥 둘 수는 없으니 젖을 빨리다 빨리다 안 되면 물을 주고 그래도 안 되서 산야초효소를 희석해서 먹였다.

그렇게 먹인지 한 달이 다되어 젖이 조금씩 돌기 시작했다. 일단 젖이 돌기 시작하면서는 수월했다. 젖이 넘치는 건 아니다보니 젖몸살도 없었고 잘 먹고 잘 자는 덕에 큰 걱정이 없었다.

그러나 얼굴에 태열기가 보였다. 윤서처럼 덥게 하지도 않고 습도도 맞춰주고 했는데도 태열기가 보였다. 가슴이 철렁 내려앉았다. 하지만 아직 어린 탓에 윤서처럼 바로 냉온욕이나 풍욕을 시키지는 않았다. 그 대신 모유를 먹이는 내가 조심해서 잘 먹기로 다짐했다. 그렇게 시간이 지나고 가끔 더워지면 볼이 발그레 해지기는 했지만 보습을 잘해주고 했더니 이유식을 시작한 7개월 이후론 뽀얀 피부가 지속되기 시작했다. 그 이후 지금까지 쭉 현서는 피부가 좋다. 환절기에 가끔 배가 거칠거칠해지기도 하지만 뽀얗고 하얀 피부를 자랑하는 아가씨다. 감기도 잘 안 걸린다.

현대를 사는 우리들에게 이제 아토피는 치러야 할 과정처럼 되어가는 것 같다. 누구 한사람의 노력으로 아토피를 이겨낼 수도 없을지 모른다. 그러나 더 이상 환경을 오염시키지 않고 자연과 하나 되는 생활을 지향하며 먹을거리를 친환경적으로 바꾸어 나가려는 노력은 소홀히 할 수 없는 것 같다. 이러한 노력들이 우리 아이들 면역체계를 강화시켜줄 것은 분명하며 아이 면역성이 강화되면 아토피도 극복 가능한 고통이 될 것이다.

자연건강법 태교 (신은영 – 나은, 동환 엄마)

요즘 내 생활은 여유롭다. 내가 자연요법을 알지 못해 우리의 생활 습관과 식습관에 관심이 없이 약이나 치료제에 의지했다면 이런 여유를 누릴 수 없었을 것이다.

내 첫아이는 아토피였다. 나에겐 누구보다도 예쁘고 사랑스러운 딸아이였지만 아이를 데리고 나가면 다들 이상한 시선으로 바라보았다. 아이 몸에서 진물이 날 땐 함께 대중목욕탕에도 갈 수 없는 아이였다. 나 자신이 아토피였고 그래서 그 괴로움을 알고 있었기 때문에 더욱 내 아이에게 미안하고 미안했다.

아마 지금처럼 사회적으로 아토피와 알러지에 대해서 관심이 많았다면 나도 더 절제된 생활로 나의 아이에겐 이렇게 힘든 길을 겪게 하지 않았을 텐데 하는 생각도 든다. 그나마 내 아이가 일찍 아토피에서 벗어 날 수 있었던 건 〈수수팥떡〉 모임 덕분이다. 무엇이 옳고 또 무엇을 알아야 하는지, 내 아이를 위해서 엄마인 내가 서 있을 수 있게 도와주고 힘이 되어준 〈수수팥떡〉의 가르침이 지금도 너무 소중하다.

먹을거리가 얼마나 중요하고 또 우리의 생활이 어떻게 바뀌어야 하는지, 그런 가르침들은 앞으로도 나뿐 아니라 주위의 모든 엄마들에게 절실히 필요한 가르침일 것이다. 나도 그 가르침을 따라서 내 첫아이를 키웠고 아토피를 극복했다. 물론 포기하고 싶을 때도 있었다. 쉬운 길인 듯 하다가도 아이가 뒤집어지면 양약을 쓰고 말까하는 생각도 했다. 그러나 나를 비웃는 주위 사람들에게 보란 듯이 내 아이의 뽀얀 얼굴을 보여주기 위해서 최선을 다했었다.

　아이를 풍욕 시킬 때 비웃던 사람들도 이제는 내게 풍욕 테이프를 줄 수 있냐고 물어 온다. 감잎차가 무엇이며 유제는 어떻게 만드는지 질문해온다. 먹을거리에 대해선 어찌해야 하는지 메일을 보내는 사람들도 생겼다. 모두가 아토피 아이를 둔 맘이 아픈 엄마들이었다. 우린 함께 아파해 주었고 또 함께 위로가 되어 주면서 같은 길을 걸었다. 그러길 한 해, 두 해 지나면서 딸아이는 어느새 힘든 그 아토피의 길에서 벗어나 늘 웃을 수 있고 또 감기도 쉬 걸리지 않는 튼튼한 체질을 덤으로 선물 받았다.

　큰아이가 좋아지면서 둘째에 대한 고민이 시작되었다. 혹시 둘째도 아토피로 태어나면 어떻게 하나 하는 생각에 둘째를 낳는 것을 망설였다. 그러나 혼자라면 큰아이가 너무 외롭지 않을까 걱정도 되었다. 그러다가 둘째를 임신하게 되었다.

　마음이 무거웠지만 그래도 임신 중에 조심한다면 괜찮지 않을까하는 마음으로 태교를 했다. 이른 아침엔 맑은 공기로 풍욕을 하고 딸아이가 유치원에서 오면 함께 냉온욕도 했다. 무엇보다도 첫아이 임신했을 때 가장 소홀히 했던 먹을거리에 많은 신경을 썼다. 인스턴트식품은 아예 입에 대지 않았고 탄산음료나 조미료를 많이 쓰는 바깥 음식을 멀리 했다. 그 덕분일까, 둘째 너무 피부가 예쁘다. 남자 아이지만 모두들 딸 아이 보다 예쁘다고 한다. 물론 자라면서가 더 중요하겠지만 지금처럼만 자라준다면 또 내 자신이 지금의 마음을 충실히 간직한다면 어려움이 닥쳐도 이겨낼 수 있으리라.

　이젠 아토피는 무섭지 않다. 누구라도 주위에 아토피가 있는 아이가 있으면 자꾸 참견하는 말 많은 아줌마가 되어 가지만 그래도 난 자랑스럽게 이야기한다. 내 아이도 아토피였지만 지금은 너무 깨끗하고 또 둘째 아인 아토피가 없는 튼튼한 아이라고….

　자연건강법을 실천하는 게 쉬운 일은 아니다. 그러나 쉽게 약에 의지하기보다는 굳게 마음먹고 자연건강법을 실천하면 아토피는 이겨낼 수 있다. 더 중요한 것은 예방이다. 첫아이는 아토피였지만 우리 부부가 음식을 조심하고 자연건강법을 실천한 뒤 가진 둘째는 아토피가 아니다. 자연건강법을 실천해 아토피를 고치는 것, 자연건강법으로 몸 관리를 한 뒤 아기를 갖는 것이 결코 쉬운 길은 아니지만 아이에 대한 사랑을 확실하게 실천하는 길이 아닐까.

아토피는 예방할 수 있다(김진연)

작은 가방을 메고 뒤돌아보며 엄마를 향해 환하게 웃어주는 정언이의 맑은 얼굴을 바라보면 뿌듯하기 그지없다. 보통 엄마들에게는 아무것도 아닌 일일지 모르지만 아토피로 씨름했던 정언이와 내겐 일상적인 생활이 가능해졌다는 것이 소중한 선물과 같다.

나는 어릴 적부터 약한 아토피 증세를 겪었다. 그러나 심한 정도는 아니었고 전체적으로는 피부가 고운 편이었다. 밥은 안 먹어도 빵과 과자 없이는 못살아서 아토피임에도 불구하고 식습관은 엉망이었다. 그런 탓인지 결혼 후 아토피 증상이 점점 심해져 온몸으로 번졌다. 처음 본 사람들은 어쩌다 화상을 입었냐고 물을 정도였다. 지독한 가려움에 2시간 이상 잠드는 것은 불가능했고 온 집안엔 청소를 아무리해도 각질들이 쌓여갔다. 유명하다는 한의원에 3개월 이상 다녔지만 결국은 한의원 측에서 포기하고 말았다. 한의원에서는 피부과에 가보라고 했는데, 그 말을 듣고 나는 소리 내어 엉엉 울고 말았다.

그때부터 건성건성 드나들며 눈도장만 찍던 〈수수팥떡〉 사이트에 본격적으로 매달리기 시작했다. 우선 단식부터 시작해보았다. 단식만 하면 좋아지겠지 하는 생각으로 시작했는데 8일 단식 후 직장을 휴직하게 되었고

2개월여 동안 한 번도 집밖으로 나가보지 못하고 아토피와 씨름해야 했다.

그해 겨울 즈음 아토피 증상이 사라졌고 아기를 갖게 되었다. 그러나 기쁨보다는 아기도 아토피가 아니면 어쩌나하는 불안을 떨칠 수가 없었다. 나는 음식조심하고 풍욕하며 엄마 몸 다스리기, 모유 먹이기 위해 관리 잘하기, 이유식 철저히 하기 등등 〈수수팥떡〉에서 권하는 기본들을 지키고자 마음 먹었다.

아이 낳고 처음 며칠은 모유에 대한 집착과 스트레스로 오히려 모유가 나오지 않아 고생했다. 주변의 눈총과 우려가 있었지만 아기는 3일 동안 단식 아닌 단식을 하게 되어 시커먼 태변을 매우 많이 배설했다. 나는 정언이에게 햇살좋은 날은 틈틈이 일광욕을 시켜주었고 놀이처럼 정언이와 풍욕을 했다. 아이가 제대로 먹고 있는 것일까, 양이 부족한 것은 아닐까, 아토피가 심한 엄마의 모유를 통해 아기에게 아토피가 생기지는 않을까 이런저런 걱정이 계속되었지만 6개월 동안 모유만 먹였고 아이는 모유만 먹고도 잘 자라주었다.

이후 이유식은 흰쌀미음으로 시작해서 현미, 찹쌀, 보리, 기장, 수수 등을 잘 씻어 볶아준 후 찧어 만든 오곡가루를 기본으로 서두르지 않고 천천히 진행하면서 면역력을 높여준다는 산야초효소를 조금씩 먹였다.

내가 돌 이후에 직장에 복직하게 되면서 걱정을 많이 했다. 어린이집에 보내면 아이 몸이 약해지지 않을까, 음식이 바뀌면 아토피 증상이 나타나지 않을까. 어린이집에서는 한아이가 감기 걸리면 줄줄이 병원신세를 진다는데 정언이도 감기에 걸리면 어쩌나하는 걱정이 꼬리를 물었다. 그러나 정언이는 다른 아이들에 비해 감기도 잘 걸리지 않고 건강하게 버티어 주었다. 풍욕과 좋은 먹을거리로 다져진 강한 면역력의 승리가 아닐까 생각된다.

나는 자연건강법으로 아토피를 돌보면서 왜 나만 이런 고통을 짊어져야 하나 하는 생각에 누군가인지 모를 대상을 향해 원망을 하기도 했다. 그러나 내가 약에 계속 의지했다면 아마도 정언이에게 아토피소인이 그대로 물려졌을 것이다. 정언이가 아토피 증상을 보이지 않고 잘 자라주는 것을 보면서 내가 겪은 고통마저 감사하게 느껴졌다.

요즘 아이들 대부분이 아토피를 가지고 있는 것은 기본적으로 환경오염의 결과인 것 같다. 그러나 부모 세대의 잘못된 음식문화에 따른 몸의 오염도 중요한 원인의 하나가 아닐까. 현재 부모세대인 2,30대의 경우 중고등학교 시절 처음 생기기 시작한 패스트푸드점을 주로 이용하며 학창 시절을 보냈고 그 이후엔 패밀리 레스토랑을 자연스럽게 이용하며 젊은 시절을 보냈기 때문에 그 좋지 않은 영향이 알게 모르게 2세인 아이들에게 나타나는 것인 것 같다.

요즘은 워낙 아토피나 환경문제에 대한 관심이 높아져서 신경 쓰는 엄마들이 많이 있지만 아토피의 고통을 겪어보지 않은 대다수 사람들은 우리들을 보고 유난스럽다고 한다. 어차피 아이가 엄마 품에서만 살 수 있는 것도 아니고 조금만 크면 어린이집이나 학교에서 인스턴트 가공식을 먹게 될 텐데 너무 민감하게 키우면 그때 가서 오히려 더 큰 반응이 나타날지도 모른다는 얘기를 하는 분들도 있다. 귀담아들을 측면이 있는 말이다. 그러나 아이가 엄마 품에 있는 동안만이라도 기본을 철저히 지켜준다면 아이의 몸과 마음이 야물어져 설사 안 좋은 음식을 좀 먹더라도 이겨낼 수 있는 준비가 될 것 같다.

내가 경험했던 아토피의 공포와 더불어 엄마의 영향으로 기본적으로 민감한 체질을 지니고 있을 정언이에 대한 조심스러움으로 피부에 작은 발진만 생겨도 아토피가 아닐까 병원으로 달려가서 확인하는 긴장된 생활을 아직도 하고 있다. 우리 동네 소아과 선생님은 농담처럼 '요즘 세상에선 정언이 엄마처럼 극성스럽게 애를 키워야한다'고 말씀하시기도 한다. 나는 엄마들이 좀 더 극성스러워졌으면 좋겠다. 극성스러운 엄마들이 많아지면 시판되는 모든 과자의 안전성이 높아질 테니까. 그러면 과자나 사탕도 안심하고 먹일 수 있고, 유기농 급식이 일반화되면 유기농으로 급식을 하는 어린이집을 찾아 헤매지 않아도 될 수 있지 않을까. 나는 우리 사회가 아픈 사람, 적게 가진 사람, 무엇인가 부족한 사람을 위해 보다 배려하는 사회가 되었으면 좋겠다. 아이와 손잡고 동네 구멍가게에서 아이가 원하는 과자를 함께 사며 환하게 웃을 수 있는 사회를 꿈꿔 본다.

먹을거리 원칙 지키기(백현남 – 지은, 승환엄마)

큰아이 지은이는 2001년 3월에 태어났다. 예정보다 20일 정도 일찍 태어났는데, 그래서였는지 2.8kg로 몸무게가 적게 나갔다. 아가는 뽀얀 분홍빛 살갗을 가진 예쁜 아이였다. 먹성마저 좋아서 병원에서 퇴원할 무렵 벌써 분유를 60cc를 먹을 정도였다. 아이는 엄마 젖을 먹고 자라는 거라 생각했지만 젖양이 적어 하루 두 번밖에 젖을 물리지 못했다. 결국 혼합수유를 하게 되었다.

아이는 태열도 없었는데, 6개월 무렵에 갑자기 허벅지에 두드러기가 솟았다. 그리고는 피부가 군데군데 붉어졌다. 강릉 쪽으로 여름휴가를 다녀온 뒤라서 햇빛 알러지려니 하고 가볍게 넘겼는데 얼마 후 소아과에서 아토피라고 진단을 받았다. 참 어이없었다. 그때까지는 아토피가 뭔지도 몰랐고, 관심조차 없었는데 어느 날 내 생활 속에 복병처럼 등장한 그 아토피란 존재는 내 자존심을 엄청나게 구겨버렸다.

소아과에서 처방해준 약을 조심스럽게 발라주며 마음 정리를 못하고 있는데, 이번에는 목 뒤쪽으로 동전만한 동그라미가 생기더니 조금씩 커졌다. 연대병원에서 알러지 테스트도 받고, 그 분야 전문 교수님께 정기적인 특진을 받아가며 그 가을을 보냈다. 특별히 알러지 수치가 높은 것도 아니었는데, 아이는 별로 좋아지는 기미가 없었다. 오히려 그해 겨울에 감기

치료로 병원약을 먹기 시작하면서 온몸이 붉은 꽃밭으로 변해 버렸다.

보는 사람마다 한마디씩 하는 통에 데리고 나들이 가는 것도 스트레스를 받았고, 맘도 너무 아팠다. 깨끗한 얼굴을 한 다른 아이들을 보는 것도 속상하고 부러웠다. 아이도 불쌍했고, 공연한 죄책감도 생겼다. 이렇게 복잡한 마음으로 아이와 별 진전 없는 실랑이를 하며 보내던 중 어느 사이트에서 〈수수팥떡〉을 알게 되었다.

〈수수팥떡〉 사이트에 들어가서 밤을 새워 올라온 글을 읽었다. 양약을 무조건 권하지 않고, 자연요법을 병행하여 엄마의 노력으로 아이를 치료한다는데 너무 공감이 갔다. 아이를 위해서 무언가 해줄게 생겼다는 것도 기뻤다. 그래서 바로 행동으로 옮기기 시작했다.

먼저 집에 컴퓨터를 들여놓고, 조심스럽게 풍욕을 시작했다. 얼마 후 냉온욕도 병행하여 정말 조심스럽게 접근을 시작했다. 내 손으로 아기 이유식을 직접 해 먹인다는 데 자부심을 갖을 수 있었다. 또한 그동안 먹인 분유와 이유식 등에 먹이지 말아야 할 것들이 많이 들어있음을 새로이 알고는 깜짝 놀랐다. 새로운 세상에 대해 눈이 뜨이기 시작한 것이다.

갑자기 하루가 엄청 짧아졌다. 새벽부터 잠들 때까지 풍욕하는 재미, 냉온욕하는 재미에 빠졌다. 숙제였고 의무였다. 맹목적으로 매달렸지만 참 즐거웠고, 고맙게도 아이 역시 잘 적응해주었다. 잠이 들면 업고서도 풍욕을 시켰다. 가끔 냉온욕할 때 찬물에 들어가기 싫다고 아이가 울었는데 그래도 참 모질게 아이를 냉온욕 시켰다. 자연요법을 처음 시작했을 때 지은이는 11개월이었고 계절은 겨울 끝인 2월말~3월초였다.

그렇게 한 달 정도 지나면서 아이는 태변을 누었고 명현 현상도 겪었다. 감기와 중이염이 왔고 4월이 되었다. 〈수수팥떡〉 강남, 경기지역모임에도 참여를 했다. 기운이 빠지다가도 모임을 다녀오면 새로운 힘이 솟고 새로운 정보가 생겼다. 어느덧 〈수수팥떡〉 마니아가 되었다. 중이염마저 자연요법으로 치료를 했으니까.

붉게 달아오른 얼굴로 돌사진을 찍었지만, 조금씩 나아지는 기미가 보이니 희망과 용기가 생겼다. 찬성도 반대도 하지 않고 지켜보던 남편도 좋아지기 시작하는 아이를 보면서는, 가끔씩 내가 하는 이야기에 호응을 보였다.

4월 중순, 느닷없이 시아버님이 뇌출혈로 중환자실에 들어가셨다. 일주일 뒤 다행히 경과가 좋아서 입원실로 올라가실 수 있었다. 잠시 아버님 간병을 하게 되었는데 잠이 쏟아졌다. 아버님은 침대에서 주무시고, 나는 보호자용 간이침대에 누워 수시로 잠을 잤다. 알고 보니 임신했던 거였다!

이미 지은이와 함께 자연건강법을 실천하고 있었다. 나는 임신 중에도 계속해서 지은이와 함께 풍욕을 했고, 먹을거리는 생협을 통해 깨끗한 먹을거리를 공급받아 직접 지어먹었다. 지은이는 몰라보게 아토피가 개선되어갔지만 둘째를 낳기 전까지 나는 마음속으로 별의별 걱정이 다 스쳐갔다. 지은이보다 둘째가 더 심한 아토피면 어떻게 하나 하는 생각에 몸서리를 쳤다.

다행스럽게도 무사히 승환이를 낳았다. 하지만 승환이가 자라면서 아이 몸 모기물린 자국 하나에도 나는 민감하게 반응했다. 땀띠만 나도 긴장했고 뾰루지 하나만 올라와도 마음이 심란해졌다. 아마도 첫아이 아토피를 겪은 엄마들은 내 마음을 잘 알 것이다.

승환이도 아토피 소인은 있는 것 같다. 태열은 없었지만 지루성 피부염이 6개월경에 머릿속에 잠깐 나타났었다. 그러나 걱정한 아토피 증상은 나타나지 않았다. 아마도 아기 갖기 전 그리고 임신 중 자연건강법을 실천한 것이 주효했던 것 같다. 또 비록 100분 나체요법은 하지 못했지만 태어난 직후 풍욕을 2회 해주었고, 악착스레 젖을 물려서 모유수유에도 성공했다. 두 돌 가까이 젖을 먹어서 치아 상태가 좋은 편은 아니지만, 크게 아프지 않고, 잘 자라 주었다.

지금 큰아이 지은이는 9살이 되었고, 승환이는 7살다. 그러니까 내가 자연요법을 알고 시작하며 그 틀에 맞춰 생활해 온 것도 만 7년이 넘은 것이다.

아이가 자라고, 유치원 생활을 시작하고, 바깥에 나갈 기회가 많아지면서, 조금씩 현실과 타협을 하게 된다. 가끔은 아이가 받는 스트레스나 아이의 징징거리며 보채는 소리에 한 번씩 금하던 음식을 사주기도 하지만 원칙은 바뀌지 않는다. 확실히 가공식품을 접하거나, 육류를 먹는 등 외식을 하고 돌아오면, 아이가 간지러워 하고 꼭 탈이 나는 것 같다. 풍욕, 냉온욕은 둘째를 낳고는 가끔씩만 해주었지만 먹을거리의 원칙만은 지키려 노력해왔다.

그러다 지난달 4월에 승환이가 감기 끝에 중이염을 앓기에 풍욕을 다시 시작했다. 두 아이 모두 6회씩 열흘정도 시켰더니 중이염이 다 나았다. 물론 병원 처방약도 먹였다. 그렇게 시작된 풍욕을 지금은 아침에 일어나자마자 2회씩 시키고 있다.

여러 가지로 아이 낳기가 힘든 세상이 되었다. 정말 아이를 낳아 기른다는 일은 어렵고 힘들다. 그러나 〈수수팥떡〉을 알게 되고 환경문제에 눈뜨면서, 역설적으로 나는 딸 지은이가 아토피였음을 감사할 때가 있다.

건강하게 자라나는 우리 아이들(김영미 – 지수, 연수엄마)

나는 9살짜리 아들과 4살짜리 딸을 키우는 엄마다. 남편의 해외 연수차 외국에서 살고 있다.

큰아이 지수는 생후 1달 때부터 아토피가 시작되어 점점 심해지다가, 7개월 즈음부터 자연요법을 시작했다. 깨끗한 먹을거리를 유지하면서 풍욕, 냉온욕을 했고, 감기에 걸리거나 아플 때도 집에서 겨자찜질과 발물, 관장 등의 방법을 통해 이겨내곤 했다. 자연요법을 시작한지 1년 뒤에 지수의 피부는 깨끗해졌고 가려움도 없어져 밤새 깨지 않고 푸욱 잘 수 있었다.

그 이후로도 방심하지 않고 2년 넘게 '다지기'를 했다. 지금은 계란은 물론 육류, 고등어 등도 먹을 수 있게 되었다. 가끔씩 집근처 식당이나 중국집에 가서 외식을 하는데 그 정도는 아이가 이겨낼 수 있게 체질이 개선되었다.

유치원을 다니기 시작한 여름, 먹을거리가 흐트러지지 않을까 걱정했는데, 선생님이 놀랄 정도로 먹을거리에 대해서 알아서 조절해 주어 고마웠다. 지수는 된장찌개와 얼갈이김치를 좋아해 '토종'이라는 별명을 붙여주고 싶을 정도다.

지수가 완치되고 1년쯤 지나면서 둘째 가지기를 계획했다. 친정엄마는 둘째 역시 아토피로 태어나지 않을까 매우 걱정하셨고 불안해하셨다. 큰아이 때는 임신 중에 아토피에 대해 전혀 몰라, 단순히 임산부는 잘 먹어야한다는 생각에 인스턴트 음식을 비롯해 육고기를 많이 먹었다. 그래서 그런지 아토피가 전혀 없는 나와 신랑사이에서 큰아이는 아토피를 갖고 태어났나 보다.

지수와 함께 자연요법을 시작했다고 해도 지나치지 않을 만큼, 나 역시 지수에게 17개월까지 젖 먹이는 동안 깨끗한 먹을거리를 유지하면서 냉온욕을 했었다. 지수와 함께 자연건강법을 실천하면서 나도 약간의 명현까지 겪은 상태였다. 얼굴, 목, 팔 부분에 진물이 조금 나고 가려웠으며 각질이 떨어졌다. 어쩌면 나도 모르게 알러지 체질이었는지도 모르겠다. 힘들었지만 자연건강법을 계속 실천해 지수와 나는 건강을 되찾았다.

그 이후에도 가족 전체의 먹을거리를 계속 잘 유지했으므로 어쩐지 둘째는 아토피가 아닐 수도 있다는 자신감이 생겼다. 그럼에도 이런저런 걱정이 있었기에 나는 임신 기간 내 먹을거리에 더욱 신경을 썼다. 일절 우유나 요구르트 등의 유제품은 먹지 않고, 생선도 임신기간 통틀어 대 여섯 번 먹는데 그칠 정도로 된장국에 채소중심의 식사를 했다.

5개월 때부터 먹기 시작한 철분제도 조금 먹다가 그만두고 생수와 산야초 효소물을 늘 들고 다니면서 먹었다. 가끔 외식을 할 때도 유기농 채식뷔페나 깨끗한 한식집을 찾아다녔다. 일주일에 한 번씩 목욕탕을 가면 7온 8냉의 냉온욕을 꼭 했고 임신 후반기 들어서는 임산부 요가를 했다.

출산이 다가오면서 어디서 낳을지 고민하다가 마침 근처 개인병원에 나체요법과 단식을 해주는 곳이 있어서 그곳에서 둘째를 낳았다. 예전에 읽었던 『황금빛 똥을 누는 아기』를 꺼내어 다시 찬찬히 읽어보았고 마음의 준비를 해나갔다.

2004년 9월 14일, 저녁 7시쯤 통증이 시작되었고, 집에서 이것저것 병원 갈 준비를 하고 지수와 인사를 나눈 뒤, 10시쯤 병원에 도착해서 11시 50분경에 3.5kg의 딸아이를 무사히 출산했다. 그 전부터 나체요법과 단식을 하겠다고 한 터라, 바로 모자동실로 옮겨와 100분 나체요법을 시켰다. 발가벗겨 놓고 손을 잡아준 채로 100분을 있었는데 아가는 울지도 않고 잘 견뎌주었다.

큰아이는 만 삼일이 지나도 젖이 제대로 돌지 않아 고생했는데, 둘째는 만 이틀이 못되어 젖이 돌았다. 젖이 돌기 전에는 생수를 숟가락으로 한두 방울 흘려준 것 말고는 아무것도 먹이지 않았다. 어떤 아가는 굶는 동안 많이 우는 경우도 있다고 하는데, 우리 둘째는 속이 편안한지 약간 칭얼대는 정도였다. 그리고 만 이틀사이에 까만 태변을 어찌나 많이 누던지 예닐곱 번 정도 받아낸 것 같다. 입원해 있는 2박 3일 동안 밥과 국은 친정엄마께서 직접 집에서 끓여다 주셨다. 물론 고기를 넣지 않고 끓인 미역국이었다.

집에 돌아와 일주일 정도 지나니 연수 얼굴에 신생아 여드름이 확 올라왔다. 내심 긴장했는데 저절로 사그라졌다. 생후 한 달부터는 얼굴 양 볼과 가슴 한쪽이 약간 거칠해지더니 날이 갈수록 얼굴이 발개졌다. 한 달, 두 달, 석 달 비슷한 증상이 되풀이 되어 혹시 아토피가 아닐까 걱정했다. 그러나 아기가 가려워하지 않는 듯해 지켜보았다. 〈수수팥떡〉 총무님과 통화를 했는데 "엄마가 먹을거리를 몇 년간 조심했고 몸 관리를 잘했기 때문에 아주 약한 태열일 것이라며 굳이 풍욕, 냉온욕 하지 않아도 젖 먹이면서 시간이 지나면 저절로 좋아질 것"이라고 격려해주었다. 그런데 정말 그 말이 맞았다. 6개월이 되어갈 즈음 아이 얼굴과 몸이 뽀얗게 회복되었다.

엄마의 몸 관리가 정말 중요하다는 걸 아이 둘을 비교하면서 요즘도 느끼고 있다. 나는 음식관리를 잘하며 지수는 17개월 동안, 연수는 15개월 동안 젖을 먹였다. 이유식도 직접 만들어 먹였더니 젖을 끊은 이후 두 아이 모두 밥과 반찬을 잘 먹었다. 우리 아이들은 밥에 김치 얹어먹는 걸 제일 좋아한다. 집에서 내가 직접 쪄주는 떡도 좋아하고, 고구마 찐 것을 좋아한다. 과일 마니아라 할 정도로 과일을 좋아한다.

나는 요즘 낯선 외국에 살면서도 기회만 닿으면 자연건강법에 대해, 음식의 중요성에 대해 이야기한다. 자연건강법을 통해 우리 아이들이 건강하게 자라고 있고, 감사의 마음을 나누고 싶기 때문이다.

남편의 아토피 (전남진)

남편은 아기 때부터 아토피 증상으로 매우 고생했다. 유명하다는 피부과를 순례하다시피 다니며 치료를 받았다. 그러나 약을 무작정 쓰는 것이 늘 마음에 걸렸다. 한편으로는 아기를 낳아야하는데 이렇게 남편이 약을 많이 쓰게 되면 아기에게 나쁜 영향을 주지 않을까 걱정이 되었다. 그러다가 〈수수팥떡〉 모임을 알게 되었고 2004년 9월 회원으로 가입했다.

〈수수팥떡〉 모임에 가입하면서 남편은 병원치료를 중단하고 약을 끊었다. 음식을 바꾸고 하루에 풍욕을 2회 정도 했고 냉온욕도 시작했다. 약을 끊은 뒤 리바운드현상이 폭발적으로 나타났다. 남편은 하루하루 견디고 있었지만 회사는 다닐 수가 없어 3개월 휴직계를 냈다.

약을 끊은 지 두 달 정도 지난 뒤 주위 친지분들께 남편의 피부상태와 자연건강법을 하고 있다는 것 등을 말씀드렸다. 시집 식구들은 남편이 아토피란 사실을 알고 있었으므로 한편으로는 이해하시는 면도 있었지만 아토피에 대해 전혀 모르는 친정에서는 매우 놀라셨다. 친정엄마는 남편이 아토피가 심하다는 이야기를 듣고 충격을 받아 며칠 동안 앓으시기까지 하셨다. 나는 모든 것을 털어놓고 나니 속이 후련했는데 막상 친정에 가서 엄마를 뵈니 괜한 걱정거리를 만들어 드린 것 같아 가슴이 아팠다. 엄마는 병은 널리 알려야 빨리 낫는 법이라시며 기죽지 말고 떳떳하게 다니라고 되레 위로를 해주셨다. 어디서 구하셨는지 황토흙이 아토피에 좋다며 황토흙 한 포대를 안겨주셨다. 돌아오는 길에 두 눈이 뜨거워지며 눈물이 나서 애를 먹었다.

약을 끊고 석 달 정도 지나고 감잎차를 먹고 감잎차 유제를 바른지 1달쯤 되어 가면서 증상은 더욱 악화되었다. 심하게 각질이 떨어졌고 피부가 뻣뻣해지며 태선화현상이 나타났다. 가려움이 심해져 긁어서 생긴 상처자국으로 피부는 만신창이가 되어 갔다. 겨드랑이 부분에 땀띠처럼 생긴 것이 점점 부풀어 올라 물집이 잡혔다. 그중 어떤 것들에는 하얀 고름이 작게 잡히기 시작했다. 남편은 감잎차와 죽염수로 소독을 하고 감잎차 유제를 발랐다. 2차감염이 아닌가 싶어 걱정이 되었다. 게다가 약을 끊은 뒤부터 아토피부위는 점점 넓어져갔다. 평소 아토피 증상이 보이지 않던 부위에도 아토피가 나타나 손등과 양쪽 허벅지부분에도 증상이 나타났다.

그해 10월 〈수수팥떡〉 모임에서 하는 아토피특강을 들었는데 힘든 가운데에서 남편은 좀더 결심을 굳히는 것 같았다. 특강을 듣기 전에는 내가 잔소리를 해야 자연건강법을 하던 남편이 스스로 움직이기 시작했다.

또 남편이 먼저 나서서 단식을 하고 싶다고 했다. 〈수수팥떡〉 쪽에 연락해보니 남편의 경우는 가능하면 생활단식보다는 숙박단식이 어떻겠느냐는 의견을 주었다. 남편은 2005년과 2006년 두 차례에 걸쳐 〈수수팥떡〉

단식캠프에 참여했고 몸무게가 100kg에서 97kg으로 줄었다. 2006년 단식이후에는 부부가 함께 45일간 생채식도 했다. 생채식 후 피부가 매우 좋아졌다. 보통사람만큼 피부가 좋아졌다.

  2007년 4월 나는 임신했다. 남편의 피부가 깨끗해진 이후 아기를 갖게 되어 좀은 안심되었지만 한편으로는 아이도 아토피이면 어쩌나하는 염려가 컸다. 나는 아이를 갖고 남편과 함께 음식을 조심했고 할 수 있는 한 자연건강법을 실천했다.

  2008년 1월 자연분만으로 아이를 낳았고 지금까지 아이피부는 깨끗하다. 100분 나체요법은 하지 못했지만 젖을 먹였고 음식은 깔끔하게 먹이고 있다. 생후 두 달까지 풍욕을 시켰고 이후에는 〈수수팥떡〉의 권유로 돌 전까지 풍욕을 시키지 않았다.

  나는 아토피가 무서웠고 아토피가 유전되면 어떻게 하나 걱정을 많이 했다. 그런데 남편이 약을 끊고 자연건강법으로 건강해진 뒤 아이를 가졌고, 아이 갖고 내가 몸 관리를 잘한 결과 다행히 우리 아기는 아토피가 아니었다. 엄마 아빠가 몸 관리를 잘하면 아토피도 예방할 수 있다는 사실을 우리는 실천을 통해 확인했다. 〈수수팥떡〉 모임과 자연건강법에 감사한다.

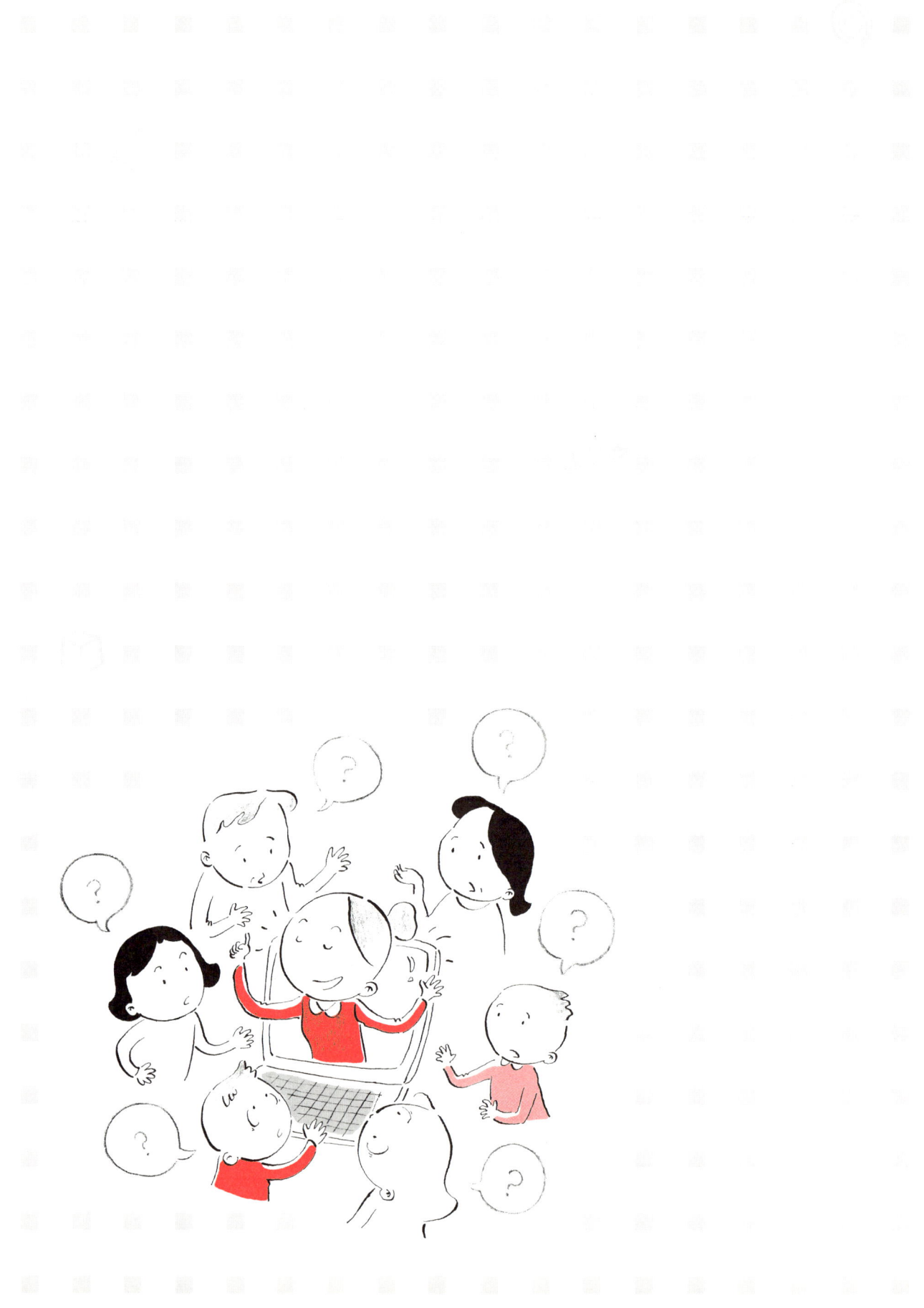

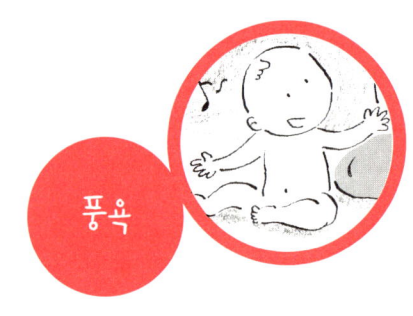

아이가 잘 때 풍욕을 해도 효과가 있나요?

효과가 있습니다. 그러니 잘 때 시키는 것이 편한 경우는 잘 때 시키도록 하세요. 아이가 자더라도 벗고 있을 때 엄마가 손을 따뜻하게 하여 등도 문질러주고 그러세요. 예민한 아이라도 엄마가 따스한 손으로 문질러주면 잘 잡니다.

풍욕을 연속해서 해도 되나요?

풍욕을 한 번 하고 나면 50m를 전력 질주한 것과 같은 에너지가 듭니다. 그러니 1회하고 30분 쉬는 것을 원칙으로 합니다. 특히 몸이 약한 아기들은 반드시 1회하고 30분 쉬도록 해주세요. 체력이 강한 아이들의 경우 2회까지 할 수 있지만 그 이상은 곤란합니다.

풍욕을 한 후 아이가 잠만 자는데 괜찮을까요?

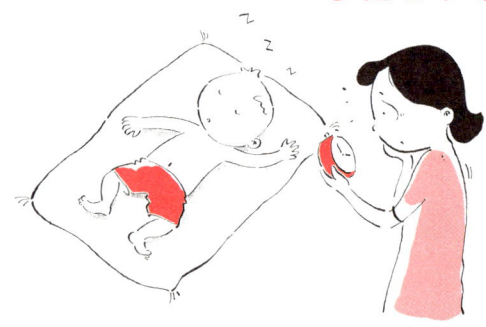

풍욕을 하게 되면 피부호흡이 증진되어 몸속 독소가 배출되고 산소가 모공을 통해 다량 흡수됩니다. 그러니 운동한 것과 마찬가지로 몸이 나른해지면서 잠을 자게 됩니다. 아이가 축 늘어지면서 잠만 자면 대책을 세워야 하지만 잘 먹고 잘 자면서 잠이 느는 것은 걱정할 일이 아니랍니다. 자연스러운 현상이니까요.

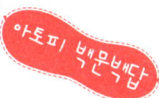

열이 있을 때 풍욕을 해도 되나요?

원칙적으로 섭씨 38도 이상의 고열일 때는 일단 관장을 시킨 뒤 각탕을 하여 열을 어느 정도 내린 후 땀을 잘 닦아준 뒤 풍욕을 시킵니다. 그러나 그 이하의 열은 풍욕으로 내립니다. 열이 날 때 풍욕은 아기 체력이 허용한다면 5, 6회 해줍니다. 1회 하고 30분 쉬는 식으로 연달아 해주면 효과가 더 빨리 나타납니다. 그러나 아이 상태를 보아가며 시간은 조절할 수 있습니다.

열이 날 땐 감잎차와 물을 좀 더 자주 먹이면서 풍욕을 시킵니다.

풍욕을 할 때 하는 운동을 아이가 싫어해요. 운동을 안 해도 효과가 있나요?

풍욕하면서 운동을 하면 풍욕의 효과가 배가 됩니다. 그러나 아기들의 경우 어른처럼 풍욕을 시키기는 힘들어요. 아기들은 덮고 있는 것을 싫어해서 안고 걸어다니거나 해야죠. 벗고 있을 때에도 붕어운동, 모관운동, 같은 것들을 규칙적으로 하기 힘들어요. 그래서 그냥 벗겨두고 엄마가 손과 발을 흔들어주는 정도로 하죠. 걷는 아이들은 담요를 벗었을 때 걸어다니거나 춤을 추어도 좋고 콩콩 뛰어도 좋아요.

풍욕을 낮에 해도 되나요? (풍욕시간)

본래 풍욕은 밤 10시에서 다음날 오전 10시 사이에 하는 것이 가장 좋습니다. 밤 10시 이후부터 오전 10시 사이에 태양의 치료광선이 가장 많다고 합니다. 몸이 약한 사람들은 햇볕 따뜻한 정오에 풍욕을 시작하여 차츰 몸에 익숙해지면 시간을 앞당겨 가면 됩니다. 그러나 아기들은 시간에 관계없이 정해진 횟수를 채워주세요.

풍욕을 많이 하면 아기들이 피곤할 수 있나요?

풍욕 1회는 50m를 전력 질주한 정도의 에너지를 소모합니다. 그러니 피곤하지요. 그래서 풍욕하고 나면 아이들이 잠을 많이 자게 되죠.

풍욕을 할 때 머리를 밖으로 내놓아야 하나요?

네. 담요를 목까지만 두르고 합니다. 아기들을 달래기 위해 불가피하게 동굴놀이 같은 것을 할 경우는 어쩔 수 없지만 놀이를 할 때에도 숨이 막히지 않도록 조심해야 합니다.

풍욕 중에 물을 마시거나 먹을 것을 먹어도 되나요?

물은 조금씩 마셔도 됩니다. 젖먹이 아기들의 경우 불가피한 경우에는 젖을 물리고 할 수 있지만 분유를 먹이면서 하는 것은 곤란해요. 풍욕은 달리기를 하는 것과 같은 운동효과가 있으니 성인인 경우도 음식을 먹으며 하는 것은 곤란해요. 달리면서 음식을 먹을 수 없는 것과 같습니다.

풍욕을 할 때 어떤 담요를 쓰나요?

면으로 된 이불이나 담요를 쓰는 것이 원칙입니다. 여름에는 얇은 것으로 하고 겨울에는 다소 두터운 것으로 해야 합니다. 아토피 아이들은 신체에 접촉되는 모든 것에 민감하므로 풍욕을 할 때 쓰는 것도 천연섬유 소재를 원칙으로 하고 또 청결하게 해주어야 합니다.

집이 도로변에 있는데 풍욕해도 되나요?

물론 공기가 맑은 곳에서 풍욕을 하면 더욱 좋습니다. 그러나 여건이 안 된다면 도로변이어도 매연이 아주 심하지 않은 곳이라면 풍욕을 해도 효과가 있습니다. 우리는 폐와 피부로 동시에 호흡을 합니다. 폐로 하는 호흡의 양이 훨씬 많아요. 사실 풍욕을 하지 않아도 폐로 이미 도로변 공기를 마시고 있거든요. 그러나 가능하다면 공기 좋은 곳에서 풍욕을 하는 것이 더 효과적이겠지요.

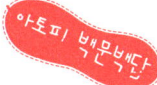

우리가 공기 오염을 막기 위해 환경운동에 참여해야 하는 이유가 여기에 있어요. 공기가 오염되면 우리들 호흡기는 고생하게 되거든요. 최근 폐암 환자가 많이 발생하는 것도 공기오염과 무관하지 않습니다.

아기가 풍욕을 싫어해요. 재미있게 하는 법이 없을까요?

아기 성격에 맞게 엄마가 풍욕을 하는 법을 만들어내야 합니다. 아기들은 덮고 있는 것을 싫어해서 덮고 있을 때 노래를 불러주거나 동굴놀이, 귀신놀이, 까꿍놀이, 숨바꼭질놀이 등을 하면 조금 편하답니다. 벗고 있을 때에는 춤을 추어도 좋아요.

그냥 벗겨두기만 해도 풍욕 효과가 있지 않을까요?

풍욕은 담요를 덮고 벗어 체온을 올렸다 내렸다 하여 피부호흡을 증진시켜주는 것으로 그냥 벗겨두는 것과는 다릅니다. 옷을 많이 입혀두는 것보다는 얇게 입히는 것이 피부 단련에 도움이 됩니다. 벗겨두는 것도 피부 단련에 효과는 있겠지만 풍욕을 하는 것이 더 효과적이랍니다.

풍욕 후 방귀를 심하게 뀌는데요.

자연건강법을 전체적으로 실행하면서 풍욕을 하면 장운동이 활성화되고 고변이 빠져나옵니다. 그러면서 방귀도 자주 뀌고 방귀 냄새도 진해집니다. 풍욕을 하게 되면 몸에 산소가 많이 공급되므로 몸에서 악취가 나기도 하거든요. 그러나 시간이 지나면 괜찮아진답니다.

풍욕 후 변을 보면 냄새가 심하게 나요.

장벽에 끼어 있는 고변이 빠져나오고 몸속 독소가 변으로 빠져나오면서 변 냄새가 심해지지요. 태변이나 숙변을 보고 나면 변 냄새도 좋아집니다.

아이 온몸에서 악취가 나요. 어떻게 하죠?

본래 아픈 사람들은 몸에 노폐물이 많고 독소도 잘 분해하지 못하죠. 자연식을 하면서 풍욕과 냉온욕을 시키게 되면 몸속 노폐물이 빠져나오면서 아이 몸에서 독한 냄새가 납니다.

술을 좋아하는 어른이 자연식을 하면서 풍욕, 냉온욕을 열심히 하면 술을 먹지 않아도 몸에서 술 냄새가 납니다. 몸에 있는 불필요한 것들이 피부를 통해 빠져나오거든요.

아토피 아이들도 마찬가지랍니다. 아이 몸에 있는 더러운 것들이 빠져나오면서 아이 몸에서 심한 악취가 나지만 자연요법을 꾸준히 하다 보면 아이 몸에서 향긋한 냄새가 나게 되지요.

오염된 강이나 막힌 하수구가 역류하면 심한 악취를 풍기게 되죠. 노폐물이 가득한 몸은 막힌 하수구나 오염된 하천과 같다고 생각하시면 됩니다.

소변색이 진해졌어요.

물이 부족할 때 소변색이 진해지죠. 피곤할 때도 소변색이 짙어져요. 그러나 물을 많이 먹어도 아토피 치료 초기에 자연요법을 하면 소변이 진해지는 경우가 있습니다. 아토피 아이들 중 과거에 물을 충분히 마시지 않은 아이들에게서 이런 현상이 나타나기도 합니다. 그러나 몸 안에 잔류한 요산 등 독물질이 소변을 통해 빠져나오면서 나타나는 현상이 아닐까 추정해봅니다.

꾸준히 자연요법을 하면서 물과 감잎차를 넉넉히 먹으면 소변색도 옅어져갑니다.

창문을 열지 않고 풍욕을 해도 효과가 있나요? 처음부터 끝까지 문을 열어두어야 하나요?

효과는 있지만 창문을 열고 하는 것이 더 효과적이지요. 공기소통을 하

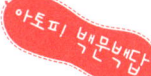

여 방안 공기를 맑게 한 상태에서 풍욕을 하는 것이 좋습니다. 단 추운 겨울에 풍욕을 하거나 처음 풍욕을 시작할 때는 창문은 닫고 방문만 열어두고 할 수 있어요. 적응기간이 필요하니까요.

풍욕은 공기소통이 잘 되어야 효과가 있으니 가급적 문을 활짝 열어두고 하도록 하세요.

영하로 내려가는 추운 날씨라면 풍욕하기 전에 환기를 시킨 다음 문을 닫고 풍욕을 하는 게 좋습니다.

처음부터 120초까지 벗고 있어도 되나요?

처음엔 80초까지만 벗겨두고 차츰 아이 상태를 보아가면서 120초로 늘려 가면 됩니다. 튼튼한 아기들은 처음부터 120초까지 시켜도 무방하지만 아무래도 아이들은 지루해하는 것 같았어요.

풍욕을 시킬 때 아이가 땀을 흘려요. 걱정하지 않아도 되나요?

땀이 나면 풍욕 효과가 반감되므로 공기를 시원하게 해주세요. 아토피 아이들이 땀을 흘리기 시작하는 것은 피부 기능이 정상화하는 과정에서 자연스럽게 나타나는 현상이랍니다.

여름엔 더워 땀이 나는데 어떻게 풍욕을 하나요?

선풍기를 비껴 틀어놓고 하거나 에어컨을 사용할 수 있습니다. 에어컨을 사용할 때에는 반드시 선풍기로 공기를 순환시켜주고 공기소통을 자주 시켜야 합니다.

그러나 에어컨 사용은 도저히 견딜 수 없을 때가 아니면 자제해야 하고요. 여름에는 이른 새벽에 풍욕을 시키도록 하세요.

각탕을 하고 난 뒤 바로 풍욕을 시켜도 되나요? 관장 후에는 어떤가요?

각탕을 시키면 땀이 나게 됩니다. 각탕 후에는 땀으로 인해 잃어버린 물과 염분, 비타민 C를 조금씩 먹이면서 쉬게 해야 합니다. 땀을 흘릴 만큼 흘리도록 놓아두고 쉬게 해야 합니다. 각탕 후 땀을 다 흘리고 나면 다시 물을 충분히 먹이고 난 뒤 땀을 잘 닦아주고 30분 정도 쉬게 합니다. 그런 뒤 풍욕을 시키세요.

관장 후에도 아기가 변을 보고 난 뒤 안정되면 풍욕을 시키도록 하세요.

왜 벗고 있는 시간을 20초에서 30초, 40초… 하는 식으로 늘려가나요? 그냥 1분 덮고 1분 벗고를 반복하면 안 되나요?

본래 풍욕은 중환자들을 위해 고안된 방법입니다. 중환자들은 몸을 움직일 수가 없으므로 운동을 전혀 하지 못하고 그것이 몸을 약하게 만듭니다. 운동을 하지 못하니까 혈액 순환도 더뎌지고 그러다 보니 병이 또 심해지는 악순환이 되풀이되죠. 중환자일수록 움직여야 생명력이 부활하기 때문에 운동을 하지 않으면서 운동 이상의 효과를 주는 방법을 고민하는 과정에서 고안된 방법이 풍욕이랍니다.

그런데 몸이 약한 사람이 덮고 벗고를 무조건 1분씩 하면 감기에 걸릴 수도 있거든요. 중환자들은 감기에 걸리면 곧 기관지염, 폐렴으로 발전해가고 위험한 상태에 빠질 수 있습니다. 그래서 벗고 있는 시간을 조심스럽게 늘려가는 것이랍니다. 그리고 20초, 30초… 하는 식으로 늘려가야 몸에 무리를 주지 않으면서 피부 호흡을 증진시켜갈 수 있답니다.

아토피 치료를 위해 꼭 풍욕을 6회 이상 해야 하나요?

열이 날 때 풍욕을 시키다 보면 4회째까지는 더 열이 오르는 경우가 많습니다. 그런데 5회에 들어가면서부터 풍욕 효과가 나타나기 시작하여 6회째가 되면 대부분 열이 내린답니다. 말하자면 풍욕 6회는 질적 변화를 가져

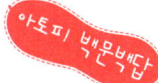

오는 횟수라는 것이지요.

그러나 엄마가 직장에 다닌다든지 하는 경우 처지에 맞게 횟수를 증감할 수 있어요. 3회 했다가 8회 했다가 횟수를 일정하지 않게 하는 것보다는 일정한 횟수를 정해 꾸준히 하는 것이 좋답니다.

텔레비전을 보면서 풍욕해도 되나요?

아이들이 풍욕하기 싫어할 때 비디오를 틀어주거나 하면 풍욕하기가 수월하죠. 텔레비전과의 거리를 2m 정도 두고 하면 됩니다. 아이가 벗고 있을 때 텔레비전을 가까이 가지 않도록 주의해야 하죠. 아이와 텔레비전 사이에 천연섬유로 칸막이를 하는 것도 방법이죠. 아이 눈높이에 맞추어 텔레비전을 볼 수 있게 칸막이 높이를 맞추어주면 벗고 있을 때 텔레비전을 볼 수 있으니까요.

풍욕할 때 아이가 춥다고 하네요. 어떻게 하죠?

몸살기가 있을 때, 명현 중 열이 날 때, 아이들이 풍욕할 때 춥다고 합니다. 또 몸이 찬 아이들도 추워할 때가 있어요. 이때에는 환기시킨 뒤 창문을 닫고 방문만 연 채 풍욕을 시켜주세요. 추워할 때에는 풍욕할 때 좀 더 두터운 이불을 사용하면 도움이 됩니다. 따뜻한 감잎차를 조금씩 먹이면서 하는 것도 한 방법이죠.

풍욕을 시킬 때 아이가 하품을 많이 해요. 왜 그런가요?

풍욕을 하게 되면 인체에 산소가 많이 공급됩니다. 산소가 공급되면서 인체 내 노폐물이 빠져나가게 되고 더 많은 산소를 공급하기 위해 하품을 하게 된다고 합니다.

돌 전 아이인데 풍욕해도 되나요?

자연건강법을 하게 되면 증상이 심해지는 명현과정을 거치게 됩니다. 병의 증상이 나타나면 그것을 억제해 편안해지는 현대의학적 치료에 익숙해 있는 현대인들에겐 견디기 힘든 과정이지요.

자연건강법에서는 아토피의 증상이 나타나는 것을 아토피의 내적 원인이 밖으로 드러나 해소되는 과정으로 봅니다. 병의 증상을 치료의 과정이라고 보는 것입니다. 아토피 증상이 나타나고 심해지고 사그러지는 과정을 몸 스스로 잘 이겨내면 아토피를 극복할 수 있다고 보는데, 현대의학적 사고와는 사뭇 다르답니다. 현대의학에서는 대개의 병의 증상을 병 자체로 보고 증상을 억제하는 방향의 처치를 하는데 반해 자연건강법은 증상이 빨리 발현되도록 도와줍니다.

아토피안들이 먹을거리를 바꾸고 풍욕, 냉온욕 등을 하게 되면 한동안 증상이 점점 심해지게 됩니다. 이 과정을 명현이라 하고 "명현하면 낫는다"라고 말하는데, 병의 증상이 심해지는 과정은 고통스러운 과정이겠지요. 그러므로 아토피안 스스로 명현을 잘 이해하고 스스로 이겨낼 수 있도록 몸과 마음의 준비를 해나가는 게 중요하답니다.

그런데 돌 전 아이들은 자기 몸 상태를 정확히 부모에게 전달할 방법이 없기 때문에 만일 명현이 올 경우 대처하기가 매우 힘들고 아이가 이겨내기 어려운 상태에 빠질 수 있답니다.

또 돌전 아이들은 풍욕이나 냉온욕보다 먹을거리가 더 많은 영향(90%이상)을 주기 때문에 먹을거리를 잘 해먹이며 돌보길 권하고 있습니다.

풍욕이 효과가 좋으니 억지로라도 시켜야 할까요?

아무리 효과가 좋은 방법도 억지로 시키면 효과는 반감됩니다. 아이가 정 풍욕하기 싫어하면 아이와 함께 삼림욕을 하거나 산책을 하는 등 다른 운동을 하는 게 좋을 것 같습니다. 잘 달래어 아기가 기분 좋은 상태에서

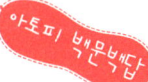

풍욕을 하면 효과는 배가됩니다.

한 번 풍욕의 효과를 경험한 아이들은 스스로 풍욕을 찾아서 하게 되므로 처음에 풍욕을 시킬 때 '좋은 기억'을 만들어주도록 해야 합니다.

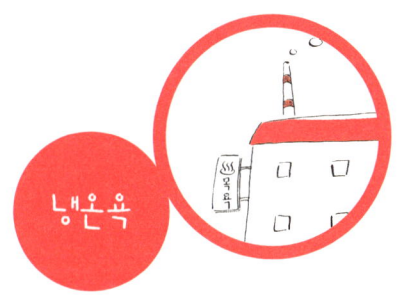

냉온욕

열이 있을 때 냉온욕을 해도 되나요?

미열은 냉온욕으로 나을 수 있습니다. 그러나 섭씨 38도 이상 고열일 땐 냉온욕을 시키면 안 됩니다. 어른도 열이 오를 때 찬물에 들어가면 섬뜩하거든요. 아이들은 좀 더 민감할 수 있습니다. 특히 감기가 나아갈 무렵에는 냉온욕을 삼가는 것이 좋습니다. 완전히 낫고 조심스럽게 다시 시키기 시작합니다.

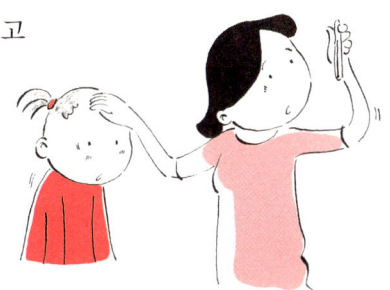

얼굴에 특히 더 심한데 냉온욕할 때 얼굴만 하면 안 되나요? 아니면 몸을 담글 때 얼굴도 같이 하나요?

얼굴만 냉온욕을 시키면 얼굴 피부에만 냉온욕을 하는 효과가 있지요. 냉온욕은 인체를 전체적으로 건강하게 해주는 전신요법이므로 몸을 담갔을 때 얼굴도 찬물, 더운물로 씻어주면 됩니다. 얼굴을 씻어주지 않아도 더운물에 들어가면 얼굴의 모세혈관도 확장하고 찬물에 들어가면 수축하므로 냉온욕 효과가 있어요.

냉온욕을 시작하려고 하는데 온도를 어느 정도부터 적응시켜 나가면 되죠?

더운물은 섭씨 40도에서 시작하여 차츰 차츰 온도를 높이구요. 찬물은 섭씨 25도 정도에서 시작하여 차츰 온도를 낮추어 섭씨 18도 내지 20도에서 할 수 있도록 합니다. 찬물을 아주 싫어하는 아이들은 더운물에 들어갔다가 탕 밖에 나와 1분 간 있다가 다시 더운물에 들어가는 식으로 하도록 합니다.

찬물을 싫어하던 아이들도 냉온욕에 익숙해지면 더운물보다 찬물을 더 좋아하게 됩니다. 그러니 조심스럽게 적응시켜주세요.

풍욕 후 바로 냉온욕을 해도 되나요? 풍욕과 냉온욕의 간격을 얼마나 두어야 하죠?

풍욕 후에는 바로 냉온욕을 해도 되지만 거꾸로 냉온욕 후 바로 풍욕을 하게 되면 풍욕 효과가 거의 없어요. 그러니 냉온욕 후 30분 이후에 풍욕을 하도록 하세요.

대중탕에 가기 어려운데 집에서 샤워기로만 냉온욕해도 될까요?

무엇이든 조건에 맞게 해야 합니다. 샤워기로라도 하는 것이 안 하는 것보다는 훨씬 낫지요. 그러나 집에서 하더라도 더운물에는 몸을 담그고 찬물은 샤워로 하도록 하세요. 샤워물로 냉탕을 대신할 때에는 왼쪽 발부터 물을 붓기 시작하여 오른쪽 발→왼쪽 무릎→오른쪽 무릎→허벅지→왼쪽어깨→오른쪽어깨에 순서대로 물을 부어줍니다.

상처 때문에 아이가 물에 담그기만 하면 울고 몹시 싫어하는데 어떻게 해야 하나요? 냉온욕을 하기가 너무 어려워요.

아이가 튼튼하다면 다소 울더라도 이럴 때일수록 차고 덥게 냉온욕을 시켜야 합니다. 그래야 상처가 빨리 아물고 피부가 튼튼해집니다. 그러나

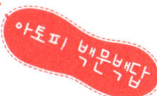

상처 때문에 아이가 힘들어 하면 풍욕 횟수를 늘려주고 상처가 조금 나아지면 냉온욕을 시키도록 하세요.

더운물에 물마그밀을 적당량 풀어주면 마그밀이 완화작용을 하기 때문에 통증이 조금 줄어들 수 있습니다.

냉온욕은 하루에 몇 번까지 할 수 있나요?

하루 한 번만 합니다. 냉온욕을 1회하고 나면 100m를 전력 질주한 것과 같은 에너지가 소모됩니다. 그러니 하루 한 번만 시키도록 하세요.

냉온욕을 할 때 비누칠을 해주어야 하나요?

비누는 사타구니 주변, 머리감을 때, 손가락과 발가락 사이를 씻을 때에만 씁니다. 비누는 생활협동조합에서 보급하는 무공해 비누를 구해 사용하시면 됩니다.

냉온욕 후 보습제로 무엇을 발라줘야 하나요?

엽록소 유제 감잎차 유제를 만들어 씁니다. 알로에즙을 내어 써도 좋습니다. 감잎차 유제를 만들 때 오이즙을 내어 섞거나 녹즙을 넣으면 상큼한 향기가 나죠.

냉온욕 후 두드러기가 생겼어요. 냉온욕만으로도 명현 반응이 올 수 있나요?

냉온욕 1회는 풍욕 2회 이상을 한 효과가 있습니다. 약을 끊고 자연식으로 음식을 바꾸면서 냉온욕만 해도 물론 명현 반응이 올 수 있습니다. 그러나 아이에 따라서는 수질에 민감하게 반응하는 아이들도 있으므로 그런 아이들의 경우 명현이라기보다는 물에 알러지 반응을 일으키는 것으로 보아야 합니다.

수돗물로 냉온욕시킬 때 볶은 소금은 얼마나 넣어줘야 하나요?

체액의 염분 농도와 같은 농도면 좋답니다. 0.85% 내지 0.9%면 적당합니다.

냉온욕 후 물, 죽염, 감잎차를 얼마나 먹어야 하나요? 죽염을 먹을 경우 30분 전후로 물을 먹는 것이 맞나요?

조금씩 먹여주세요. 목이 마르지 않을 정도로 해주면 됩니다. 죽염을 먹일 경우 섭씨 800도 이상에서 생산된 생활협동조합 죽염을 구해 먹이도록 합니다. 귀이개로 10분의 1 정도 먹이면 되고요. 죽염을 먹이고 최소 15분 간격을 두고 물을 먹여야 합니다.

냉온욕을 시키면 감기에 걸리지 않나요?

아기를 갑자기 찬물에 넣으면 감기에 걸릴 수 있죠. 냉온욕 후 뒤처리를 잘못 해도 잠기에 걸릴 수 있습니다.

그러나 풍욕에 익숙한 상태에서 냉온욕을 시키면 감기도 잘 걸리지 않고 오히려 면역성이 강해져 겨울철에도 감기에 걸리지 않고 너끈하게 견디어내는 아기가 된답니다.

차고 덥게 확실히 냉온욕을 시키면 감기에 걸리는 일이 없어요.

냉온욕을 하면 아기가 몸을 떨고 손발이 파래지는데 괜찮을까요?

갑자기 찬물에 넣으면 그런 현상이 나타날 수 있답니다. 그래서 적응 과정이 필요해요.

갑자기 찬물에 들어가면 우리 몸의 혈액이 모세혈관을 거치지 않고 바로 글로뮤를 통해 심장으로 돌아가 버립니다. 일시적으로 세포에 피가 공급되지 않으니까 파랗게 보이게 되죠. 지나치게 찬물에 갑자기 들어갈 때 체온의 급강하를 막기 위해 일어나는 현상입니다. 이때에는 물의 온도를

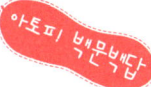

조금 높여주고 냉온욕을 시킵니다. 더운물에 들어가면 떨림도 없어지고 혈색도 다시 돌아오죠.

집에서 냉온욕할 때 허리 정도까지만 담가도 되나요?

초기 적응 과정에서는 허리까지 몸을 담가도 되지만 역시 목까지 몸을 푸욱 담가야 효과가 더 좋습니다. 그러니 차츰 전신 냉온욕을 할 수 있도록 노력해주세요.

온몸에 진물이 흐르는데 냉온욕을 해도 되나요?

이럴 때일수록 냉온욕을 확실히 해주면 빨리 이겨낼 수 있습니다. 이럴 때에는 특히 냉온욕 할 때 수질에 주의해야 합니다. 감염되지 않도록 세심한 주의가 필요하지요. 이때 물에 물 마그밀과 볶은 소금을 적정량 넣고 목욕하거나 녹차 목욕, 감잎차 목욕 등을 해주어도 됩니다. 진물이 나더라도 아이가 활기차고 잘 먹고 잘 놀고 변도 잘 본다면, 다시 말해 상태가 좋으면 냉온욕을 시킬 수 있습니다.

수질이나 감염 때문에 걱정되는데 일반 목욕탕을 이용해도 되나요?

아기들은 집에서 시키다가 피부가 조금 튼튼해지고 나면 일반 목욕탕을 이용하는 것이 좋습니다. 피부가 튼튼해지면서 감염에도 잘 견디게 되거든요.

냉온욕 시, 온도 유지를 어떻게 하나요? 물을 계속 바꾸어줘야 하나요?

샤워기로 더운물을 조금씩 공급하면서 해도 좋고 양동이에 더운물을 준비해두었다가 보충하면서 해도 좋습니다. 그러나 냉온욕은 찬물, 더운물에 1분씩 들어가 있는 것이니까 4온 5냉해도 10분 정도밖에 소요되지 않으니 그렇게 크게 신경 쓰지 않아도 될 것 같아요.

7온 8냉까지 꼭 해야 하나요? 힘이 들어서요…

체력에 맞게 횟수는 증감할 수 있답니다. 냉온욕 1회는 풍욕 2회와 맞먹는 체력소모를 가져다줍니다. 무리하지 않는 횟수를 정해 꾸준히 하도록 하세요.

냉온욕을 시키기 힘들어서 그러는데 냉온욕 대신 풍욕만 하면 효과가 없나요?

명현이 왔을 때 냉온욕을 시키면 효과가 확실히 좋아요. 그러나 정 하기 어렵다면 풍욕 횟수를 좀 늘려 시키세요.

해수탕에 가서 냉온욕을 해도 될까요?

아이만 견뎌준다면 바닷물은 소독 효과가 좋으니 피부 염증을 삭여주리라 생각합니다. 그런데 해수탕을 하고 나면 피부가 일시적으로 빨갛게 되는 경우가 있으니 미리 알아두세요. 해수탕을 할 때 피부를 심하게 자극하면 피부에 손상이 갈 수 있으니 주의해야 합니다. 그럴 경우 찬물에서 몸을 움직이는 정도로 만족해야죠.

온천은 어떤가요?

본래 온천은 피부병 치료에 효과가 있습니다. 온천에서 냉온욕을 하면 더욱 효과적일 것이라 생각합니다. 그러나 온천욕은 보통 목욕탕 물에서 냉온욕하는 것보다 체력 소모가 많아 더 힘들 수 있으니 아이의 상태를 보아가며 조심스럽게 온천욕을 해주어야 합니다.

냉온욕을 하면 더 가려워합니다.

아이에 따라 수질에 민감한 아이들이 있으니 그런 아이들의 경우 수질에 신경을 써야 합니다. 또 본래 냉온욕은 온도차를 두어 냉탕과 온탕을 오감으로써 피부를 수축 확대하여 피부를 단련시키는 방법입니다. 피부의 모공이 수축 확대되는 과정에서 체액이 정화되고 외피와 내피가 단련되므로 내장이 튼튼해지고 근육이 단련되어 인체전체가 튼튼해지게 만드는 방법입니다.

냉온욕의 이러한 효과는 확실한 온도차에서 옵니다. 냉탕은 섭씨 15도에서 18도 정도여야 하고 온탕은 섭씨 41도에서 43도를 맞추어 주어야 합니다. 온도차를 확실히 두어 냉온욕을 하게 되면 천연 항히스타민제의 효과가 강해 가려움이 가십니다. 온도차에 의해 신경이 일시적으로 무뎌지기 때문이지요. 동시에 냉온욕은 운동효과가 커서 저녁 무렵 확실한 온도차를 두고 냉온욕을 시키게 되면 대개 아토피안들이 숙면하게 됩니다.

그러나 온도차를 제대로 두지 못하면 가려움을 해소하는 효과가 없습니다. 더운물, 미지근한 정도의 찬물을 오가면 오히려 신경이 자극을 받아 가려움이 심해지게 됩니다. 그러므로 풍욕을 먼저 실행하여 몸이 어느 정도 단련된 뒤 냉온욕을 시작하는 게 좋고 냉온욕을 할 때에는 온도차를 확실하게 두어 실행하는 게 좋습니다.

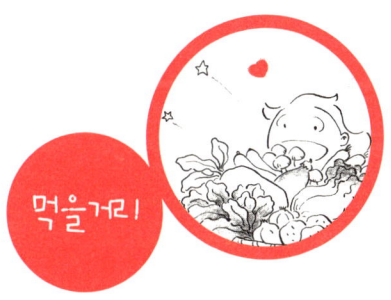

계란과 멸치를 먹여서는 안 되나요?

달걀의 난황단백은 대표적인 알러지원이어서 대개 6개월 정도 제한하게 됩니다. 그러나 아이마다 알러지 반응의 대상과 내용이 달라서 일단 먹여보고 아이가 반응을 할 경우 제한하는 게 좋답니다. 멸치는 무공해 멸치라는 전제 하에 오곡미음을 끓일 때도 쓰도록 권하고 있습니다. 아이의 반응을 보아가면서 조심스럽게 먹여보고 반응이 없다면 과식시키지 않는 범위 내에서 먹이도록 합니다.

아이가 너무 많이 먹으려고 해서 고민입니다. 어떻게 해야 하나요?

어느 정도는 먹도록 놓아두는 것이 좋습니다. 그러나 어떤 것을 먹이느냐가 중요하고 천천히 오래 씹도록 지도하는 것이 중요합니다. 그러나 과식했을 때 장내에서 이상 발효할 우려가 큰 깨나 콩 종류(영양가 높은 음식)는 제한해야 합니다.

아이가 너무 말라서 걱정입니다. 어떻게 해야 하나요?

아토피를 치료하는 과정에서는 다소 마를 수밖에 없습니다. 그러나 아이가 기운이 없고 처지면서 마르면 문제랍니다. 그렇지 않고 활기차고 잘 먹고 놀고 변도 좋으면서 살이 안찌면 적절히 영양을 섭취시키면서 기다려야 합니다. 아토피가 나아가면서 살도 오르거든요.

아토피에 이로운 음식이 있나요?

생수, 감잎차, 오곡밥, 채소, 두유, 두부, 콩나물, 소량의 올리브유, 참기름, 들기름 등등의 무공해 식품들은 아토피 치료를 도와주지요.

콩에 알러지가 있으면 못 먹이나요?

콩에 알러지 반응을 보이더라도 단백질을 섭취해야 하므로 콩장, 된장찌개, 두유나 두부, 그리고 순두부, 오곡밥에 들어가는 콩 정도는 먹이면서 돌보아야 합니다.

두유에 알러지 반응을 보이는 아이가 두부에는 반응을 하지 않는 경우도

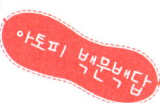

있으니 일단 소량 먹여보고 반응을 보아야 합니다. 된장찌개나 된장국 등은 무리없이 먹일 수 있었답니다.

콩에 아주 심한 알러지 반응을 보이는 경우가 아니라면 먹여가면서 다스려야 합니다.

이유식에 견과류를 첨가해도 될까요?

잣이나 땅콩, 호도 등을 극소량 먹여볼 수 있습니다. 그러나 기름기가 많은 것들은 조금만 과식시켜도 설사하거나 알러지 반응을 일으키므로 조심해야 합니다.

아기 분유 대신 무얼 먹여야 하나요?

아기의 반응을 보아가며 조심스럽게 오곡미음, 생채소즙, 두유, 특수분유 등을 먹여볼 수 있답니다. 아기의 먹을거리 선택은 조심스러울 수밖에 없으므로 소량을 먹여보고 반응을 보아가며 결정해야 합니다.

생오곡가루를 먹여도 되나요? 오곡가루를 어떻게 먹여야 하나요?

생오곡가루는 돌이 지나야 먹일 수 있습니다. 그 전에는 오곡미음을 끓여 먹이도록 합니다. 젖먹이는 아기들은 만 6개월 이후 오곡미음을 먹이기 시작하여 돌을 전후해서 지룩한 오곡밥을 먹도록 이유식을 시킵니다. 분유를 먹이는 경우는 백일 전후하여 오곡미음을 섞어 먹이기 시작하여 차츰 오곡미음의 양을 늘려갑니다. 분유를 먹이는 아기 역시 돌 전후에는 지룩한 오곡밥을 먹을 수 있도록 단계적인 이유식을 해가야 합니다.

오곡가루는 얼마나 먹여야 할까요?

먹이는 음식의 양은 아기의 소화력에 따라 다르므로 일률적인 양을 정하기가 어렵습니다. 오곡가루의 양도, 성인이 생채식을 할 경우에는 한 끼에 70g 내지 80g 먹도록 되어 있지만 아기들의 경우에는 양을 정해 맞추라고 하기가 힘들거든요. 아기의 변을 보아가면서 조심스럽게 양을 늘려가야 합니다.

분유를 먹이던 아기의 경우 어머니들은 분유통에 적혀 있는 개월 수에 따른 스푼 수에 익숙해져 있으므로 오곡미음을 먹이게 되면서도 정해진 스푼 수를 묻습니다. 그러나 처음에 오곡미음 한 스푼을 물 10배 정도로 묽게 끓여 먹여보고 아기의 반응을 보아가면서 차츰 양을 늘려가야 합니다.

아이가 어떤 음식을 먹었을 때 소화를 잘 시키고 있는지 세심하게 관찰해야 합니다. 먹고 난 뒤 아이가 힘들어하지는 않는지, 변은 어떤지 점검해야 하고 특히 변상태는 아이 소화력의 바로미터랍니다. 변 횟수가 늘고 변이 묽어지면 과식하고 있다는 것이므로 양을 줄여주어야 합니다. 거꾸로 변 횟수가 줄고 변이 굳어지면 먹는 양과 수분섭취량이 적은 것이므로 아이 변상태를 확인해가며 오곡미음의 묽기와 양을 조절해 가야 합니다.

산양유를 먹여도 되나요?

산양유가 맞는 아이들은 비록 아토피가 있어도 별 문제 없었습니다. 그러나 일부 아이들은 산양유 한 스푼에 입술이 부르트는 반응을 보이기도 합니다. 그러므로 산양유 한 두 방울을 아기 귀 뒤나 손등에 묻혀 보고 피부에 아무 반응이 없으면 조심스럽게 한 수저부터 먹여보아야 합니다.

혹시 산양유에 반응을 특별히 보이지 않는다고 하더라도 아토피 아이들은 민감하기 때문에 산양유 생산하시는 분께 여쭈어 풀로 만든 사료가 충분한 시기에 생산된 산양유만 먹이는 것이 좋습니다.

두유는 먹여도 될까요?

콩 가공품은 비록 약간의 반응을 보이더라도 먹이면서 진행하도록 권하고 있습니다. 콩에 대한 반응이 아주 심한 경우를 제외하

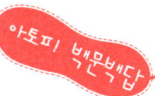

고는 단백질 섭취도 해야 하므로 먹여야 합니다. 두유는 유기농 국산콩을 구해 집에서 직접 만들어 먹이는 것이 좋습니다. 무공해 먹을거리를 생산하는 곳에서 생산되는 국산콩 두유는 먹여도 됩니다.

수입 콩으로 만든 두유는 혼인 후 출산을 마친 성인의 경우는 마셔도 되지만 어린아이와 청소년, 출산을 해야 하는 젊은 남녀는 먹지 않는 것이 좋습니다.

언제까지 음식을 조절해야 하나요? 성인이 되어서도 해야 하나요?

자연건강법에서는 가능하면 유기농 곡식과 채소, 과자도 우리 밀 과자, 빵도 우리 밀 빵을 먹도록 권하고 있습니다. 아토피 아이들뿐만 아니라 적어도 만 3세까지는 깨끗한 음식을 먹여 키우도록 해야 하고 자연건강법을 시작한 지 만 3년은 먹을거리를 조심해야 합니다.

자연건강법 시작 후 만 1년 정도 지나면 특별히 식품첨가물이 많이 첨가된 음식이나 부패한 동물성 단백질 등 질 낮은 음식이 아니면 크게 반응을 하지 않습니다. 그러나 겉으로 보기에 증상이 안타난다고 하더라도 몸이 완전히 바뀐 것은 아니므로 2년 동안을 '다지기' 기간으로 정하고 조심하도록 권하고 있습니다.

그러나 성인이 되어서도 기본적으로 우리 몸에 맞는 좋은 먹을거리를 주식으로 하면서 다른 음식을 먹어야 합니다. 인스턴트식품, 수입산 곡류로 만든 가공식, 육류를 주식으로 삼으면 건강한 사람도 건강을 지키기가 힘들거든요.

모유 먹는 아기는 물을 먹이지 않아도 된다고 하던데요?

모유가 충분한 경우 백일까지는 모유만 먹여도 됩니다. 그러나 백일이 지나면서는 감잎차를 조금씩 먹여주고 보리차, 결명자차, 생수도 조금씩 먹이기 시작합니다. 〈수수팥떡〉의 경험에 비추어보면 모유를 먹이더라도 감잎차와 물을 넉넉히 먹은 아기들이 아토피를 빨리 극복했습니다.

계란, 우유, 고기를 비롯한 고단백 식품은 평생 못 먹나요?

아토피안이 아토피를 어느 정도 이겨내고 난 뒤 고기와 채소의 비율을 1대 3으로 하여 규칙적으로 먹입니다. 아이 소화력과 아토피 반응정도를 보아가며 양과 고기먹이는 간격을 결정해야 합니다. 물론 무공해 사료를 먹고 큰 육류를 먹이는 것이 더 좋구요.

아토피안이나 아토피 아이를 키우는 엄마들은 영양섭취와 아토피 반응 사이에서 줄다리기를 해야 합니다. 어떠한 경우에는 일정기간 반응이 심한 음식을 제한해야 하고, 어떤 경우에는 반응이 있더라도 아이의 성장을 고려하여 영양을 섭취시켜야 할 때가 있습니다.

흔히 완전식품으로 이야기되는 음식은 고기류, 생선류, 유제품, 콩제품 등이 있습니다. 그런데 대개 고영양 식품들은 알러지 반응을 강하게 일으키므로 문제가 되고 있지요. 〈수수팥떡〉의 경험에 따르면 고기류나 유제품류보다는 생선류나 콩제품의 경우 반응하는 아이들의 비율이 적었습니다. 생선 중에서도 흰살생선이 알러지 반응이 적게 나타났답니다.

그러나 아토피는 백이면 백 다 달라서 한 아토피안이 반응한다고 하여 다른 아토피안도 반응하는 것이 아니므로 반드시 규칙적으로 먹어보고 반응을 보는 게 좋을 것 같습니다.

고기에 대한 반응이 적어서 먹이게 될 경우 가능하면 좋은 사료를 먹고 큰 고기류를 먹도록 하고 먹이는 양도 일정량을 정해 규칙적으로 먹이기를 권하고 있습니다.

생선은 언제부터 먹일 수 있나요?

흰살생선은 이유식을 시작하면서 먹여볼 수 있습니다. 자연건강법을 시작한지 만 6개월 내지 1년이 지나면서 아토피가 어느 정도 가라앉은 아이들의 경우 조심스럽게 흰살생선을 먹여봅니다. 초등학생이나 청소년, 성인의 경우 체력이 약하거나 두유에 반응이 심한 경우 흰살생선 정도 먹으면서 자연건강법을 실천한 경우가 많습니다.

오곡밥과 된장찌개, 채소와 나물, 두부 등등 자연식으로 건강을 유지할 경우 굳이 흰살생선을 먹을 필요가 없지만 체력이 뒷받침되지 못할 경우 약간의 흰살생선으로 영양을 보충해주어야 합니다.

아기들의 경우도 오곡미음과 생채소즙, 그리고 두유 정도를 먹으면서 잘 자라면 굳이 돌 전에 흰살 생선을 먹일 필요는 없습니다. 혹시 두유에 심각하게 반응하여 단백질 섭취가 문제 된다면 흰살 생선을 아기가 먹기 좋게 조리하여 먹입니다. 흰살생선을 먹일 때에는 굽거나 튀기지 말고 양파, 무 등을 넣어 맵지 않게 졸여 먹이는 것이 좋습니다.

녹즙을 먹여도 되나요?

식물의 광합성 작용에 의해 생성되는 엽록소는 세포 재생에 탁월한 효과가 있답니다. 또한 녹즙에 들어 있는 플라보노이드계에 속하는 독특한 물질들은 항산화작용, 항염작용 등이 뛰어납니다.

뿐만 아니라 녹즙 속 비타민과 미네랄은 인체 신진대사를 활발하게 해주고 혈중 콜레스테롤 수치를 낮추어주며 체액을 전체적으로 맑게 해줍니다. 그 결과 녹즙을 규칙적으로 먹게 되면 인체의 전체적인 균형과 조화가 이루어지므로 아토피 치료에 크게 도움이 됩니다.

성인의 경우 채소를 꼭꼭 씹어 먹을 수 있으므로 녹즙을 적게 먹어도 되지만 아이들은 채소를 많이 먹을 수 없으므로 녹즙을 먹여야 합니다. 채소를 그냥 먹는 것보다 녹즙으로 먹는 것이 흡수율도 높고 소화에 부담을 덜 주는 것으로 알려져 있답니다. 그러니 아기의 반응과 소화력을 보아가며 조심스럽게 녹즙을 먹이도록 해주세요.

조식 폐지를 해야 하나요?

젖먹이 아이들의 경우는 조식을 폐지하기가 힘들 뿐만 아니라 그 효과도 성인에 비해 적을 것으로 추정하고 있습니다. 오히려 규칙적으로 먹이는 것이 더 중요하지 않을까 생각합니다.

〈수수팥떡〉의 경험에 비추어 볼 때 초등학교 이전 아이들도 조식 폐지를 시키는 경우의 이점보다는 그로 인한 부작용이 더 컸습니다.

그러나 성인의 경우는 스스로 몸 상태를 적절히 점검할 수 있으므로 체력이 허용한다면 조식 폐지에 도전해볼 수 있습니다. 그러나 조식폐지를 하더라도 조심스럽게 접근해야 합니다. 갑자기 조식 폐지를 하게 되면 어지럽거나 탈력감이 느껴지는 경우가 많거든요.

한참 자라는 아이들 먹을거리를 이렇게 제한해도 되나요?

자연건강법뿐만 아니라 대부분의 알러지 전문병원에서도 알러지 치료 초기 6개월 동안 동물성 단백질과 알러지 반응이 심한 음식을 선택적으로 제한시킵니다. 자연건강법에서는 무공해 음식을 먹이는 것을 기준으로 합니다. 질 좋은 흰살생선과 두유 정도는 먹으면서 진행하기를 권하고 있답니다. 하루 두 팩 정도의 두유를 먹고 잘 소화시키면 영양걱정은 하지 않아도 된다고 합니다.

만 1년 정도가 지나면 음식에 대해 다소 여유가 생기지만, 사실 건강한 아이들도 인스턴트식품, 육류, 가공식품을 많이 먹게 되면 몸이 약해지거든요. 그러니 아이들은 아토피든 아니든 무공해 음식으로 키우기 위하여 사회 전체가 애써야 한다고 봅니다.

육류도 사료보다는 풀을 주로 먹고 자란 육류를 먹이고, 외국산 농산물보다는 우리 농산물로 아이들을 키워야 합니다.

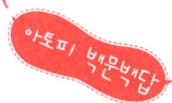

엄마가 음식을 조절하지 못하는 경우 차라리 모유를 끊고 특수분유를 먹이는 게 나을까요?

아이에게 엄마젖보다 좋은 음식은 없습니다. 아토피 아기들에게 엄마젖보다 좋은 치료제는 없다고 봅니다. 드물게 엄마젖 알러지라는 진단을 받고 모유를 끊는 경우가 있었는데 모유를 끊고 특수분유 등으로 바꾸고 난 뒤 알러지 증상이 약해진 경우는 드물었습니다.

그러나 엄마가 음식을 조절해주어야 모유먹이는 효과가 배가됩니다. 음식조절을 위해 좀 더 노력해보심 어떨까요. 모유를 끊은 이후 안정적인 대체식품을 찾는 것은 매우 어려운 일이랍니다.

모유가 먹이고 싶어도 먹이지 못해 안타까워하는 아토피아가를 기르는 엄마들도 많이 있습니다. 모유가 나오고 먹일 수 있다는 것만으로 매우 감사할 일이랍니다.

알러지 반응검사 결과 육류에 대한 반응이 거의 없었는데 실지로 먹여보니 반응을 해요.

가장 정확한 것은 아토피안이 직접 먹어보고 나타내는 반응이라고 합니다. 실제로 사람이 어떤 음식을 먹고 체내에서 일어나는 복잡한 에너지대사과정과 알러지 검사과정은 다를 수 있는 것 같습니다. 다른 한편 먹이는 육류의 질에 따라서도 반응이 달라질 수 있습니다.

좋은 사료로 기른 육류와 일반 사료로 기른 육류의 질이 다르고, 육류질에 따라 반응이 다를 수 있으니 고기를 먹이게 되면 아토피안의 경우 좋은 사료로 사육한 육류를 드시는 게 좋겠습니다.

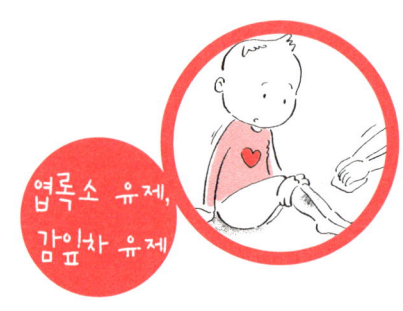

상추 넣어도 되나요?

예전에 어른들은 상추를 먹으면 잠이 온다며 아침에는 상추를 먹지 말라고 하셨습니다.

상추를 먹으면 잠이 오는 것은 상추 속에 들어 있는 락투카리움(Lactucarium)이라는 물질 때문이라고 합니다. 락투카리움은 락투서린(Lactucerin), 락투신(Lactucin), 락투신산(Lactucicacid) 등으로 구성되어 있는데 아편과 같이 최면, 진통의 효과가 있어 상추를 많이 먹게 되면 졸리게 되는 것이지요.

상추는 비타민과 미네랄 함량이 높은 좋은 채소지만 엽록소 유제를 만들 때 가급적 쓰지 않는 이유가 락투카리움 때문이랍니다. 물론 소량의 상추를 넣는다고 최면성이 강해지는 것이 아니겠지만 알러지 질환자들은 아주 약한 자극에도 강한 알러지 반응을 일으키기도 하기 때문에 엽록소 유제 만들 때 상추를 넣지 않는 것이랍니다.

죽염을 넣으면 아파합니다. 꼭 넣어야 하나요?

엽록소 유제 속에 들어가는 죽염은 살균, 소염, 제독, 세포 생성촉진 작용 등을 통해 아토피 치료를 도와줍니다. 그런데 2차 감염으로 염증이 심하고 상처가 많은 상태에서 죽염 3%를 넣어 엽록수 유제를 만들어 쓰면 따가워서 아이가 견디기 힘듭니다.

본래 엽록소 유제는 녹즙과 올리브유, 죽염, 마그밀액의 비율이 엄격하게 정해져 있지만 아이가 잘 적응할 수 있도록 초기에 죽염은 1%부터 차

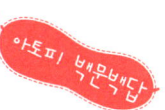

즙 양을 늘려가고 마그밀을 넉넉하게 넣어 만들어 발라줍니다.

본래 죽염은 3% 넣도록 되어 있으나 1% 정도로 하여 꼭 넣어 엽록소 유제를 만들어 발라주세요. 처음엔 따끔거려도 차츰 적응할 수 있게 됩니다.

엽록소 유제를 바르고 나서 얼굴이 빨갛게 되었습니다. 부작용이 있는 건 아닌가요?

일시적으로 알러지 현상이 심해질 수 있습니다. 습한 아토피의 경우 이러한 증상이 다소 심하게 나타나기도 하는 것 같습니다. 그러나 각질이 쉴새 없이 떨어지는 건조한 아토피의 경우는 엽록소 유제 부작용이 덜하다고 판단됩니다.

염증 부위를 소독약이나 소금물로 소독하면 자극이 되어 빨갛게 되는 것과 같은 이치가 아닐까 생각해봅니다. 심한 반응이 아니라면 마그밀을 넉넉히 넣은 엽록소 유제를 만들어 발라주면서 치료해야 합니다.

엽록소 유제 바르고 나서 씻어야 하나요?

엽록소 유제가 제대로 만들어지면 크림처럼 됩니다. 피부에도 잘 흡수되지요. 피부에 흡수되므로 씻어낼 필요는 없습니다.

하루 몇 번 발라줘야 하나요?

각질이 심할 땐 수시로 발라주어도 되지만 하루 3, 4회 규칙적으로 발라주면 좋습니다. 아기 피부상태에 따라 바르는 횟수는 증감할 수 있습니다. 피부도 숨을 쉬어야 하므로 너무 자주 두텁게 발라주는 것은 금물입니다.

감잎차 유제가 안 맞을 수도 있나요?

감잎차 유제건 엽록소 유제건 일시적으로 약한 알러지 반응이 있을 수 있습니다. 이 경우 녹즙이나 감잎차보다는 올리브유에 대한 반응이 아닐

까 생각해봅니다. 그러나 잘 만들어진 감잎차 유제나 엽록소 유제는 개별 요소의 특성이 100% 발현되는 것이 아니므로 다소 반응이 있더라도 보습제로 쓰면서 치료하기를 권합니다.

물론 아주 심한 반응이라면 알로에즙 등 다른 대체 보습제를 찾아보아야 하지요. 그러나 알러지 환자들에게 어떤 것이 더 강한 자극을 준다 안 준다 일률적으로 말하기는 매우 힘듭니다. 오히려 맞는 것, 안 맞는 것으로 이야기하는 편이 적절하지 않을까 생각합니다.

죽염수, 감잎차, 엽록소 유제 바르는 순서를 알고 싶어요.

우선 죽염수로 소독한 뒤 감잎차 유제나 엽록소 유제를 바릅니다. 감잎차 유제와 엽록소 유제는 서로 대체할 수 있습니다. 엽록소 유제에 심한 반응을 보이는 아이들은 감잎차 유제로 대체하고, 감잎차 유제로도 안 되는 아이들은 알로에즙을 쓰거나 그냥 죽염수 소독 후 감잎차를 차게 하여 거즈에 적신 다음 가볍게 톡톡 쳐주도록 합니다.

엽록소 유제 만들 때 녹즙을 넣는 이유는 무엇인가요?

식물잎의 엽록소는 세포 생성작용을 촉진시키는 효과가 뛰어나기 때문입니다. 또한 녹즙에는 플라보노이드(flavonoid)라는 성분이 다량 함유되어 있는데 이 플라보노이드는 피부 염증을 삭여주고 피부를 튼튼하게 해준다고 합니다. 플라보노이드는 쿼세틴, 카데킨, 루틴, 안토시아니딘, 켈린, 에스 쿨레틴, 루테올린, 아핀, 캠페롤, 아스르라젤린, 헤스페리딘 등 여러 종류가 있다고 합니다. 이 플라보노이드는 항산화제 역할을 비롯하여 몸에 안 좋은 광선을 차단하는 역할, 바이러스, 세균의 성장을 억제하는 역할을 해줍니다.

그러므로 녹즙을 마시고 녹즙으로 엽록소 유제 등을 만들어 사용하는 것은 아토피 치료에 유효합니다.

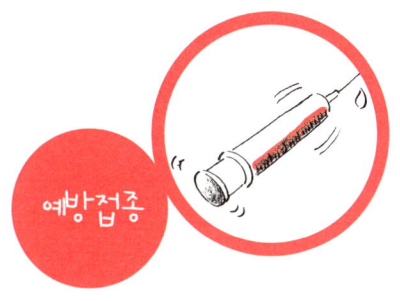

예방접종은 해야 하나요?

예방접종이란 우리 몸의 B임파구의 작용을 이용한 것인데요. B임파구는 인체에 특정 바이러스나 세균이 침입하면 그 세균이나 바이러스의 특성을 파악하여 그에 맞는 항체를 내보내 격파합니다. 그리곤 기억세포라는 것을 남기지요. 만일 다음에 같은 바이러스나 세균이 침입하면 기억세포를 활용해 기존에 활동하던 것과 같은 항체를 내보내 박멸합니다.

예를 들어 천연두 예방주사는 천연두 균의 활동력을 방사선으로 죽인 다음 미리 몸 안에 넣어주는 겁니다. 그러면 우리 몸에 천연두균에 대한 항체가 만들어지죠. 그러면 다음에 천연두 균이 들어와도 미리 준비된 항체로 잡아 죽이기 때문에 천연두를 앓지 않게 된다는 원리입니다.

그런데 예방주사를 맞는 것에도 몇 가지 문제점이 있어요. 우선 예방주사로 인해 전체적인 면역성이 떨어진다는 지적이 있습니다. 예방주사를 이것저것 많이 맞게 되면 항체는 만들어지지만 자연스러운 항체형성 기제에 문제가 생길 수 있다는 것입니다.

다음으로 문제되는 것이 예방주사의 부작용입니다. 어린 아가들의 경우 심지어 예방주사 부작용으로 사망하는 경우도 있습니다. 그 외에도 예방주사로 인해 예방하려던 질병에 걸리는 일도 있고 심장이나 폐에 무리가 가는 경우도 있습니다. 어린 아기들에 대한 의료적 처치가 조심스럽고 세심해야 하는 이유가 바로 여기에 있지요.

최근에는 예방주사 재료의 안전성에 대한 문제제기가 끊이지 않고 있습니다. 꼭 필요한 예방접종은 시키도록 하세요. 그러나 불필요한 예방주사를 마구 맞힐 필요는 없습니다. 자연건강법을 꾸준히 실천하면 꼭 필요한 예방주사만 맞히면 됩니다.

그러니까 예방접종만을 따로 떼어내어 맞히느냐 아니냐를 고민하기보다는 생활을 바르게 하여 아이를 튼튼하게 키우면서 필요한 예방접종을 시키도록 하는 것이 좋을 것 같습니다.

예방접종 후 바로 풍욕과 냉온욕을 해도 되나요?

만 24시간 동안 아기는 안정해야 합니다. 예방주사로 인해 열이 날 수도 있고 설사를 하는 경우도 있으므로 아기 상태를 잘 지켜보며 물을 수시로 먹이는 게 좋습니다. 풍욕이나 냉온욕도 그날 하루는 쉬고 다음날 아기 상태를 보아가며 하도록 하세요. 주사 부위에 염증이 생기면 아기가 고생하거든요. 그러니 감염되지 않도록 주의해야 해요.

심한 명현으로 예방접종을 못하고 있어요. 예방접종 시기를 맞추지 않아도 되나요?

아기가 태어나면 간염 예방접종을 받고 한 달 내에 BCG 예방주사를 맞히는 식의 프로그램이 있습니다. 아기가 건강하다면 그 프로그램에 따라 예방접종을 해주어야죠. 그러나 아픈 아기들은 잘 돌보면서 시기를 조절해야 합니다. 아기가 설사를 심하게 하거나 열이 나면 예방접종은 하기 어렵습니다.

명현이 심하면 아기는 열이 날 수도 있고 설사를 할 수도 있습니다. 그러니 심한 명현을 겪고 있는 중이라면 예방접종을 피하는 게 좋습니다.

이런 문제로 〈수수팥떡〉에서는 돌전의 어린 아기들은 음식만 조심하면서 지켜보라고 권하고 있습니다. 음식만으로 좋아질 수 있기 때문입니다. 어린 아기들은 조심스럽거든요.

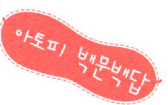

예방접종 후 아토피 증상이 심해졌어요.

〈수수팥떡〉에 많이 올라오는 호소인데요. 예방접종을 하게 되면 예방하려는 질병을 아주 약하게 앓게 됩니다. 너무나 경미하여 밖으로 잘 드러나지 않을 뿐이죠. 그런데 알러지성 체질의 아이들에게는 예방주사 자체가 알러지원으로 작용할 수 있고 예방주사로 인해 일어나는 약한 증상이 아토피를 심하게 하는 것으로 추정합니다. 건강한 아이들이라면 모르고 넘어갈 증상을 아토피 아이들은 예민하게 감지하고 그로 인해 알러지 반응을 일으킬 수 있기 때문입니다. 예를 들면 어떤 예방주사의 주원료는 달걀 노른자로부터 추출한다고 합니다. 달걀노른자에 반응하는 아이들은 관련 예방주사를 맞게 되면 아토피가 심해지기도 했습니다.

그러나 다소 알러지 반응이 나타나더라도 예방주사는 맞히도록 합니다. 단 예방주사에 대한 알러지 반응이 심한 경우 쇼크 현상도 올 수 있으니 조심스럽게 접근하기를 권장합니다.

예방접종을 조금 늦게 한다고 큰 병에 걸리는 것은 아니니 아이가 심한 아토피 증상을 보일 때에는 전문가와 상의하여 예방접종을 미루는 것이 좋을 것 같습니다.

예방접종 후 두드러기가 나요.

예방접종으로 여러 가지 알러지 반응이 나타나는 것을 보았는데요. 그 한 형태가 두드러기입니다. 두드러기는 〈수수팥떡〉 아이들에게서 많이 나타난 예방접종 알러지였습니다. 시간이 지나면서 가라앉으니 걱정마시구요. 단 두드러기에 자극을 가하지 않도록 조심해주세요. 긁어 상처가 나게 되면 2차 감염이 우려되기 때문입니다.

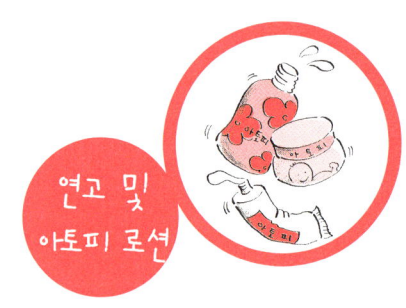

연고 및 아토피 로션

자연요법을 시작하면 완전히 약을 끊어야 하나요? 약 끊기가 두려워요.

약은 서서히 끊어가야 합니다. 그러나 아토피 치료 상태를 보아가며 언젠가는 꼭 끊어야 합니다. 아토피에 쓰이는 약제는 스테로이드제, 항히스타민제, 항생제 등이 주로 쓰이고 아토피가 심해지면서 면역제제를 쓴다고 합니다. 이 중에서도 항염 작용이 강한 스테로이드제는 아토피 증상을 완화해주는 완화제로 많은 질병에 광범위하게 쓰이고 있습니다.

우리 몸은 질병으로 인한 증상을 완화해주는 약제를 스스로 만들어냅니다. 아토피로 인해 염증이 생겼을 경우 염증으로 인한 괴로움을 달래주기 위해 부신피질에서 호르몬을 만들어 몸이 견딜 수 있도록 도와줍니다.

스테로이드제는 우리 몸에서 만들어지는 천연 완화제를 인공적으로 만들어낸 것으로 효과가 뛰어난 것은 틀림없습니다. 그러나 스테로이드제는 증상을 완화해줄 뿐 치료제는 아니라는 사실을 이해해야 합니다.

오히려 스테로이드제를 오래 사용하게 되면 자연스럽게 드러나야 할 알러지 반응이 억제되어 각종 부작용을 일으키게 됩니다. 심한 아토피성 피부염 환자들의 경우 과거에 스테로이드제를 오랫동안 사용한 사람들이 대부분이라는 사실은 이를 반증해줍니다. 그래서 스테로이드제는 아토피를 중증으로 만든다는 '오명'을 쓰고 있답니다.

스테로이드제의 부작용은 내과적 부작용과 외과적 부작용으로 나누어 이해할 수 있습니다.

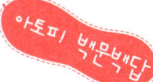

- 내과적 부작용은 다음과 같습니다.
1. 얼굴이 호빵 모양으로 둥글게 되며 뺨이 붉게 변한다.
2. 목 뒤 지방질이 쌓여 튀어나온다.
3. 복부는 비만해지고 팔과 다리는 비정상적으로 가늘어진다.
4. 피부가 트는 것처럼 피부에 붉은색 줄기가 나타난다.
5. 피부가 약간만 스쳐도 멍들고 뼈가 약해져 쉽게 골절된다.
6. 당뇨병과 고혈압을 유발한다.
7. 인체의 면역성을 저하시킨다.
8. 내장기관 약화로 인해 위염·위궤양 등 질환을 유발한다.
9. 부신 기능 위축으로 부신호르몬 생산 기능을 위축시킨다.

- 외과적 부작용은 다음과 같은 증상들이 있습니다.
1. 피부가 얇아지고 피부가 늘어난 자국이 생긴다.
2. 혈관 확장
3. 반복되는 피부감염
4. 피부 약화
5. 태선화
6. 알러지 심화
7. 백내장, 녹내장을 유발

스테로이드제를 장기간 사용한 아토피안이 갑자기 스테로이드제를 끊게 되면 그 리바운드 현상으로 인해 견딜 수 없게 됩니다. 특히 스테로이드제를 장기간 쓰게 되면 부신의 호르몬 생산 기능이 위축되어 있어 갑자기 약을 끊었을 경우 심하면 혼수에 빠지기도 합니다.

자연요법을 시작하더라도 당분간 약제는 계속 사용합니다. 아토피 정도에 따라 약을 3분의 2로 줄인 뒤 한 달 동안 상태를 점검하고 다시 2분의 1로 줄이는 식으로 서서히 끊어서 짧게는 석 달, 길게는 1년에 걸쳐 약을 끊어갑니다.

약 오래 바른 부분이 더 심해지네요. 왜 그런거죠?

알러지 반응은 환자의 몸 상태에 따라 어쩔 수 없이 나타나는 현상입니다. 그러므로 알러지 반응이 일어나지 않는 몸으로 바꿀 궁리를 해야 합니다. 망가진 인체 면역기제를 되살릴 길을 모색해야 한다는 것입니다.

그런데 스테로이드제나 항히스타민제는 알러지로 인해 나타나는 증상만을 억제합니다. 알러지의 기본 증상인 가려움과 발진, 감염으로 인한 염증을 억제하다보니 면역체계는 더 손상당하고 연고를 많이 쓴 부위는 증상이 더욱 심해지는 것입니다. 약으로 억제되었던 증상이 폭발적으로 '리바운드' 되는 것이지요.

약을 심하게 썼던 부위는 바르는 약의 양을 줄이면서 자연요법을 하도록 하십시오. 만일 약이 더 이상 듣지 않는 상태라면 어느 정도의 리바운드 현상은 감수하면서 자연요법을 해야 합니다.

연고를 쓰면서 자연요법하면 안 될까요?

처음엔 약을 쓰면서 하다가 장기적으로 약을 끊어가도록 합니다. 갑자기 약을 끊는 것은 위험합니다. 갑자기 약을 끊으면 리바운드 현상과 명현으로 지치게 되므로 필요하면 약도 쓰면서 다스려야 합니다.

아토피 로션을 쓰니 피부가 보송보송해지는데, 또 써도 되나요?

아토피안들은 세포의 수분 재흡수기능이 위축되어 있는 경우가 많습니다. 그래서 피부가 건조하고 따라서 목욕 후 보습을 해주지 않으면 피부가 뻣뻣해집니다. 자연요법에서는 이럴 때 감잎차 유제나 알로에, 엽록소 유제 등을 보습제로 활용합니다.

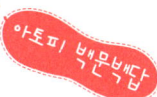

시중에서 파는 아토피 로션이나 보습제는 피부에 자극을 줄 수 있는 물질을 함유하고 있습니다. 그 중에서도 방부제와 계면활성제는 피부에 강한 자극을 줄 수 있습니다.

방부제는 세균이나 진균의 세포막을 파괴하여 사멸시키므로 살균작용이 있습니다. 그러나 은연중에 방부제를 섭취하거나 방부제가 든 로션을 오래 바르게 되면 우리 세포에 대해서도 방부제의 방부작용이 일어날 수 있습니다. 아토피안들에게는 방부제의 자극이 보통 사람보다 심하게 나타날 수 있기도 하구요.

방부제도 종류에 따라 다르며 파라벤류 방부제는 흡수되면서 피부에 크게 해롭지 않은 물질로 바뀐다고 합니다. 방부제를 연구 개발하여 부작용을 최소화하는 것이 모두의 과제일 수 있다고 생각합니다.

시중 아토피 관련 제품을 구할 때 제품소개를 잘 살펴보고 선택해야 합니다. 방부제나 기타 자극원이 될 수 있는 물질 함유 여부를 확인해야 합니다. 제품 뒷면 '표시 사항'을 꼼꼼히 읽어야 합니다.

계면활성제도 피부에 자극원이 될 수 있습니다. 계면활성제란 섞이기 힘든 물질들을 섞이게 해주는 물질입니다. 예를 들어 물과 오일은 섞이려 하지 않는 것들인데 계면활성제를 사용하면 물과 오일이 섞이게 됩니다. 계면활성제가 화합하지 못할 물과 기름을 화합시켜 주기 때문입니다. 이러한 계면활성제의 성격으로 인해 계면활성제는 다른 물질보다 피부 지질막 침투가 용이하게 됩니다. 그리고 계면활성제가 피부를 약화시키게 되고 알러지 환자에게는 알러지원으로 작용하게 됩니다.

최근 들어 피부 자극이 적은 계면활성제가 나오고 있지만, 계면활성제의 독성을 쉽게 약화시키지는 못하므로 알러지 환자들은 가능하면 계면활성제를 멀리하는 게 좋습니다.

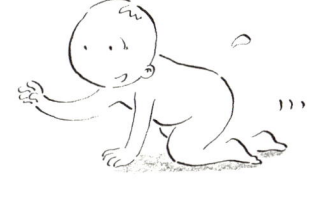

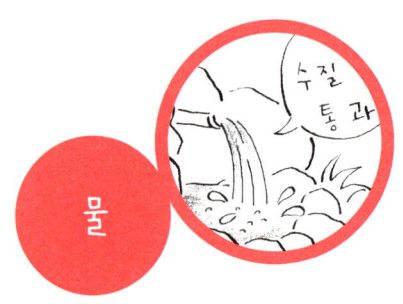

아기가 물을 먹지 않아요. 어떻게 하면 물을 잘 먹일 수 있을까요?

모유를 먹는 아기들이 물을 먹지 않는 경우는 크게 염려할 필요가 없습니다. 백일 전후까지는 모유만 충분하다면 영양과 수분 보충이 아울러 되기 때문입니다. 그러나 인공영양을 하는 아기들은 반드시 일정한 간격을 두고 수유해야 하며 수유 중간 중간에 수분 섭취를 꼬옥 해주어야 합니다.

아이들이 물 먹는 양은 계절에 따라 달라서 여름철에는 비교적 물을 잘 먹지만 가을철에 들어서면서 아이들이 물을 잘 먹지 않으려고 합니다. 그러나 풍욕을 시킨 후에 물을 먹이면 비교적 수월하게 물을 먹일 수 있답니다. 풍욕이 운동효과를 주기 때문에 아이들이 목말라 하는 것 같습니다.

그러니 풍욕 후에 물을 먹이도록 하고 보통 수유한 뒤 1시간 반 정도 후에 물을 먹이면 물을 잘 받아먹습니다. 아이들이 이유 없이 울 때가 있는데 목이 말라 그럴 수도 있으니 먹는 리듬에 맞추어 물을 먹여볼 수 있으리라 생각합니다.

생수를 먹여도 되나요?

아기 가졌을 때 엄마가 계속 생수를 드셨다면 아기도 생수를 먹여도 무방합니다. 그러나 좋은 생수를 구해 먹여야 하며 수인성 전염병이 도는 시기에는 반드시 보리차 등을 넣어 끓여 먹이거나 매실엑기스(농축액)을 한 두 방울 희석해 먹이도록 하세요.

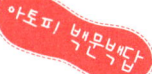

물을 정화했더니 이상한 맛이 나요.

지역에 따라 수돗물도 수질에 차이가 납니다. 수돗물 정화를 위해 넣은 맥반석이나 숯의 질도 물맛에 영향을 끼칩니다. 볶은 소금을 얼마나 넣느냐에 따라 물맛이 달라질 수도 있습니다.

그래서 그냥 드시는 물은 보건복지부 수질 판정을 통과한 약수를 떠다 먹도록 하고 수돗물을 정화시킨 물은 취사용으로 쓰면 좋으리라 생각합니다.

결명자차를 먹이면 어떨까요?

결명자차는 눈을 밝게 하고 변비 해소에 좋다고 되어 있습니다. 연하게 우려내어 먹여도 무방하지만 너무 많은 양을 먹이면 설사할 수 있으므로 조금씩 먹여주세요.

약수에 맥반석을 넣으면 어떨까요?

수돗물, 수돗물에 맥반석을 넣은 물, 약수, 약수에 맥반석을 넣은 물 등 네 종류의 물에 양파를 키워보았습니다. 수돗물에서 크던 양파는 사흘 정도 크다가 끝부터 썩어 들어갔습니다. 수돗물에 맥반석 넣은 물과 약수는 엇비슷하게 양파가 자랐습니다. 약수에 맥반석 넣은 물의 양파는 같은 기간 2배 정도 자랐습니다.

약수에 맥반석을 넣으면 수질이 확실히 좋아지리라 생각합니다.

시중 정수기를 써도 되나요?

믿을 만한 정수기를 구해 쓰셔도 무방합니다. 그러나 고가의 정수기 구입이 부담될 수 있으니 약수를 떠다 드시거나 수돗물을 정화해 먹어도 무방하다고 봅니다.

이온정수기는 어떤가요?

물을 산성수와 알칼리수로 분리하여 사람의 체액이 활동을 많이 하게 되면 혹은 체질적으로 산성화하려는 경향에 대응하여 알칼리수를 먹게 되면 체액이 중화된다는 것으로 이해하고 있습니다.

우리가 앓는 대부분의 질병이 체액이 산성화하려는 경향에서 온다는 전제(70%)하에 알칼리수를 먹어 체액을 중화시킨다는 것입니다.

다른 한편 아토피안의 경우는 피부산도가 떨어져 있으므로 산성이온을 분리한 산성수는 피부에 발라 피부산도를 보충해준다는 취지인 것으로 알고 있습니다.

이온수기를 쓴 초기에는 아토피 증상이 심해지기도 하고 아토피 증상이 약화되기도 하는 등 변화가 있었지만 몇 달 지나면 보통 물과 큰 차이가 나지 않았습니다. 그러나 경제력이 허락한다면 이온수기를 쓰셔도 좋을 것 같습니다.

물은 얼만큼 먹여야 하나요? 신생아는 절대로 물을 먹이지 말라고 하는데요.

어린 아기들은 하루에 체중의 10%에 해당하는 양의 물을 먹어줘야 합니다. 아기가 7kg이라면 700g의 물을 먹여줘야 한다는 것입니다. 10kg이라면 1,000g의 물을 먹여야 합니다. 아이들의 경우 음식물 속에 포함된 물의 양을 포함한 양을 말합니다. 성인은 하루 소비하는 물의 양이 평균 2,000g 정도 되므로 2,000g은 섭취해야 합니다.

젖도 90%이상이 물이고 분유도 물에 타서 먹이므로 신생아도 물을 먹고 있는 것이랍니다. 많은 양의 물을 먹이면 아기 몸에 부담을 주고 신장 기능에 무리를 줄 수 있으니, 젖을 먹고 한 시간 내지 한 시간 반 정도 지나 아가들은 목말라할 때쯤 티스푼으로 조금씩 입술을 적시어 주고, 혀 밑에 조금씩 물을 흘려 넣어주면 됩니다.

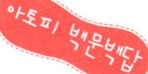
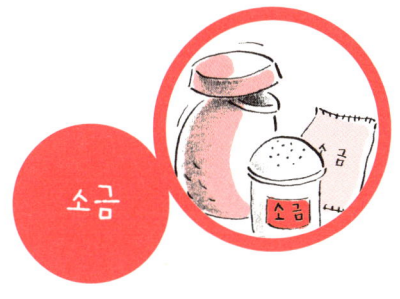

아토피 아기들은 신장이 약하다는데 저염식을 해야겠지요?

저염식이라고 할 때 기준이 문제라고 생각합니다. 우리 몸은 필요한 만큼의 염분을 섭취해야 신진대사가 잘 됩니다. 생리적 식염수(몸에 꼭 필요한 염분농도)는 0.85%입니다. 이 0.85% 내외의 염분은 살균, 제염, 해독, 방부작용을 통해 인체를 지켜줍니다. 그러니 필요한 만큼의 염분은 어떤 방식으로든 섭취해야겠지요.

모유를 먹이는 아기들은 굳이 따로 소금을 섭취할 필요가 없습니다. 엄마가 필요한 만큼의 염분을 섭취하면 젖 속에 염분이 다 녹아 들어가니까요. 인공영양을 하는 아이들의 경우도 분유를 먹이게 되면 분유 속에 필요한 염분이 함유되어 있으므로 따로 염분을 섭취할 필요가 없습니다.

이유식을 할 때에도 이유식만을 하는 것이 아니므로 가급적 간은 약하게 하거나 천연의 간으로 먹이는 것이 좋습니다. 오곡미음을 끓일 때 다시마, 멸치, 버섯, 새우 등을 넣어 우려낸 물에 끓이면 따로 간을 할 필요가 없었습니다.

밥을 먹기 시작한 이후의 아이들은 오곡밥에 된장찌개를 중심으로 한 채식을 주로 할 경우 음식에 간이 들어 있으므로 따로 죽염을 먹일 필요는 없습니다. 반찬을 간 할 때는 반드시 조선간장, 된장, 고추장으로 해줘야 합니다.

아이들 이유식을 무엇으로 간을 하나요?

처음 오곡미음을 끓여 먹일 때는 멸치, 다시마, 새우, 버섯 등을 우려낸 물에 끓입니다. 다시마로 인해 우려낸 물이 간간하므로 따로 간을 할 필요가 없지요.

본격적으로 간한 음식을 먹이려면 아무래도 돌은 지나야 하리라 생각합니다. 그 이전에는 간을 하더라도 조선간장, 된장 정도로 약하게 해야 합니다.

죽염은 먹여도 되나요?

아이가 설사를 하거나 열날 때 혹은 가래 섞인 기침을 할 때 죽염을 소량 먹여줍니다. 귀이개로 10분의 1 정도를 만 6개월 이전은 하루 3, 4회 정도 먹이고 만 6개월 이후의 아이들은 5, 6회 먹여줍니다. 돌이 지나면 귀이개로 5분의 1 정도를 하루 4회 정도 먹여줄 수 있습니다.

그러나 죽염만으로 질병이 낫는 것이 아니므로 다른 처치를 병행하고 중이염 등 필요한 경우에는 병원처치를 병행하면서 죽염을 먹입니다.

볶은 소금을 죽염 대용으로 쓸 수 있나요?

성인이라면 볶은 소금을 먹어도 되겠지만 어린 아기들은 죽염 대용으로 볶은 소금보다는 조선간장이 낫다고 생각합니다. 조선간장은 만 6개월 전 아플 때 귀이개로 3분의 1정도를 하루 4회 정도 먹이고, 만 6개월이 지난 아이들은 귀이개로 2분의 1을 하루 4회 정도 먹이면 좋습니다. 돌이 지나면 귀이개로 3분의 2정도를 하루 4회 정도 먹여줍니다.

흰 소금은 왜 안 되는 거죠?

흰 소금은 가공과정에서 염소와 나트륨만 99% 이상 남게 됩니다. 천연 소금에 들어 있던 미네랄이 간수와 함께 제거되기 때문입니다. 보통 소금

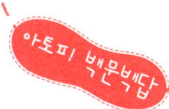

을 먹으면 혈압이 올라간다고 할 때의 소금은 흰 소금을 가르키는 것이라고 합니다.

우리 몸 조압작용에 관여하는 것은 나트륨과 칼륨인데 나트륨은 혈압을 올리고 칼륨은 혈압을 낮추어 둘의 협력에 의해 정상치 혈압이 유지된다고 합니다. 천연소금에는 칼륨도 들어 있습니다. 그러나 흰 소금에는 칼륨이 거의 들어 있지 않아 흰 소금을 먹으면 나트륨만을 먹게 되어 일시적으로 혈압이 올라간다고 합니다.

소금은 제조공법에 따라 우리식 간장, 된장, 고추장이 될 수도 있고 흰 소금이 될 수도 있습니다. 우리식 발효공법에 의해 만들어진 간장, 된장, 고추장은 미네랄 균형 측면에서도 나무랄 데 없는 훌륭한 식품이랍니다.

된장에 알러지 반응을 일으키는데요.

된장에 다소 알러지 반응을 일으키더라도 심하지 않다면 된장 정도는 먹으면서 몸을 돌보아야 합니다. 된장은 발효된 콩이므로 콩에 알러지 반응을 심하게 하는 사람도 된장에 대한 알러지 반응은 심하지 않은 경우가 많았습니다.

다만 된장이 짜기 때문에 된장찌개 등을 먹고 나서 아이 입 주변이 벌겋게 되는 경우가 있는데 시간이 지나면 괜찮아집니다. 심해지면 문제지만 시간이 지나 가라앉으면 된장으로 만든 음식 정도는 먹이면서 보살피는 게 좋다고 생각합니다.

조선간장 먹여도 되나요?

돌이 지나 간을 하게 되면 주로 조선간장으로 하는 것이 좋습니다. 아이가 아플 때 죽염이 없을 경우 조선간장을 죽염 대용으로 먹일 수 있습니다.

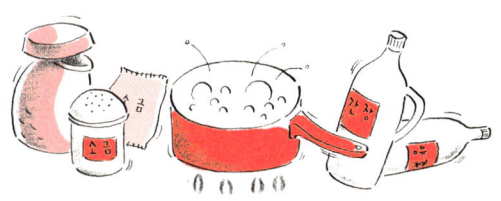

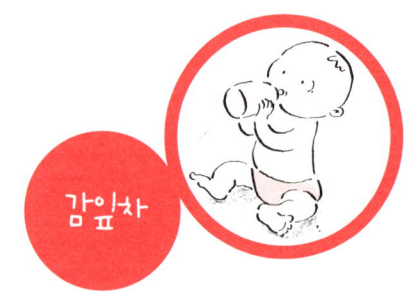

감잎차 어떻게 우리나요?

펄펄 끓는 물에 감잎차를 우리면 비타민 C가 파괴되므로 섭씨 70도 내지 80도 정도로 우려내도록 합니다. 감잎차를 우려내고 나면 가능하면 30분 내에 먹는 것이 비타민 C 손실을 줄여준다고 합니다.

물의 오염이 심한 지역은 물을 펄펄 끓인 다음 식혀 감잎차를 우리고, 좋은 생수가 있다면 섭씨 80도 정도로 데운 물에 감잎을 넣어 우립니다. 연한 갈색이 날 정도로 우린 다음 감잎 혹은 티백을 꺼내면 됩니다. 감잎과 티백은 3회까지 우려먹을 수 있습니다.

감잎차는 유리 용기나 질그릇에 우리는 것이 좋습니다.

감잎차를 우려 냉장고에 넣어두어도 되나요?

감잎차는 우려낸 즉시 먹는 것이 좋습니다. 그러므로 냉장고에 넣어둘 여가가 없지요.

감잎차를 꼭 오전에만 먹여야 하나요?

감잎차 속에 들어 있는 탄닌성분은 각성작용을 합니다. 그래서 오후에 먹게 되면 잠이 오지 않을 우려가 있어 오전에 먹도록 권합니다. 예민한 사람들은 오후에 감잎차를 먹게 되면 잠을 잘 못 이루거든요.

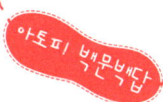

감잎차는 얼만큼 먹이나요?

오전 중에 400g 내외를 먹이면 됩니다. 모유를 먹는 아기들은 6개월 경까지는 엄마가 오전 중에 600g 정도의 감잎차를 먹어주면 됩니다. 분유를 먹이는 아기들은 오전 중에 한번은 감잎차에 분유를 타 먹이면 조금 쉽게 감잎차를 먹일 수 있습니다. 돌이 지나 스스로 움직이기 시작하고부터는 300g~400g 정도 먹이면 됩니다.

시중에서 파는 감잎차를 먹여도 되나요?

믿고 먹여야죠. 무공해 음식을 취급하는 곳에서 생산한 감잎차는 현재로선 가장 믿을 만한 제품이라고 생각합니다.

감잎차에 분유를 타 먹여도 될까요?

네. 그러나 오전 중에만 감잎차에 분유를 타 먹이도록 하세요. 예민한 아기들은 오후에 감잎차를 먹으면 잠을 안자고 칭얼댈 수 있기 때문입니다.

감잎차는 어느 정도 진하게 우리나요?

연한 갈색으로 우려 먹이고 감잎차 유제를 만들 때에는 진한 갈색으로 우려 씁니다.

감잎차 대신 비타민 C를 보충하는 방법은 없나요?

성인은 채소와 과일을 통해 비타민 C를 보충할 수 있습니다. 또 녹즙도 좋아요. 그러나 아이들은 녹즙을 먹일 수 있는 양이 적어서 감잎차가 가장 좋은 비타민 C 공급원이라고 봅니다.

아기가 감잎차를 잘 먹지 않아요. 꼭 먹여야 하나요?

비타민 C를 충분히 섭취한 아기와 그렇지 않은 아기를 비교해 볼 때 전자의 아기들이 확실히 아토피를 빨리 극복했답니다. 비타민 C가 피부를 튼튼하게 해주기 때문에 먹일 수 있는 방법을 연구하여 꼭 먹이도록 하세요.

감잎차에 하얀 가루 같은 것이 뜨는데 무엇인가요?

티백형 감잎차는 감잎을 말린 뒤 곱게 갈아 티백에 넣습니다. 감잎차가 아주 곱게 갈아지므로 물에 우릴 때 감잎차 가루가 새어 나올 수 있기 때문에 하얀 가루가 뜰 수 있다고 합니다.

감잎차 팩에서 환경호르몬이 나오지는 않나요?

감잎차 팩 용지를 어디서 구하느냐가 중요한데요. 열을 가해도 환경호르몬이 나오지 않는 팩을 사용하여 만든 감잎차를 구해 드셔야 합니다.

감잎차를 생수에 우려도 되나요?

생수에 우리면 보관하기가 쉽지요. 그런데 더운물에 우릴 때보다 시간이 다소 오래 걸립니다. 일단 더운물에 한번 우려먹고 나서 티백을 생수에 넣어 우리면 조금 잘 우러납니다. 생수에 우려낸 감잎차는 우려낸 뒤 몇 시간 두어도 비타민 C가 별로 파괴되지 않는다고 합니다.

감잎차는 찬 성질이 강하다고 하는데 괜찮을까요?

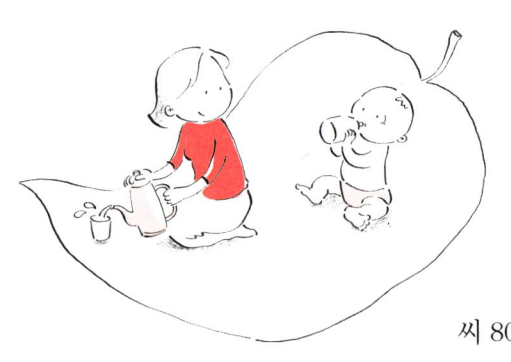

엄밀히 따져보면 모든 음식은 차고 강한 나름의 성질을 가지고 있을 것입니다. 사람도 마찬가지구요. 그렇게 구별해보면 감잎차는 찬 쪽인 것 같습니다. 그러므로 체질이 뜨거운 사람에게는 더 좋은 음식일 수 있겠지요.

그러나 감잎차는 다량의 비타민 C를 가지고 있고, 섭씨 80도 내지 90도에서 우려내어 따뜻하게 마실 경우 찬 성질을 중화시킬 수 있으므로 오전 중에 한 컵 내지 두 컵 드시는 것은 몸에 좋다고 봅니다.

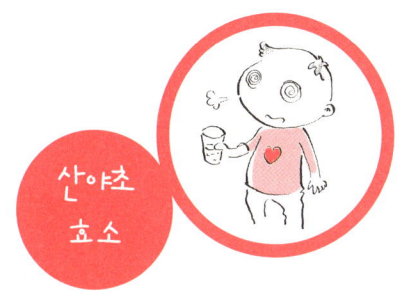

산야초 효소를 하루에 얼만큼씩 먹여야 하나요?

산야초 효소를 먹일 때 돌전의 아기들은 반드시 물 10배 이상에 희석하여 먹입니다. 특별한 경우(단식중이거나 목이 아파 음식을 못 넘길 때 등)를 제외하곤 30g 정도 먹이면 적당합니다.

임산부나 수유부의 경우 산야초 효소 30g을 하루 2회, 물 10배에 희석하여 먹으면 좋습니다.

유효기간은 언제까지인가요?

잘 발효된 산야초 효소는 냉장고에 넣어두면 1년까지는 보관 가능하다고 합니다. 그러나 일단 개봉하고 나면 가능하면 빨리 먹는 것이 좋지 않을까 생각합니다.

산야초 효소를 먹고 온몸이 붉어졌는데 왜 그러죠?

산야초 효소는 여러 종류의 산야초와 유기농 재배채소를 국산 올리고당과 황설탕으로 발효시킨 것입니다. 발효식품 속에는 약하긴 하지만 알콜기가 들어 있고 그로 인해 온몸이 붉어질 수 있습니다. 알콜기에 예민한

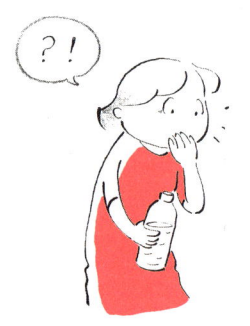

사람들이 이런 반응을 보이게 되지요. 그러나 곧 원상태로 회복되니 놀라지 마세요.

산야초 효소를 녹즙 대용으로 먹일 수 있나요?

산야초 효소는 양질의 당분과 약간의 비타민과 미네랄을 보급해 줍니다. 그러나 녹즙에 들어 있는 다양한 비타민과 미네랄류를 산야초 효소가 대신해주기는 어렵다고 봅니다. 녹즙과 산야초 효소를 서로 대체할 수 있는 관계로 보기는 어렵습니다.

산야초 효소로 엽록소 유제를 만들 수 있나요?

당분이 들어 있어서 불가능합니다. 반드시 녹즙을 내어 엽록소 유제를 만들도록 하세요.

산야초 효소를 집에서 만들 수도 있나요?

네. 집에서 만들어 먹는 것이 가장 좋습니다.

산과 들에 풀이 많이 나는 5월에서 9월 사이 쑥, 미나리, 질경이, 민들레 등 익숙한 산야초를 채취하여 잘 씻어 말린 뒤 항아리에 넣습니다. 유기농 재배채소도 적당량 넣어줍니다. 그리고 올리고당과 황설탕을 채소와 1 대 1의 비율이 되도록 양을 조절하여 넣어줍니다. 채소 사이사이에 올리고당과 설탕을 넣어주고 마지막으로 채소 위에 나머지 설탕을 뿌립니다. 한 달 정도 지난 뒤 채소를 건져내고 액체를 1년간 발효시키면 됩니다.

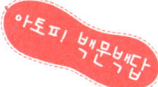
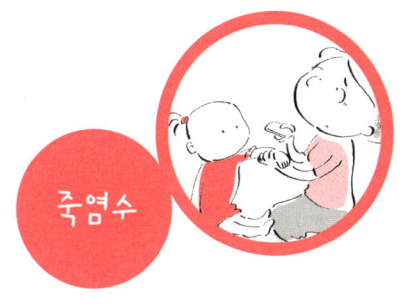

죽염수는 어떻게 만드나요?

죽염수에는 보통 죽염수와 포화죽염수가 있습니다. 보통 죽염수는 0.85% 농도의 죽염수를 말하고 포화죽염수는 물에 녹을 수 있는 최대량의 죽염이 녹아 있는 상태의 죽염수를 말합니다.

0.85%죽염수는 생수 100g 중에 죽염농도가 0.85%인 것을 말합니다. 그런데 집에서 죽염수를 만들 때 0.85%를 맞추는 것이 어렵기 때문에 편의상 생수 100g에 죽염 1g을 넣어 만들어 씁니다.

생수 100g에 죽염 1g을 넣어 잘 흔들어 줍니다. 1시간 정도 가라앉힌 다음 거름종이에 걸러 사용하면 됩니다.

포화죽염수는 생수에 죽염을 넣고 섞다보면 더 이상 죽염이 녹지 않는 상태가 됩니다. 그러면 죽염 넣기를 중단하고 역시 1시간 정도 가라앉힌 다음 거름종이에 걸러 사용하면 됩니다.

약국에서 파는 생리적식염수를 써도 되나요?

죽염수가 없을 때에 소독용을 사용할 수 있습니다. 그러나 〈수수팥떡〉의 경험으로 볼 때 죽염수가 생리적식염수보다 효과가 매우 좋았어요. 이러한 부분은 앞으로 전문가들이 연구해야 하는 과제라고 생각합니다.

죽염은 어떤 죽염을 써야 하나요?

죽염은 천연소금 속 간수를 제거하고 소금의 약성을 극대화시키는 과정을 거쳐 생산됩니다.

대나무에 천연소금을 넣고 황토흙으로 싼 뒤 굽게 되는데, 이때 불의 온도가 섭씨 1300도 이상 되어야 전통 죽염이 생산된다고 합니다. 그래서 섭씨 1300도 이상의 불에서 9번 구워낸 죽염을 구해 써야 합니다.

섭씨 800도 이하에서 죽염을 굽게 되면 다이옥신 등 독성물질이 생성되므로 믿을 만한 곳에서 죽염을 구하도록 하세요. 일단 생활협동조합에서 생산되는 죽염에서는 다이옥신이 검출되지 않았다고 하니 안심하고 사용해도 될 것 같구요. 몇년 전 죽염 다이옥신 파동이 있었는데 정부 당국의 보다 섬세한 접근과 국민에 대한 배려가 필요한 부분이라고 생각합니다.

죽염수를 바르면 아기가 따가워하지 않을까요?

생리적식염수 농도를 맞추어주면 따갑기보다는 시원하게 느껴집니다. 그러니 농도를 정확히 맞추어주세요.

솜에 죽염수를 적시어 문질러 주어도 되나요?

문지르기보다는 톡톡 가볍게 쳐주는 것이 자극이 덜합니다. 어른이야 문질러도 되겠지만 아기들은 자극이 심하면 곤란하겠지요.

어떤 경우에 포화죽염수를 쓰나요?

염증이 심하거나 고름 명현이 왔을 때 포화죽염수를 쓰게 됩니다. 포화죽염수를 쓰게 되면 따가우므로 어린 아기들에게 쓸 때에는 아기 상태를 세심하게 관찰한 뒤 사용해야 합니다.

포화죽염수는 강력한 살균·제염효과를 가지고 있답니다.

감잎차 소독과 죽염수 소독 순서가 어떻게 되나요?

죽염수 소독을 견디지 못할 때 일단 감잎차로 소독하여 열을 삭여줍니

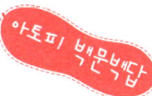

다. 감잎차는 성질이 차서 열을 내려주므로 차게 하여 가볍게 톡톡 환부를 쳐주면 시원하게 느껴집니다.

시판되고 있는 죽염수는 없나요?

죽염수를 만들어 공급하는 곳이 있습니다. 그러나 직접 만들어 쓰는 것만큼 좋은 것은 없답니다.

죽염수를 눈에 넣어주어도 되나요? 코에는요?

눈이 충혈 되었을 때, 눈곱이 낄 때, 혹은 눈에서 고름이 나는 명현을 겪을 때 죽염수를 쓰면 효과가 있습니다.

하루에 세 번 코에 죽염수를 한 방울씩 넣어 주는 것은 감기예방 및 치료, 비염 증상 완화에 도움이 됩니다.

중이염일 때 죽염수로 귀를 소독해도 되나요?

한 두 방울 넣어주어도 좋지만 중이염의 경우는 반드시 병원 치료를 하면서 자연요법을 병행하도록 합니다.

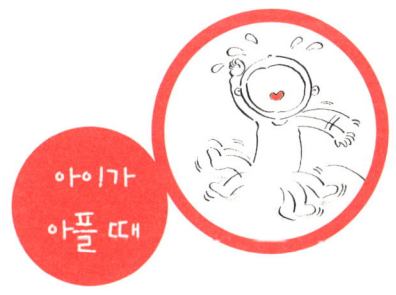

기침, 가래, 누런 콧물이 한 달 넘게 흐르네요. 왜 그럴까요?

감기는 특별한 경우가 아니면 1주일이면 자연치유 됩니다. 그러나 몸이 약해 감기가 후두염, 기관지염, 폐렴 등으로 발전하게 되면 치료하는 데 오랜 시간이 걸립니다.

아토피 아이들은 괴혈병이 있으므로 감기에 걸리기가 쉽습니다. 자연건강법을 꾸준히 실천하다보면 아이가 튼튼해져 "어! 그러고보니 아이가 감기에 걸리지 않네." 하게 됩니다. 그러나 자연건강법으로 몸이 바뀌기 전에는 아무래도 아토피 아이들은 이런저런 병에 시달리게 되지요.

가래가 심할 때에는 반드시 병원치료를 하면서 겨자찜질로 다스립니다. 겨자찜질을 하기 힘들 때에는 병원치료를 하면서 풍욕으로 대처합니다. 가래가 심할 때 풍욕을 시키면 횟수가 거듭되면서 가래가 삭는 것을 볼 수 있습니다. 이 때 하는 풍욕은 띄엄띄엄 하지 말고 1회 하고 30분 쉬고 1회 하고 30분 쉬고 하는 식으로 6회 정도 해줍니다.

누런 콧물이 흐르는 것은 이비인후 어딘가에 염증이 생겼다는 신호이며 기관지염이나 폐렴일 때에도 누런 콧물이 나옵니다. 대개 가래와 누런 콧물은 함께 나타나는 증상으로 가래를 처치하면서 죽염수로 코 소독을 병행하면 효과가 있습니다.

어린 아이들은 이때 냉온욕은 쉬고 풍욕만으로 대처합니다. 감기 기운이 한 달 이상 가는 것은 땀이나 바람에 대한 처치가 잘못되어 계속 감염되는 것으로도 볼 수 있으므로 냉온욕 후 뒤처리를 잘못하면 계속 감염될 수 있기 때문입니다.

아기가 열이 나요. 어떻게 하죠?

열이 날 때에는 가장 먼저 관장을 시켜야 합니다. 생수를 미지근하게 데운 뒤 볶은 소금이나 조선간장을 0.5% 정도 되게 섞은 뒤 항문에 넣어주면 됩니다. 관장은 꼭 한 번만 시키면 됩니다. 관장을 자주 하는 것은 좋지 않습니다. 관장 후 각탕을 시키고 땀을 잘 닦아준 뒤 30분 정도 쉬게 했다가 풍욕을 시키면 됩니다.

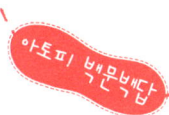

38도 이하의 열은 풍욕을 시키면서 감잎차와 매실엑기스(농축액)를 조금씩 먹이면 이겨낼 수 있습니다.

농가진인 것 같아서 겁이 나요.

아토피안들은 피부에 상처가 많아 늘 감염에 노출되어 있답니다. 자연건강법 실천 후 6개월 정도 지나면 긁어도 상처가 잘 나지 않는 단계에 진입하고 그 단계가 되면 잘 감염되지 않습니다.

농가진은 아토피 아기들뿐만 아니라 아기들이 잘 걸리는 피부병으로 수포가 생겼다가 터지면서 둥근 나이테 모양으로 살이 패여가는 경우가 많고 전염성도 매우 강합니다. 걱정하지 말고 병원 처치를 받으며 포화죽염수로 소독해주면 잘 낫습니다. 농가진을 앓을 땐 풍욕 횟수를 8회 정도로 늘려 주세요.

하루 정도 기름진 음식을 피하고 야채죽을 먹이면 치료가 빠르지요.

비염이 함께 왔어요.

비염과 천식은 알러지성 질환으로 아토피와 사촌지간이라고 할 수 있습니다. 아토피안이 비염을 앓을 수도 있고 비염이었던 아기가 크면서 아토피가 생길 수도 있습니다.

비염은 코 점막에서 일어나는 알러지 반응입니다. 코 점막이 가렵고 콧물이 흐르면서 계속 재채기를 하게 됩니다. 코 점막 상처로 인해 감염되면 누런 콧물이 흐르기도 합니다.

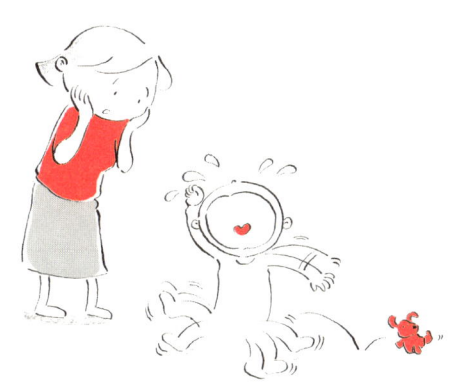

비염은 아토피 치료와 똑같이 자연건강법을 전체적으로 할 때 좋아집니다. 음식을 무공해 음식으로 바꾸고 풍욕, 냉온욕을 꾸준히 실행하면 개선됩니다. 자연건강법을 하는 도중 비염 증상이 왔다면 미리 앓는다 생각하면 됩니다.

중이염인데 그냥 자연요법만으로 치료가 가능할까요?

중이염은 열이 많이 나고 열이 나면 귀에서 진물과 고름이 나옵니다. 아이들의 귀 고막은 강하지 않아서 중이염을 심하게 앓게 되면 터질 수도 있습니다. 모든 질병이 그렇지만 중이염은 특히 초기에 발견하여 처치를 해주어야 합니다.

아이가 귀를 자꾸 만진다거나 귀를 만지면서 인상을 쓴다면 중이염을 의심해볼 수 있습니다. 성인은 단식과 자연건강법으로 중이염을 이겨낼 수 있지만 어린 아이들은 반드시 병원치료를 받으면서 풍욕 6회, 감잎차와 죽염 먹기로 대처합니다.

보통 중이염에 걸리면 한 달 가까이 약을 쓰는데 자연건강법을 병행하면 1주일 전후하여 좋아지는 경우가 많습니다.

아기가 설사를 계속해요.

아토피 아기들은 장이 약하기 때문에 설사를 자주 합니다. 하루 이틀 설사를 하다가 멎는 경우는 큰 문제가 아니지만 3~4일 이상 설사를 계속하면 반드시 병원 처치를 받아야 합니다.

평소 한두 번 변을 보던 아이가 갑자기 변을 보는 횟수가 늘어나면서 보채고 콧물 같은 것이 섞인 변을 본다면 장염일 수 있으니 병원 치료를 받으면서 자연건강법을 해야 합니다.

돌이 지난 아이들은 설사기가 있으면 일단 먹는 양을 일시적으로 줄이고 관장을 한 뒤 매실엑기스(농축액)를 희석해 먹여봅니다. 하루 정도 그렇게 지내보고 다음 날 아기 상태를 보아 병원 처치 여부를 결정하면 됩니다.

돌 전 어린 아기들은 하루 정도 지켜보다가 만일 변 횟수가 줄고 아기가 잘 먹고 잘 놀면 굳이 병원 처치를 받을 필요는 없습니다. 그러나 하루 지켜보았는데 변 횟수가 더 늘고 아기가 잘 먹지 않고 보채면 반드시 병원 처치를 받아야 합니다.

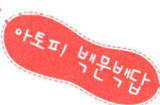

설사를 방치하면 탈수현상이 올 수도 있고 영양실조에 걸릴 수도 있으니 적극적인 대처가 필요합니다. 그러나 젖을 먹는 아기가 다소 묽은 변을 보는 것은 그리 큰 문제가 아닙니다. 아기가 잘 먹고 잘 놀고 활기차면 젖먹는 아기들은 걱정하지 않아도 됩니다.

수두인가요?

수두는 초기에 발진이 생길 때 반드시 쌍으로 납니다. 열꽃이 화악 피고 나면 사실 쌍으로 났는지 아닌지 확인하기 어렵지만 초기엔 확실히 구별할 수 있습니다. 일단 발진이 쌍으로 나면 수두일 가능성이 높습니다.

수두라고 생각되면 하루 정도 풍욕을 11회 시킵니다. 그러면 열이 잡히면서 열꽃이 화악 피어납니다. 그런 뒤 하루 이틀 지나면 딱지가 앉게 됩니다. 딱지가 앉을 즈음 가려움이 심해져서 긁게 되는데 이 때 딱지를 떼어내면 흉이 집니다.

수두 초기 풍욕 11회로 열을 잡은 다음 반드시 병원 처치를 받아야 합니다. 수두의 가려움은 어른도 참기 힘들 정도로 심하거든요. 이 때 병원 처치를 받으면 가려움도 덜해지고 빨리 낫습니다.

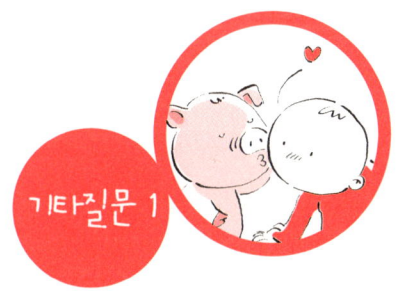

연수기는 어떤 것이 좋은가요?

이런 질문이 〈수수팥떡〉 초기에 많이 올라왔습니다. 그러나 저희가 알아본 결과로는 연수기의 연수 효과가 크게 신뢰할 수준이 아니었습니다. 뿐만 아니라 연수 효과가 확실한 제품은 가격이 매우 비싸서 권하기가 힘들었습니다.

조금 번거롭더라도 약수를 떠다가 목욕을 시키거나 쑥물, 녹차물, 탱자물 등을 우려 목욕을 시키는 것이 더 좋지 않을까 생각합니다.

물론 경제적으로 여유가 있다면 연수 효과가 확실한 제품을 구해 쓰셔도 좋지만 '아토피 치료에 연수기가 필수'라는 식의 접근은 곤란합니다. 〈수수팥떡〉 초기 회원들은 연수기를 쓰지 않았지만 1년 전후로 증상이 개선되는 경우가 많았고 다지기 2년을 거치면서 확실하게 좋아졌습니다.

연수기보다 더 중요한 것이 엄마와 아기의 노력이랍니다.

쑥즙 내어 목욕해도 되나요?

쑥에는 무기질과 비타민이 듬뿍 함유되어 있습니다. 비타민 A와 C가 많이 들어 있는데 특히 비타민 A의 경우 쑥 80g만 섭취하면 하루 필요량의 비타민 A가 충족될 정도입니다. 칼슘과 철분도 많이 함유하고 있습니다.

그 결과 쑥은 음식물의 체내 소화흡수율을 높여주고 세균에 대한 저항력을 강하게 해줄 뿐만 아니라 체액의 산성화를 막아주기까지 합니다. 최근에는 항암효과까지 인정되어 쑥의 약성에 대해 관심이 높아지고 있답니다.

종합적으로 볼 때 쑥은 풍부한 비타민과 미네랄로 인해 인체 신진대사를 전체적으로 도와주고 간의 해독 기능과 지방 대사 작용을 도와줍니다. 당연히 피로를 쉽게 회복시켜주고 체력을 증진시켜 줍니다.

또 위장 점막의 혈액소통을 원활하게 하므로 소화를 촉진시키고 섬유질이 많아 배변을 도와줍니다. 혈액 속 불필요한 지방질 수치를 낮추어주므로 비만 해소에도 효과가 있다고 합니다.

쑥은 피부를 튼튼하게 해주므로 아토피안들이 자연건강법을 하면서 쑥을 적절히 활용하면 도움이 됩니다. 한 예로 아토피안들이 설사할 때 쑥즙을 짜서 먹으면 도움이 됩니다. 또 민간요법에서 코피가 날 때 쑥을 비벼서 콧구멍을 막아주어 지혈하는 것에 비추어볼 때, 아토피안들이 가려움을 참지 못해 긁어 상처가 났을 때 쑥즙을 내어 발라주면 같은 효과를 볼 수 있습니다. 변비가 있는 아기들의 경우 항문에서 피가 날 때가 있는데 쑥가루를 곱게 내어 항문에 발라주어도 효과가 있습니다.

쑥은 비교적 구하기 쉬우므로 쑥 물을 내어 목욕하는 것도 좋은 방법입니다.

탱자물로 목욕하면 어떤가요?

탱자는 성질이 다소 차며 맛은 쓰고 시다고 합니다. 독성은 없는 것으로 알려져 있습니다. 예로부터 탱자나무를 많이 심으면 도둑이 들지 못한다고 하는데 이는 탱자나무에 가시가 많기 때문입니다. 가시가 많은 나무 열매는 염증을 삭여주는 성질이 있다고 합니다.

그래서 예전부터 피부가 심하게 가려울 때 탱자물로 목욕을 하면 가라앉았다는 기록이 있습니다.

〈수수팥떡〉이 염려하는 것은 탱자물이 아토피를 고친다는 단편적 사고입니다. 자연건강법을 전체적으로 실천하면서 탱자물로 목욕한다면 도움이 됩니다. 그러나 다른 자연건강법은 도외시하고 탱자물로 목욕시키는 것만으로 아토피가 낫기를 바란다면 곤란하다는 것이지요.

돼지비계 기름을 바르면 안 되나요?

돼지고기는 찬 성질을 가졌다고 해요. 돼지비계 기름은 피부에 지방질을 공급해주면서 유막처리를 통해 세균감염을 막아줄 수 있다는 추정이 가능하지요. 또 지방질이면서 다소 찬 성질이 있으니 열도 삭여준다고 합니다.

돼지비계 기름을 이용해 엽록소 유제를 만들어 쓰는 등 응용이 가

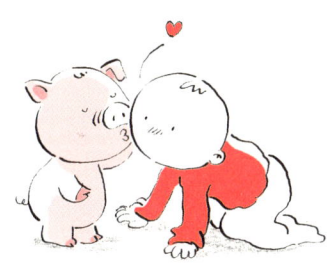

능합니다. 그러나 프로폴리스, 쑥물, 탱자 목욕 등의 경우와 마찬가지로 돼지비계 기름이 아토피를 낫게 한다고 말하긴 어렵습니다. 자연건강법을 실천하면서 돼지비개 기름을 적절히 활용한다면 도움이 되겠지요.

목초액은 효과가 있나요?

목초액이란 숯을 굽는 과정에서 발생하는 연기를 액체화한 물질입니다. 예로부터 피부병 치료에 사용되어 왔습니다. 목초액을 적정량 물에 희석해 사용하면 살균·제염 효과가 있으리라 생각합니다. 그러나 목초액만으로 아토피가 치료되는 것은 아니므로 보조적으로 사용하면 좋을 것 같습니다. 가려움이 심할 때 목초액을 목욕물에 적당량 희석해 목욕시키면 가려움이 완화되었다는 아이들이 있었습니다.

뱀딸기 목욕은 어떤가요?

뱀딸기 배아는 다른 산야초에 비해 알코올 함유량이 높습니다. 그러니 뱀딸기 열매나 잎 역시 다른 산야초에 비해 알코올을 다소 많이 함유하고 있을 것으로 추정합니다. 뱀딸기 열매나 잎을 우려 목욕하면 소독 효과가 있을 것으로 봅니다.

또 뱀딸기는 다른 산야초와 마찬가지로 각종 비타민과 미네랄을 다량 함유하고 있으므로 뱀딸기 목욕이 아토피 치료에 도움을 줄 수 있다고 할 수 있겠지만, 몇몇 아이들의 경우 뱀딸기가 알러지원으로 작용한 경우도 있으니 조심조심 접근해주세요.

아토피 아이에게 꿀은 어떤가요?

꿀은 열물로 알려져 있지요. 그리고 〈수수팥떡〉의 경험에 비추어 볼 때 아토피안들이 꿀을 먹으면 알러지 반응이 심해졌습니다. 물론 아이마다 반응이 다를 수 있고 소량 먹여보고 아이 반응을 보아가며 먹일지 안 먹일

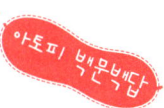

지 결정해야 합니다. 그러나 꿀은 반드시 먹여야 할 것에 속하지 않으므로 굳이 먹이려 하지 않아도 될 것 같습니다.

프로폴리스는 어떤가요?

프로폴리스(propolis, 밀납)의 어원적 의미는 "도시(벌집)를 지키는 방어자"라고 합니다.

벌이 벌집 입구를 세균이나 바이러스 등 외부 침입자로부터 지키기 위해 생산하는 독특한 물질이 프로폴리스랍니다. 벌은 포플라 혹은 소나무과 나무의 새싹이나 또는 나무껍질로부터 채취한 액체를 침 등 자신의 체액과 섞어 진한 갈색의 끈적끈적한 물질을 만들어내는데 이것이 프로폴리스입니다. 벌은 다른 한편 시멘트처럼 프로폴리스를 이용합니다. 벌집의 틈새를 발라 집을 튼튼하게 하는 것이지요.

프로폴리스는 러시안 페니실린 또는 천연 페니실린이라 불릴 정도의 강력한 항박테리아, 항바이러스, 항곰팡이 물질을 가지고 있다고 기록되어 있습니다.

프로폴리스는 18종의 플라보노이드 성분을 가지고 있고, 그 밖에 여러 종류의 항생 성분을 함유하고 있다고 합니다.

그러므로 믿을 만한 프로폴리스를 구해 쓴다면 아토피 치료에 도움이 되리라고 생각합니다. 그러나 프로폴리스 한 가지로 아토피가 치료될 수는 없다고 보며 자연건강법을 종합적으로 실천하면서 보조적으로 활용하면 효과가 있으리라 생각합니다. 그러나 〈수수팥떡〉 회원들은 프로폴리스를 사용하지 않고 아토피를 고친 경우가 대부분입니다. 특별한 것, 접근하기 어려운 것보다는 생활 속에서 쉽게 접할 수 있는 것들로 아토피를 이겨내야 한다는 것이 〈수수팥떡〉의 신념이랍니다.

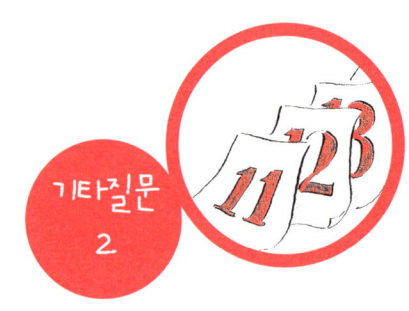

아토피는 유전인가요?

부모가 아토피인 경우 아무래도 자식도 아토피일 확률이 높다고 합니다. 그러나 부모는 아토피가 아닌데 아기는 아토피인 경우가 더 많다고 합니다. 아토피는 유전적 요인뿐만 아니라 환경적, 생활적 요인에 의해 발생하기 때문입니다.

아기를 가진 엄마가 몸 관리를 잘하면 설사 엄마가 아토피라도 아기는 약하게 아토피가 오거나 깨끗한 피부를 가지고 태어나는 경우도 있습니다.

그러므로 설사 엄마 아버지가 아토피안이라 하더라도 아기 가질 즈음 깨끗한 몸, 정갈한 마음가짐으로 자기 관리를 잘 한 뒤 아이를 가지면 유전적 소인의 발현을 약화시킬 수 있다는 것이 자연건강법의 소신이랍니다.

아기의 손발이 차요(손발이 파래요).

아토피 아기들은 혈액순환이 활발히 이루어지지 않아 손발이 차고 입술이 파란 경우가 많습니다. 자연건강법을 시키면서 몸이 전체적으로 건강해지고 혈액순환이 원활해지면서 손발이 따뜻해지고 입술도 붉게 물들기 시작합니다.

손발이 따뜻해지고 입술색이 붉어지는 것은 자연건강법 후 아기들이 공통적으로 경험하는 기쁨입니다.

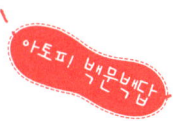

오줌을 너무 자주 눠요.

방광이나 요도에 염증이 있을 때 소변을 자주 볼 수 있습니다. 또 수분이 부족하여 소변이 탁할 때에도 소변을 자주 보게 됩니다. 탁한 소변을 방광에 오래 담고 있으면 방광이 해를 입을 수 있으므로 자주 소변을 배설하여 방광을 보호하려는 것이랍니다.

소변을 자주 볼 때에는 물을 조금씩 자주 먹이면서 풍욕을 시켜줍니다. 요도에 염증이 생겨 고추가 퉁퉁 부은 경우도 풍욕을 11회 정도 해주었더니 염증이 잡히는 경우를 종종 보았습니다. 병원 치료를 하면서 풍욕을 병행하면 효과적입니다.

아토피 때문에 아이의 성격이 나빠질까 걱정되요.

물론입니다. 아토피는 아이의 성격뿐만 아니라 정신도 멍들게 합니다. 그래서 한 살이라도 어렸을 때 고쳐주어야 합니다. 아토피로 인해 양약을 많이 쓰게 되면 그 부작용으로 내장기능이 약해지고 지적 기능이 떨어질 수 있습니다. 약을 많이 써서 태선화까지 오게 되면 외출을 꺼리고 대인관계를 피하게 됩니다.

아토피로 인한 심한 가려움은 집중력을 떨어뜨리고 매사에 의욕이 없는 사람으로 만들어 버립니다.

자연건강법을 하면서 음식을 절제시키거나 명현 현상을 겪을 때마다 아이가 스트레스를 받을까 염려하는 부모님들이 많습니다. 〈수수팥떡〉도 이 점이 염려되어 무엇이든 조심조심 하도록 당부하고 있습니다.

그러나 자연건강법으로 인한 일시적인 고통은 아토피로 살아가는 고통에 비하면 견딜 수 있는 것이라고 생각합니다. 어린 아이들이 일단 자연건강법의 효과를 몸으로 체득하고 나면 엄마보다 더 철저히 음식을 조심하는 것을 보게 됩니다. 흔히 어머니들은 자식을 마냥 어리다고만 생각하는데 부모가 생각하는 것보다 아이는 훨씬 강하고 똑똑하답니다.

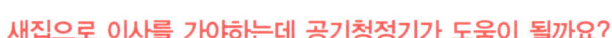

한의원 치료와 병행해도 되나요?

침이나 뜸은 아토피 치료에 많은 도움이 됩니다. 침과 뜸에 능통한 한의사 선생님께 시술받는다면 좋겠지요. 한약의 경우 어린 아기들은 약을 선택적으로 쓸 수밖에 없다는 점에서 크게 권할 만한 것은 아니라고 봅니다. 그러나 초등학교 고학년 아이들의 경우 믿을 만한 한의사 선생님께 약을 지어 먹이면 효과가 있으리라 생각합니다. 그러나 한약을 먹이더라도 음식은 생활협동조합에서 보급하는 유기농 곡식과 채소 중심의 식사를 해야 합니다.

힘들어서 자연건강법을 못하겠어요. 좀 쉬어도 되나요?

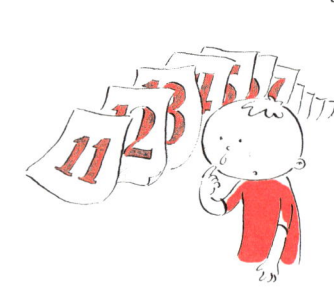

물론입니다. 엄마와 아기가 힘들고 지치면 아무리 좋은 방법도 무용지물이랍니다. 그러니 정 힘들면 병원 처치를 받고 쉬도록 하세요. 초기 회원인 한솔 아빠 말에 따르면 약을 쓰면 열흘 정도 평화가 찾아온다고 합니다. 열흘 쯤 엄마와 아기가 푸욱 쉬고 다시 서서히 약을 끊고 자연건강법을 하면 됩니다. 이렇듯 힘들 때 돌아서 가더라도 1년이면 대개 좋아졌습니다. 그러니 너무 무리하지 말아주세요.

새집으로 이사를 가야하는데 공기청정기가 도움이 될까요?

알러지 아이를 키울 땐 가능하면 새 집 이사는 하지 않는 게 좋습니다. 알러지 아이들 중 새 집에 이사한 이후 알러지 반응이 심해지지 않은 경우는 거의 없었습니다. 새 집에서 뿜어져 나오는 포름알데히드 등의 물질은 알러지와 아토피에 매우 좋지 않았습니다.

부득이 하게 새 집으로 이사가야할 경우에는 몇 달 정도 집을 비워두고 난방을 하면서 환기를 시킨 뒤 숯, 공기청정기 등 공기를 정화하는 기능 물품들을 활용해 공기를 정화시키도록 합니다.

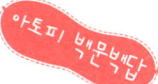

아기가 설사를 자주 해 유산균을 처방받았는데 어떤가요?

유산균은 장을 튼튼하게 해주어 결과적으로 아토피 치료에 도움이 되는 것으로 알고 있습니다. 전문가와 상의하여 적절하게 유산균을 섭취하면 좋을 것 같습니다.

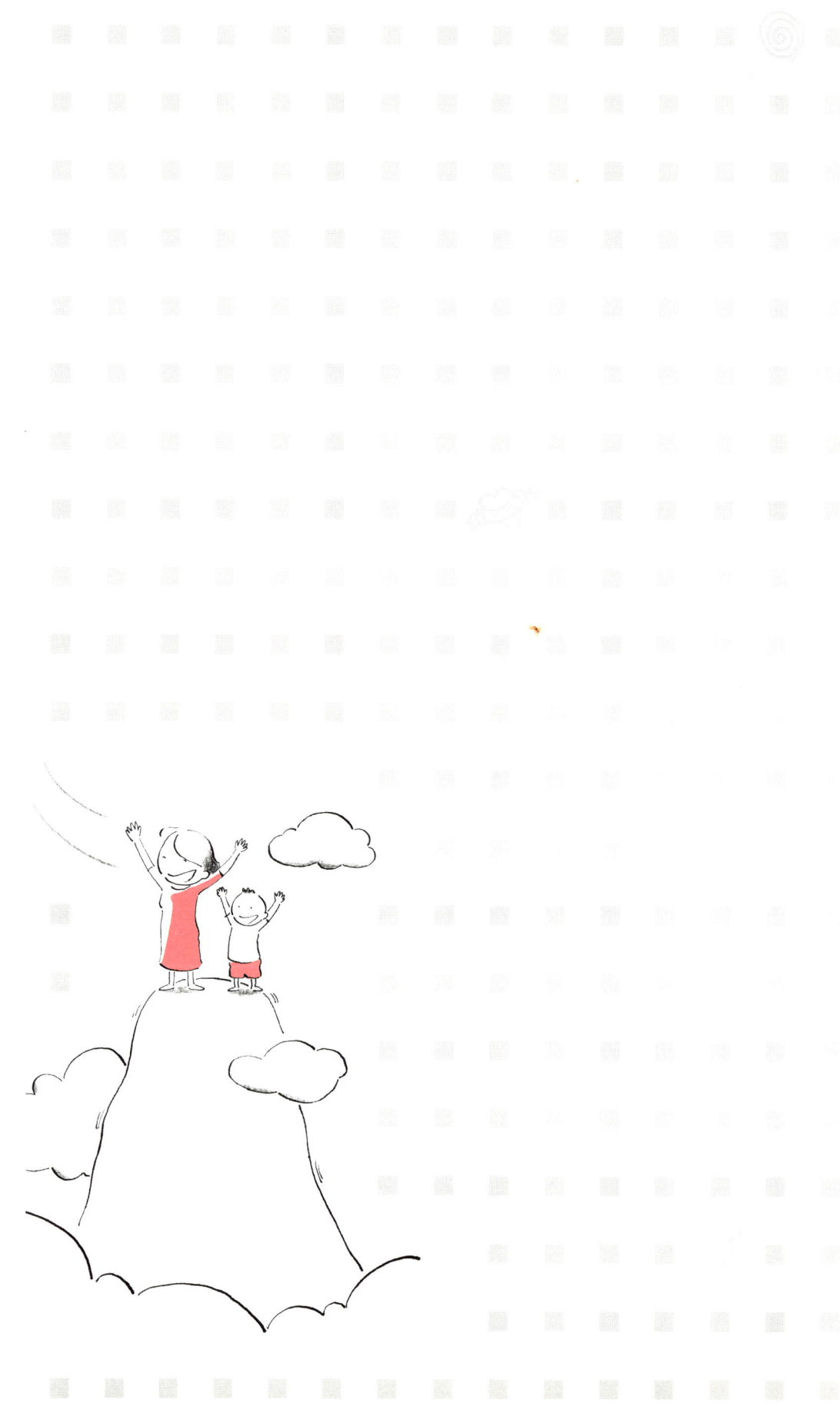

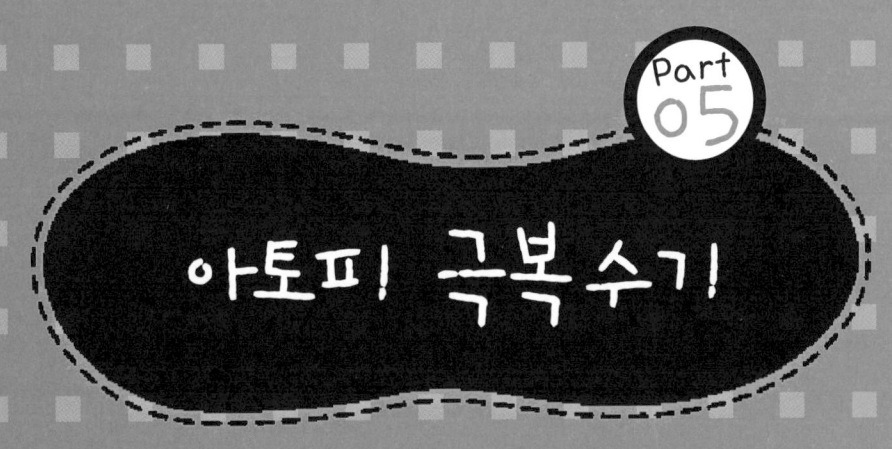

Part 05

아토피 극복수기!

01. 성인 아토피!

말끔해진 내 피부(정진희)

어렸을 때부터 태열이 심했다고 한다. 태열이 아토피로 이어진 어린 시절은 늘 우울했다. 그리고 내가 아토피라는 걸 확실히 알게 되었을 땐 이미 증상이 걷잡을 수 없이 심해져 있었다.

초등학교 때 아토피는 접히는 부위와 입술주변, 얼굴전체가 건조한 정도였다. 그땐 비염이 특히 심했다. 환절기면 비염이 심해져 이비인후과 문턱이 닳도록 다녔다.

사춘기에 접어들면서 아토피가 빠른 속도로 악화되기 시작했다.

내가 중학교 때만 해도 아토피에 대해 알고 있는 사람들이 그리 많지 않았고 지금처럼 많은 정보들을 쉽게 접할 수 있는 기회가 없었다. 다른 방법을 알지 못했으므로 증상이 심해지면 그냥 피부과에 가서 약과 주사를 맞았고, 그러면 일시적으로 증상이 완화되었다.

성인이 되고 나서 피부약을 오래 복용하면 결코 좋지 않을 것이라는 판단이 들어서 웬만큼 심하지 않은 경우는 약을 쓰지 않았다. 그러나 어렸을 때부터 음식조절을 하지 않고 약으로 대충대충 위기를 넘긴 탓에 나이를 먹어갈수록 아토피 증상은 심해져만 갔다.

한참 멋 부릴 나이에 친구들과 만날 때면 가방 안에 연고와 유분 많은 화장품을 꼭 챙기고 다녔다. 수시로 거울을 보면서 피부상태를 체크해야 했고, 입술이 갈라지고 찢어지면 립스틱 라인을 더욱 굵게 그렸다. 크게라도 웃으면 입술이 찢어질까봐 항상 손으로 얼굴을 가리고 입술을 모으고 웃어야 했다. 누구를 만나도 아토피에 신경 쓰느라 남들이 무슨 얘기를 하는지 알 수 없을 정도였다. 저들이 내 아토피를 눈치 채면 어쩌나 늘 걱정이 앞섰기 때문에 아토피를 감추고 가리기에 바빴기 때문이었다.

특히 팔과 다리의 접히는 부분은 항상 아토피가 심했다. 입술과 입술 주변은 365일 내내 찢겨져 있었고 인중은 빨갛게 헐어 있었으며 귓불이 찢어져서 늘 진물이 흘렀다. 어떤 때에는 예상치 못한 새로운 부위에 아토피 증상이 나타나 당황스러웠다. 가장 힘들었던 것은 자신감 상실이었다. 어디를 가나 위축되어 눈치를 살폈다. 견딜 수 없는 가려움의 고통보다 더 무서운 것은 완치될 수 없다는 절망감이었다.

성인이 되어 경제적 능력이 생기면서 나는 아토피 치료정보를 찾아 충주에서 서울까지 매주 토요일이면 유명한 종합병원이나 한방병원 등을 먼 거리에도 불구하고 왕복했다. 아들을 데리고 서울을 오르락내리락 하면서 침도 맞고, 한약도 맞고 했지만 별효과가 없었다.

그렇게 아토피와 씨름하고 있던 어느날 친구가 전화를 걸었다. 그 친구도 아이들 아토피로 꽤나 고생하고 있던 터였다. 그 친구는 〈수수팥떡〉을 소개해주었고 단식프로그램에 참여해보라고 권유했다. 처음에 나는 병원에서도 고치지 못하는 아토피를 무슨 단식으로 고칠 수 있을까 싶었지만 그래도 희망을 버릴 수 없어 열흘 휴가를 내고 단식프로그램에 참여했다.

단식은 매우 생소한 경험이었다. 단식기간 내 변이 나왔고 몸에서 쾌쾌한 냄새가 났다. 내 몸속에 그렇게 많은 노폐물이 있을 줄은 생각지도 못했다. 단식을 하는 동안 신기하게도 피부가 매끈해졌다.

나중에 강의를 들으며 단식 중에는 2차 감염에 의한 증상은 없어져도 보식을 하게 되면 다시 알러지 반응이 나타난다는 것을 알게 되었지만 단식 후 피부가 좋아졌을 때에는 자연건강법의 원리를 정확히 알고 있지 못했다.

나는 집에 돌아와 인스턴트 조미료를 다 버렸다. 무엇보다 식생활을 바꾸는 것이 중요하다고 생각되어 유기농재료로 음식 해먹기부터 시작했다. 유기농 재료로 음식을 해먹으면서 가스가 차고 배가 더부룩하면서 불편하던 증상이 사라졌다.

나는 직장을 다니면서 하루에 풍욕은 2번, 냉온욕은 1회 꼭 했다. 나머지 할 수 있는 자연건강법도 충실히 했다. 자연건강법을 한지 몇 주가 지나 명현반응이 오기 시작했다.

명현에 대해 어느 정도 알고 있었기 때문에 앞으로 일어날 일들이 감당하기 어려울 듯싶어 과감히 직장을 그만두고 집안에서 칩거하면서 오로지 아토피 치유에만 전념했다.

명현반응은 시간이 지날수록 점점 심하게 나타나기 시작했고 결국은 외출이 어려울 지경에 이르렀다. 처음에 명현은 얼굴부터 시작해서 몸에 군데군데 붉게 무언가 솟아오르더니만 시간이 지나면서 그 부위가 곪기 시작했다. 심지어 발등도 찢어지고 곪아서 외출도 할 수 없는 상태였으며, 욕실에서 슬리퍼 신는 것조차도 너무 힘든 일이 되어버렸다.

심한 피부건조로 인해 무수한 각질이 떨어지고 피부가 찢겨졌다. 일상생활이 불가능할 정도로 반응이 심해졌고 온몸으로 번져갔다. 가려움도 극심해졌다.

〈수수팥떡〉모임에서는 보습제로 엽록소유제와 감잎차 유제, 마그밀 유제, 알로에유제 등 여러 가지를 권하고 각자에게 맞는 것을 만들어 쓰도록 유도했다. 가려움증이 심할 때마다 나는 주로 감잎차유제를 사용했다. 때로는 긁지 않기 위해 손을 묶고 자는가 하면 피티병을 잘라 팔에 끼고 자기도 했지만 가려움증 앞에서는 그 모든 것이 부질없는 짓이었다. 자고 일어나면 방바닥에 무수한 각질이 쌓여 있었다. 아침마다 이불을 털고 햇빛에 말려서 사용해야 할 정도로 각질이 많이 나왔고 이불 군데군데 감잎차 유제가 번져 있었다. 중간에 포기하고 싶은 맘도 많았지만 약을 계속 쓰며 살아야 한다는 두려움과 평생 아토피에 시달려야 하는 것도 끔찍해서 꾹 참고 노력했다.

아토피안들이 힘들어하는 것 중 하나가 외로움이다. 아무리 가까운 가족이나 친구도 아토피의 고통을 이해할 수가 없기 때문이다. 아토피를 앓고 있거나 아토피 아이를 둔 엄마들은 이 심정을 이해할 수 있을 것이다. 단식 프로그램을 추천해주었던 친구와 자주 통화했고 〈수수팥떡〉 싸이트에 들어갔다. 〈수수팥떡〉 모임에도 나갔다. 싸이트에 들어가 아토피안들끼리 동병상련하며 서로 질문도 하고 답변도 하면 조금은 위안이 되는 것 같았다.

아들 녀석도 아토피가 있어서 나와 자연요법을 같이 했고, 아침마다 유기농야채 다섯 가지를 섞어서 녹즙을 500cc 정도를 만들어서 먹었다. 물론 현미잡곡밥에 유기농 식품으로 모든 반찬을 해결했고, 유기농 간식이라 하더라도 웬만하면 먹지 않고 그냥 버텼다.

명현은 갈수록 심해져 이제 온몸이 화상환자처럼 변했다. 그즈음 놀러왔던 친정언니는 나를 보고 크게 놀랐다. 사람들이 내게 이런저런 희망의 말을 건네도 나는 속으로 크게 믿지 않았다. 나으리라는 희망이 강해서 견뎠기 보다는 아토피를 안고 살 수 없다는 생각에 참고 버텼던 것 같다. 언니의 첫마디는 내 모습이 꼭 화상 환자 같다고 했다.

당시 일반주택에 살았는데 겨울엔 집이 추워 풍욕을 할 땐 더 심하게 떨었다. 감잎차 유제를 바르려고 옷을 갈아입을 때마다 고름과 옷이 뒤엉켜 살에 달라붙어 매우 쓰라렸다. 이불이 살갗에 달라붙어 떼어낼 때도 있었다.

명현이 심해지면서 풍욕횟수를 4회로 늘렸다. 날씨가 따뜻할 때에는 새벽 2시나 3시쯤 일어나 풍욕을 했다. 갑자기 아토피가 심해져 고통스러울 때에는 얼른 풍욕을 했다. 냉온욕을 해주면 좀은 견딜만하게 되었다. 가장 명현이 심했을 때 얼굴이 호빵처럼 부풀어 올랐다. 양 볼과 귀가 터질 듯이 빨갛게 부어올랐다. 밤이 너무나 고통스러웠다. 붓기가 심해 누군가 내 얼굴 전체를 꼬집는 것처럼 고통이 심해서 잠들기가 힘들었다. '견딜 수 없다' 하는 생각에 못 견딜 즈음 피부가 조금씩 좋아지기 시작했다. 자연요법 실행한지 8개월이 지났을 때였다.

한번 좋아지기 시작하자 언제 피부가 그랬냐는 식으로 몰라보게 피부가 좋아져갔다. 아토피가 좋아지고 나서 나는 새로운 삶을 얻은 것 같다. 자신감이 생겨서 사람들과 대화할 때 얼굴을 가리는 습관도 사라졌다.

지금은 풍욕 냉온욕보다는 식생활을 조심하면서 생활하고 있다. 직장생활을 하고 있기 때문에 모든 곳에서 유기농 음식을 접할 수는 없지만, 주변사람들에게 내 상태를 먼저 이해시키고 도움을 청한 후 최대한 음식을 조심하려 애쓴다. 과식을 했거나 일반 음식을 많이 먹은 것 같으면 한 끼 정도 굶어서 속을 비워주기도 한다.

내가 만약 아토피란 질병이 없었다면 건강의 중요성을 이토록 뼈저리게 느낄 수 있었을까. 게다가 자연요법을 통해 얻은 자연의 고마움 같은 것은 전혀 알 수 없었을 것이다. 나는 자연건강법을 통해 중요한 공부를 한 셈이고, 이 경험을 토대로 앞으로도 이 생활을 쭉 지켜나갈 생각이다. 보다 많은 사람들이 자연건강법을 통해 건강해지기를 기대해본다.

기나긴 아토피와의 전쟁(김은숙)

나는 〈수수팥떡〉 정회원이며 자연건강법을 3년 동안 실천하고 있는 김은숙이다. 5살이 된 딸의 엄마이기도 하고, 이제 32살이 된 주부다.

나는 거의 매일 〈수수팥떡〉 성인 아토피방에 들어와 눈팅을 한다. 그러나 글을 남기기가 힘들다. 컴퓨터를 잘 다루지 못하기 때문이다. 아토피가 좋아지면서 이런저런 답글도 달고 싶었지만 그러지 못해 아쉬웠는데, 이번에 왕창 시간을 할애해 글을 써보고자 한다.

나는 1남 4녀 중 넷째 딸이다. 다른 형제자매들은 아토피안이 아니다. 내게 아토피 증상이 나타난 것은 생후 7,8개월 지나면서부터이다. 봄이었다고 하는데 목 안쪽부터 땀띠가 나기 시작했는데 갑자기 진무르더니 머리, 팔, 다리 접히는 부분 등에도 같은 증상이 나타났고 몸 전체로 번졌다고 한다. 아기 몸에서 진물이 흘러 항상 목에 가제수건을 매 두었는데 그게 축축하고 누렇게 되었다. 다른 방법이 없었으므로 부모님은 내게 연고를 쓰셨다. 그 시절엔 그냥 크면 낫는다고 생각했고, 주사와 약에 의지하는 게 보통이었단다.

집안형편이 좋지 않아 병원에 갈 비용이 없을 때는 그냥 약국에서 연고만 사다 발랐고 약이 없으면 집에 있는 파스나 안티프라민을 엄마가 발라주었다. 그때 파스나 안티프라민이 어찌나 독했던지 나는 지금도 파스나 안티프라민 냄새도 맡기 싫다.

내가 아기 때부터 주로 바른 연고는 세레스톤지였다. 이 연고는 스테로이드 2등급에 항생제까지 포함된 아주 독한 연고란다. 애초 독한 연고를 쓰기 시작한 탓에 순한 연고는 발라도 효과가 나타나지 않았다. 대략 따져보아도 한 달에 15g 세레스톤지 2통은 발랐을 것 같다. 29년 동안 바른 양은 아마 라면 한 박스는 충분히 될 것이다.

아기 때 밤새도록 울고 가려워서 보채니 집주인이 좋아할 리가 있겠는가. 엄마는 거의 나를 등에 업고 일상생활을 하셨단다. 엄마가 힘들면 아버지가 교대로 나를 업어주었다. 아토피로 인해 나는 부모님의 큰 근심거리로 자란 것이다.

요즘은 아토피에 대해 아는 사람들이 많아졌지만 나 어릴 적에는 그렇지 않았다. 무슨 전염되는 피부병 마냥 사람들이 나를 멀리했다. 초등학교 6학년 때 내 단짝 친구가 감기로 열꽃이 머리끝부터 발끝까지 확 핀 적이 있는데 반 친구들이 나한테 피부병이 올랐다며 난리도 그 난리가 아니었다. 아무도 나와 놀아주지 않았고, 심지어 친했던 그 친구마저 나와 놀아주지 않았다. 가슴이 못 견디게 아팠다.

중학교에 진학한 뒤엔 남녀공학이 아니어서 견디기가 조금 나았고 집안 형편도 나아져서 연고는 떨어지지 않고 바를 수 있었다. 연고에 의지하면서 중고등학교시절을 어찌어찌 보냈다.

대학생이 되어서 나는 연고로 증상을 억제해가며 술도 마시고 화장도 예쁘게 하고 다녔다. 친구들은 아무도 내가 아토피인줄 몰랐다. 어릴 적에는 몸 전체가 아토피로 뒤덮였었는데 크면서 얼굴, 목, 팔 다리 접히는 부위, 발등, 손목 등이 심했다. 그런 부위정도는 연고를 쓰면 충분히 증상을 억제할 수 있었다. 밤에는 화장을 지우고 얼굴에 로션대신 연고를 발랐다. 다행히도 나는 색소침착이나 태선화가 거의 없었다.

대학졸업 후 취업을 했고 27살에 결혼했다. 연고로 감출 수 있었던 덕분에 남편도 내가 아토피라는 걸 전혀 몰랐다.

결혼 후 아기를 가져야한다는 생각에 먹는 약은 거의 먹지 않고 연고 바르는 횟수를 줄여가자 아토피가 정체를 드러내기 시작했다. 당연히 밤마다 자는데 온몸을 심하게 긁게 되었고 남편도 내가 아토피라는 사실을 알게 되었다. 결혼 후 10개월이 지나 아기를 갖게 되었고 나는 연고까지 완전히 끊었다.

연고를 끊자 증상은 폭발적으로 심해졌다. 매달 가는 산부인과 마저 가기 싫었다. 남편보기도 미안하고 시집식구들 앞에서는 죄인이 된 느낌이 들었다.

임신 7개월이 지나자 피부과에서 "태아 몸은 생길 거 다 생겼다"며 연고를 처방해주었다. 스테로이드 3등급으로 항생제는 들어가 있지 않은 데타

손이라는 연고를 처방해주었는데 약이 순한 때문인지 증상만 조금 약해졌을 뿐 피부는 그다지 좋아지지 않았다.

딸을 낳았다. 다행이 아기 피부는 괜찮아 보였다. 그러나 백옥같이 희던 딸아이의 피부가 백일이 다가오면서 점점 빨갛게 되면서 거칠어져갔다. 조금 시간이 지나자 진물까지 흘렸다. 소아과에서 받아온 락티케어 연고를 2~3일 정도 바르다가 연고로 버티어갈 아가 앞길이 기가 막혀서 연고 아닌 다른 아토피 치료법을 찾아 인터넷을 써핑했다. 인터넷 여기저기를 뒤지다가 우연히 〈수수팥떡〉을 알게 되었다.

나는 어릴 적부터 지금까지 약쑥목욕, 개나리나무 삶은 물 목욕, 탱자, 뱀딸기풀 등등 아토피에 좋다는 민간요법은 안 해본 것이 없을 만큼 해보았다. 심지어 무속인의 말을 듣고 친정엄마가 까만 연탄재와 소금, 고춧가루 탄 물을 만들어주어 목욕도 해보았다. 하지만 어떠한 것도 나의 병을 치료할 수가 없었다. 그러다 〈수수팥떡〉을 접하게 되면서 지푸라기라도 잡는 심정으로 믿고 싶었다. 양방치료에 대한 믿음도 사라진 상태에서 더 이상 아무런 희망이 없던 상태였다.

사실 나는 단식도 해보지 않았고 강의도 한번 들어보지 못한 상태였다. 그냥 싸이트에 올라온 아토피가 좋아진 아이들의 많은 글을 읽어본 뒤 용기를 냈고 자연건강법을 실천하겠다고 결심하게 되었다. 시작할 때는 '명현현상'에 대한 두려움 때문에 나는 하지 않고 딸아이부터 시작했다.

양질의 모유수유를 위해 음식만 유기농으로 바꾸고, 딸아이는 풍욕(6회)과 냉온욕(1회)을 시켰다. 딸아이의 피부는 큰 명현현상 없이 좋아지기만 했다. 아마도 연고를 별로 쓰지 않았기 때문이 아닐까. 너무 신기하고 좋아서 음식만 유기농으로 바꾼지 두 달 후 딸과 같이 풍욕과 냉온욕을 시작했다. 그게 2002년 2월이었다.

이미 나는 모유수유를 하면서 조금씩 바르던 연고를 완전히 끊고 생수 4ℓ와 감잎차 1ℓ 매실 농축액 400㎖를 챙겨먹었던 터였다. 그러다가 풍욕 냉온욕까지 한 이후에는 오직 아토피를 치료하는 것이 내게는 가장 중요한 일이었다. 아침식사로는 유기농생식을 먹었고, 점심과 저녁에는 매일 야채쌈과 된장국으로만 식사를 했다. 풍욕을 여섯 번하고 냉온욕을 한 번 하려면 하루 종일 거의 벗고 있다시피 해야 했다.

자연요법 시작 며칠 후 탈스로 인한 리바운드 현상이랑 명현현상이 같이 찾아왔다. 얼굴이 퉁퉁 붓고 다 해지고 갈라져 세수조차 하지 못했다. 집 안에 있는 거울을 모두 다 숨겨버렸다. 냉온욕 할 때도 내 몸이 보기 싫어 욕실에 불도 켜지 않았다. 눈썹도 다 빠져버렸다. 이때 친정은 대구, 시댁은 여수, 우리집은 화순이라 누구에게도 도움을 받을 수 없는 처지였다.

상체보다 하체 쪽이 명현이 심하게 와서 걸을 수가 없고, 음식물 쓰레기, 재활용품 등을 버릴 때도 엘리베이터에서 누군가 마주칠까봐 두려워 밤에만 집밖으로 나갔다. 하루에 한 번씩은 내 신세가 처량해 엉엉 울고, 울고 나면 얼굴이 아파서 또 울었다. 이런 상태가 3~4개월 지속되었다. 3~4개월 지나자 일단 피부가 조금 나아졌다. 그러나 그 기간은 불과 한 달뿐이었다. 다시 증상이 나빠졌다.

밤새도록 가려워 잠을 못 이루며 뒤척이다 보면 아침 해가 떠올랐다. 밤새 긁고 나면 피부에서 나오는 진물과 피로 천기저귀 한방이 흠뻑 젖어 있곤 했다. 이런 내 모습이 부끄러워 남편과도 각방을 썼고 딸아이만 데리고 잤다.

남편이 건설 쪽 일을 하므로 아침 6시에 출근해 퇴근은 9~10시쯤에 했다. 남편은 도저히 나를 도와줄 처지가 못 되어 나는 망가진 몸으로 대구 친정으로 요양을 갔다. 마침 동생이 군에 가고 없어서 편하게 풍욕, 냉온욕을 할 수 있었다. 어머니가 아이를 봐주실 수 있어 어떤 날은 풍욕을 15회 정도 한 적도 있다. 한 번 하고 30분 쉬면서는 못하고 연달아 5회씩 3세트를 한 것이다. 가려워 잠 못 드는 밤에는 풍욕으로 잠을 지샜다.

1년 정도 자연건강법을 하는 사이 몇 번의 명현현상이 찾아왔고 사이사이 잠깐 피부가 좋아졌다. 꼭 일 년을 채우고 나서는 밤에 깨지 않고 아침까지 잘 수 있을 정도로 좋아졌다. 각질의 양도 많이 줄고 진물과 피는 거의 나지 않았다.

2003년 3월 경 대구로 이사를 가게 되었다. 대구로 이사 오면서 마음도 안정되었고 더 이상의 명현도 나타나지 않았다. 대구에 이사 온 뒤로도 하루에 풍욕 여섯 번, 냉온욕 한 번을 꾸준히 했고 아침에는 여전히 생식가루만 먹었다.

나는 대구로 온 뒤 좋아졌는데 딸아이 상태가 안 좋아졌다. 딸도 14개월 동안 자연요법을 해온 터라 명현이 나타날 때도 되었다 싶었다. 조급한 마음에 아이에게 해주던 풍욕과 냉온욕 횟수를 늘렸다. 딸아이도 엄청난 명현을 겪었다. 심할 때에는 하룻밤에 내복바지를 세 번 갈아입혀야 했다. 무릎과 엉덩이에서 진물이 줄줄 흘렀다. 걱정이 되어 병원에 가보았으나 2차 감염상태는 아니어서 안도를 하고 열심히 자연요법을 시켰다.

한두 달 지나니 다리상태는 좋아졌는데 손등이랑 발목에 아토피가 심하게 나타났다. 하얀 손등이 까만 딱지로 뒤덥히고 손가락은 다 갈라져 밖에 나가면 우리 딸을 보고 다들 한마디씩 했다.

딸아이 역시 좋아졌다 나빠졌다 하면서 1년간 고생했고 그 뒤 피부가 매우 건강해졌다. 누가 봐도 아토피인지 모를 정도가 되었고 무릎 뒤에 동전크기만한 상처만 하나 남아있는 정도였다.

그러다가 다시 이사를 하게 되었는데 낡은 아파트로 가게 되어 씽크대, 신발장, 거실장, 쇼파 등 새 물건을 많이 들여놓았다. 한달 쯤 지나자 깨끗하던 아이 몸에 땀띠 같기도 하고 옻 같기도 한 발진이 돋아 올랐다. 피부과에 가보았으나 정확한 진단을 해주지 못했다. 한의원에 갔더니 아토피 같다며 치료를 하라고 권했다. 일 년 정도 걸려 치료할 수 있을 것 같다고 하여 한의치료를 하기로 했다.

하긴 그 당시엔 자연요법을 2년 정도 한 시기였는데 내가 많이 지쳐있었기 때문이다. 딸은 한의치료를 시키고 나는 풍욕 냉온욕을 했다. 한의원 치료를 총 9개월 정도 했는데 좋아졌다 나빠졌다를 반복했다. 그 기간 동안 약을 네 번이나 바꾸었다. 그 후로 체질개선에 좋다는 약도 먹였는데 아토피는 좋아지지 않았다. 그즈음 나는 자연요법을 한지 3년이 된 시점이었다. 나는 외출이 가능할 정도로 좋아진 상태였다. 얼굴만 좋아졌다 나빠졌다하는 정도였고 몸은 좋은 상태를 유지했다.

자연요법을 3년 정도 열심히 하고 풍욕횟수를 줄였고 냉온욕을 하지 않은 채 음식만 조심했다. 자연요법 3년 동안 너무 열심히 했다. 외출도 자주하고 그럭저럭 행복하게 생활하던 차에 몸 곳곳에서 다시 발진이 올라왔다. 나는 다시 풍욕과 냉온욕을 열심히 하기 시작했다. 아직 내 몸속에 빠져나가야 할 노폐물이 더 있나보다 하며 긍정적으로 생각하려 애썼다. 증상이 계속 안 좋아져서 의기소침해지려던 차 2005년 여름단식에 참가해 단식을 하게 되었다.

단식 중에 증상은 점점 심해져갔다. 다들 잠든 밤에 나 혼자만 잠을 자지 못하고 긁었다. 다음날 청소시간에 방을 쓸어보면 내 몸에서 떨어진 각질이 수북했다. 같은 방을 쓰던 분들은 나에게 많은 배려를 했지만 나는 내 아토피가 슬퍼서 울고 집에 두고 온 딸이 보고 싶어서 울었다. 단식이 끝나는 날 최민희 대표 앞에서 나는 펑펑 눈물을 흘렸다.

집에 돌아와 보식을 하는데 놀라운 변화가 찾아왔다. 그동안 자연요법을 할 때 명현이 한번 오면 2~3달은 갔는데 보식기간 중에 눈에 띄게 증상이 개선되었고 보름정도 지나자 상처가 거의 아물었다. 그 이후 지금까지 명현 없이 잘 지내고 있다.

하지만 나는 아토피가 완치되었다고 생각하지 않는다. 그래서 여전히 음식도 조심한다. 술을 마시거나 고기를 먹거나 하지도 않는다. 우리 딸도 마찬가지다. 완전히 피부가 좋아진 상태는 아니지만 학교생활에 무리가지 않을 정도로 몸 상태를 유지하고 있다. 자연건강법과 〈수수팥떡〉 모임을 만나지 않았다면 나는 아직도 연고에 의지하며 지냈을지 모른다. 아마 우리 딸도 아토피가 점점 심해져갔을 것이다. 자연건강법과 〈수수팥떡〉 모임에 감사의 말을 전하고 싶다.

02. 심하지 않은 아토피와 비염 축농증

다시 찾은 깨끗한 삶(송경희 – 효민, 민솔 엄마)

큰 딸 효민이는 2001년생이다. 어느덧 그 아이가 커서 초등학교 새내기가 되었다. 첫 애를 학교에 보내고 나니 걱정되는 것들이 한두 가지가 아니었다. 학교에 적응하지 못하면 어쩌나, 감기에 걸리면 어쩌나 염려하는 마음으로 지켜보았다. 아니나 다를까 학교에 입학한지 한 달이 지난 어느 날 효민이는 감기에 걸렸다.

아침부터 아픈 걸 꾹 참고 학교에 갔던 효민이는 점심밥도 못 먹고 끙끙거리며 집에 돌아왔다. 어렸을 때 아토피로 고생한 탓이어서인지 효민이는 미련퉁이다 싶을 만큼 참을성이 강하다. 열을 재보니 37.5도 정도다. 내심 '내일 학교에 가지 못하면 곤란하니까 병원약이라도 처방받아 먹여야지' 하는 심정이었으나 몸에 배인 도둑질인지라 일단 풍욕부터 시켰다. 풍욕을 시키면서 중간 중간 그 와중에 피아노 수업도 시키고, 영어 수업도 시켰는데, 영어 수업을 하는 도중 아이가 못 견디겠는지 잠이 들었다. 자고 일어난 아이 체온을 재보니 섭씨 39.5도나 되었다. 이왕에 이렇게 된 것 풍욕이나 시켜보자 싶어 풍욕을 시키면서 발마시지도 해주고, 모관운동, 합장합척운동, 붕어운동 등을 시켰다. 풍욕을 하는 사이사이 죽염을 먹였고 감잎차도 홀짝 홀짝 마시게 했다. 열이 섭씨 38.5도로 떨어졌다. 다음날 아침 푸욱 자고 일어난 아이는 열도 떨어졌고 말짱했다. 나는 속으로 '으왓, 한방에 성공이다!' 생각하며 쾌재를 불렀다.

생후 105일 만에 아토피가 시작되다 효민이가 웬만한 감기쯤은 풍욕과 감잎차, 죽염으로 쉽사리 이겨낼 수 있게 된 것은 어렸을 때 앓은 아토피성피부병 덕분이다. 아니 더 정확히 말하면 자연건강법으로 아토피를 이겨낸 덕분이다.

효민이에게 아토피가 나타난 것은 생후 105일 만이었다.

효민이를 임신한 뒤 나는 입덧이 매우 심했고 음식을 골고루 먹을 수가 없었다. 비교적 먹기 수월한 우유와 빵, 과일만 먹고 열 달을 지냈다. 임신 당시에는 먹을거리의 중요성에 대한 인식이 거의 없어서 비싸고 좋아 보이는 것을 골라 먹었다.

2001년 6월 16일 기다리고 기다리던 딸을 낳았는데, 얼굴에 뻘겋 뻘겋하게 태열이 있었다. 그러나 태열은 대부분의 아이들에게서 다 나타나는 현상이라 생각했고 가족 모두 대수롭지 않게 생각했다. 그런데 백일 지나고 얼마 뒤부터 종아리 뒤에 발진이 돋았다. 병원에 갔더니 아토피 같다며 연고를 하나 처방해주었다.

효민이가 아토피라는 게 놀라웠고 시어머니께도 말씀드리지도 못했다. 얼마 후 효민이가 아토피라는 것을 알게 된 시어머니는 "에휴, 집안 내력이다. 효민 아빠 형제들이 모두 그랬고, 효민이 사촌들도 다 그래. 아버지도 지금까지 비염으로 노상 고생이신걸. 그나저나 효민인 어쩌면 좋니." 하시는 것이었다.

알고 보니 시댁 쪽에 알러지 질환을 앓은 분들이 많았다. 하긴 나도 좀은 비슷한 증상이 있었다. 유전적 소인이 있는데다 아이 가지고 열 달 동안 음식을 조심하지 않았으니 효민이가 아토피 증상을 보이는 것은 어찌 보면 당연한 것이었다. 효민이 가졌을 때 음식이나마 조심했다면 얼마나 좋았을까 하는 후회가 밀려왔다.

효민이의 증상은 점점 심해졌다. 그해 12월 7일에는 귀 뒤에서 진물이 뚝뚝 떨어져 놀라서 병원에 갔다. 병원에서는 습진이라며 또 다른 연고를 하나 처방해주었다. 병원에 데려가고 처방해주는 연고를 바르면서 두려운 마음이 엄습했다. 아토피에 대해 전혀 알지 못 한 채 연고만 바르고 있는 것이 답답했다. 이때부터 아토피에 대한 책도 구입하고 아토피 관련싸이트도 찾아보았다. 그리고 〈수수팥떡〉 싸이트를 알게 되었다. 그때 마침 TV에서 〈수수팥떡〉 최민희 대표의 강의를 접하게 되었고, 『해맑은 피부를 되찾은 아이』를 읽었고 자연건강법을 실천하게 되었다.

신뢰가는 자연건강법 아토피에 관한 민간요법이 많았지만 자연건강법은 본질적으로 다른 것 같았다. 내 느낌으로는 민간요법이라기보다는 '대체의학' 쪽에 가까운 것 같았다. 싸이트를 검색하고 강의를 접하며 아토피란 '모른다, 낯설다, 이상하다' 라는 뜻이라는 것을 알게 되었다. 하긴 연고를 바르면 증상이 없어졌다가 다시 같은 자리에 똑같은 증상이 되풀이 되는 아토피는 정말 이상한 피부이상인 것 같다.

자연건강법에서는 아토피의 근본원인을 인체 노폐물정체에서 찾는데, 우리 몸에 얼마나 많은 노폐물이 잔류하는지를 알고 나서 깜짝 놀랐다. 게다가 짠맛을 내는 것 정도로만 생각했던 소금에도 우리식 간장 된장 고추장이 있고 서양식 흰 소금이 있다는 이야기는 흥미로웠다. 우리 몸에서 소금이 살균 제염 제독작용을 하고 신진대사를 활성화시켜준다는 설명을 보고 소금에 고마운 마음을 느꼈다. 죽염의 약효에 대해서도 새롭게 알게 되었다.

우리 주변에 흔한 물 소금 채소 감잎차가 최고의 보약이며 자연의 바람을 이용하는 풍욕이 면역성을 증진시켜주는 좋은 방법이라는 사실을 알고 다시금 '평범한 것들을 통한 깨달음'을 얻을 수 있었다.

〈수수팥떡〉 싸이트를 샅샅이 뒤지고 선배엄마들의 경험을 접하면서 자연건강법이 매우 효과적인 방법이라는 확신이 생겼다.

자연요법의 승리　2002년 2월 28일 효민이가 생후 8개월 되었을 때 나는 〈수수팥떡〉에 가입하고, 『황금빛 똥을 누는 아기』라는 책을 사서 자연육아에 대해 공부했고 풍욕을 시작했다. 이즈음 효민의 양쪽 볼은 빨갛게 튼 것처럼 까실까실한 상태였다.

풍욕을 시키는데 효민이는 이불 덮는 것을 매우 싫어했다. 나는 궁리 끝에 효민이가 좋아하던 CF만 모아서 녹화해 놓고 보여주었다. 효민이가 광고에 푸욱 빠진 사이 풍욕을 시키면 한층 수월했다. 때로는 효민이가 좋아하던 드라마 '여인천하'도 이용했다. 어떤 때엔 젖을 물린 채 풍욕을 시켰고, 때로는 까꿍놀이를 활용하는 등 포기하지 않고 풍욕을 시켰다.

〈수수팥떡〉에서 오곡가루를 주문하여 멸치 우려낸 물에 살짝 개어 이유식을 시켰다. 효민이는 오곡가루 개인 것을 아주 잘 먹었다. 당도가 높은 과일에는 물을 살짝 타서 먹였다. 오곡가루와 과일즙 덕분에 이유식은 무리 없이 잘 진행되었다.

두 달 정도 지났을 때 양 볼 빨갛게 튼 것 같던 부분이 없어졌고 세 달 정도 지나자 피부가 보들보들해졌다. 자기 피부를 되찾은 아기얼굴은 얼마나 해맑고 예쁘던지, 너무나 기뻤다. 옛말에, 땅 밟을 때 되면 태열이 없어진다 했지만 이때부터 비염이나 천식 등의 증상으로 알려지 질환이 옮겨가는 것이 아닌가 싶다는 이야길 듣고 나는 방심하지 않고 열심히 자연건강법을 실천했다.

자연건강법을 시킨 뒤 효민이는 감기에 잘 걸리지 않았는데, 생후 11개월쯤 되었을 때 감기에 걸렸다. 코에서 맑은 콧물이 줄줄 흐르고, 열이

37.9도까지 올라갔다. 각탕을 시켜주고 풍욕을 시킨 뒤 죽염을 먹였다. 그러나 땀도 나지 않고 섭씨 37.5도 정도로만 열이 떨어지고 그만이었다. 이후 풍욕한번 시키고 30분 쉬고 다시 풍욕을 하는 식으로 풍욕을 6번 시켜주었다.

    다음날, 풍욕하는 중에 효민이는 변을 보았다. 효민이가 변을 본 뒤 밤 9시쯤 관장을 시켰다. 열은 섭씨 38도 정도였다. 열은 떨어지지 않고, 아이는 11시쯤 잠들어 새벽 2시경에 깨서 힘들어했다. 나는 2개월 이후 시키지 않았던 밤중수유를 시켜주었다. 젖을 아이 입에 물려주며 약을 먹일까 말까 고민했다. 이러다가 아이가 더 아프면 어쩌나 하는 생각에 걱정스러운 밤을 보냈다. 오전 6시쯤 효민이는 다시 한 번 젖을 먹었고 아이와 함께 잠들었다가 9시경에 잠이 깨었다. 아이 몸이 땀으로 흠씬 젖어 있었고 열이 쑥 내려간 상태였다.

    나는 약을 먹이지 않고 감기를 이겨낸 것이 매우 기뻤다. 귀에선 노래 소리가 들리고 눈앞에는 하트모양이 보이는 것 같았다. 열을 이겨내준 아이가 얼마나 이쁘던지 나는 혼자 '이건 모유의 승리이며 자연요법의 승리다' 하고 되뇌었다.

    자연요법과 젖으로 열감기를 이기고 나니 한층 더 확신이 생겼다.

    감기 안 걸린 애도 있네 돌전에 효민이는 한 번 더 열감기를 앓았다. 이때는 증상이 심해 병원치료를 병행하면서 자연건강법을 시켰다. 모유도 계속 먹였는데 돌 이후 먹이는 젖은 면역성을 강화해준다는 말이 참인듯 효민이는 돌이 지난 이후 감기한번 걸리지 않았고 피부에도 이상이 다시 나타나지 않았다.

    효민이가 20개월 쯤 된 어느날 예방접종을 하러 병원에 갔다. 외국에 가게 되어 어쩔 수 없었다. 의사 선생님이 효민이를 보고 의아한 듯이 말씀하셨다. "감기 안 걸렸어요?" 내가 "안 걸렸는데요."하자 의사선생님은 고개를 두어 번 갸우뚱 하더니 청진기로 효민이의 등과 가슴을 면밀히 관찰하셨다. 그러더니 다시 "기침도 안 해요?"하고 재차 물으셨다. 나는 "안 하는데요, 왜요?"하고 반문했다. 의사 선생님은 효민이 입안을 잘 관찰한 뒤 "간호사, 주사 가져 오세요"했다. 의사선생님은 나중에 요즘 세상에 아이가 감기 안 걸려 있는 게 신기했다고 했다. 하긴 주위를 보면 요즘 아기들은 겨울 내 코를 흘리고 기침을 해댄다. 기특한 우리 효민이, 아니 기특한 우리 자연요법!!!

아프다고 무조건 병원가요? 이제 아이가 많이 커서 웬만하면 아프지 않다. 그리고 콧물이 나면 코와 입에 죽염수를 넣어준다. 혹시 눈에 염증이 조금 생겨도 죽염수를 넣어주는데 신기하게 잘 낫는다. 모기에 물렸을 때에도 죽염수를 발라주면 효과가 매우 좋다. 그래서 우리집에서 죽염과 죽염수는 만병 통치약으로 불린다. 또 감잎차와 산야초효소 희석액도 먹이고, 풍욕하고 발마사지 하는 정도로 웬만한 감기몸살은 너끈히 이겨낸다.

효민이도 어릴 땐 풍욕하기를 힘들어했는데 5살 이후부터 몸이 조금 안 좋으면 아이가 풍욕을 시켜달라고 나선다. 그리고 효민이는 체했을 때나 변비증상을 보일 때, 코가 막혔을 때 풍욕을 시켜주면 증상이 확 개선된다. 열이 날 때에도 감잎차와 죽염을 먹이면서 풍욕을 시켜주면 열이 쉽게 내리니까 몇 번 효과를 체험한 아이가 풍욕을 하자고 나설 수밖에.

더욱 자랑스러운 것은 주변 아이들이 기관지염에 폐렴에 걸려 기침을 하고 토하는 상황에서도 효민이는 웬만해선 병이 옮지 않는다. 나는 농담 반 진담반으로 이런 효민이 상태를 '절대면역상태'(?)라고 부른다.

둘째 민솔이는 임신 기간 중 무공해 먹을거리로 식사를 한 것만으로도 건강하게 태어나주었다. 약한 알러지 증상이 있지만 효민이에 비하면 아무것도 아니다. 민솔이 역시 언니 따라 풍욕하며 아주 건강하게 자라고 있다.

많은 사람들이 효민이, 민솔이 상태를 부러워하면서도 선뜻 따라하지 못한다. 아마도 선입견 때문인 것 같은데, 간단하게 죽염수 쓰고, 아플 때 풍욕만 제대로 해도 우리 효민이와 민솔이처럼 건강하게 자랄 수 있다.

지금도 시댁 식구들은 시아버지, 아주버님, 시누, 조카들까지도 비염에 피부염에, 천식으로 고생을 하고 계신다. 효민이와 민솔이가 피부염도 없고, 비염이나 중이염, 천식 등 아무 병 없이 건강하게 잘 자라주는 게 감사하고 행복하다.

이 모든 것이 다 〈수수팥떡〉과 또 그와 함께 하는 엄마들의 덕분인 것 같아 깊이 감사하며 보다 많은 사람들이 자연건강법을 실천할 수 있도록 〈수수팥떡〉을 알리는 전도사가 되고 싶다. 사랑합니다♡ 〈수수팥떡〉 가족 여러분들!

노력의 보답(송윤정)

하나님이 나에게 두 번째 선물로 주신 나의 사랑하는 딸 은민이는 지금 18개월이다. 은민이는 2006년 9월 자연분만으로 태어났다. 부모 모두 알러지 소인이 없고 오빠도 알러지 체질이 아니었다.

은민이에게서 아토피 증상이 보이기 시작한 것은 백일 이후였다. 처음 증상이 나타났을 때 나는 별 걱정을 하지 않았다. 사실 남편과 내게 알러지가 없었기 때문에 알러지에 대해 별 관심이 없었다. 큰아이도 아토피가 아니어서 그냥 '겨울이라서 그런가? 이러다 없어지겠지' 생각했다. 병원에서 처방해준 연고를 얼굴에만 5번 정도 발라 준 것 같다. 나중에 아토피 연고에 들어 있는 스테로이드제 등의 부작용에 대해 알게 되었을 때 '휴우'하는 심정으로 그나마 약을 많이 쓰지 않은 것을 다행이라고 생각했다.

그런데 은민이의 아토피는 좋아질 기미가 보이지 않았다. 심지어 아이를 데리고 나가면 "아이가 혹시 화상을 입었냐"고 사람들이 묻기도 했다.

그런 일이 생기면 마음이 무거워졌고 두렵기만 했다.

그러던 중 우연히 〈수수팥떡〉 싸이트를 알게 되었고 그 때부터 아토피에 관한 책도 보면서 공부를 시작했다. 아토피에 관해 공부하면서 아토피 관련 싸이트도 여럿 알게 되었고 나는 여기저기에서 아토피에 관한 정보를 얻기 위해 노력했다.

그리고 아토피를 고치기 위해선 기본적으로 생활이 바뀌지 않으면 안 되는 생각을 우선했고, 2007년 2월부터 서서히 생활을 바꾸어갔다.

나는 우선 가족의 먹을거리를 바꾸었다. 모유를 먹이고 있었으므로 내가 먹는 음식을 철저히 단속했다. 잡곡밥에 채소, 청국장을 중심으로 한 식생활을 했고 물을 많이 마셨다.

돌 지나서까지 모유를 먹였는데 주위에서 모유 때문이니 모유를 끊으라고 성화였다. 잠깐 정말 모유를 끊어야 하나 심각한 고민에 빠졌지만 아이를 품에 안고 모유를 먹일 때 아이가 매우 행복해했을 뿐만 아니라 모유를 먹이는 순간에는 덜 가려워하는 것 같아 끊지 않았다.

아픈 가운데 아이가 누리고 있는 최소한의 행복을 없앨 수는 없었다.

그런데 내가 몸이 안 좋아 갑자기 수술을 하게 되었다. 어쩔 수 없이 모유를 먹이지 못했는데 아토피 증상은 여전했다. 이 경험으로 나는 모유를 먹이지 않는다고 아토피가 금방 깨끗해지진 않는다는 것을 알게 되었다.

한편 나는 은민이의 하루를 기록했다. 목욕은 어떻게 시켰으며 산야초효소와 감잎차를 얼마나 먹였는지, 풍욕 횟수는 얼마인지, 아이 변은 어땠는지 가능하면 자세히 기록했다. 풍욕은 하루 한 번 꾸준히 했고 황토목욕을 시켰다. 산야초효소와 감잎차는 가능하면 많이 먹이려 애썼다.

은민이는 얼굴과 엉덩이에 증상이 유독 심하게 나타났다. 특히 엉덩이에서는 계속 진물이 흘렀다. 그래서 은민이는 백일 이후 집에서는 낮이나 밤이나 기저귀를 하지 못하고 있었다. 일주일 간격으로 각질이 벗겨지고 또 생기고를 반복했고 손발도 늘 차가웠다.

3월부터는 풍욕을 2회로 늘렸는데, 얼굴과 엉덩이 증상이 더욱 심해졌다. 밤이 되면 아이가 너무 가려워해서 안고 자야했다. 변도 여러 번 지렸고 변상태도 좋지 않았다. 이때부터 녹즙을 한 숟가락씩 먹는데 가끔 손이 따뜻해지기도 했다.

4월 9일부터 냉온욕을 시작했다. 여전히 풍욕을 하루 두 번하고, 산야초와 감잎차, 녹즙을 먹이고 있었다. 얼굴과 엉덩이가 갈라지고 진물이 난 뒤 딱지가 앉는 증상이 반복되었다.

5월 21일부터 어성초로 목욕을 시켰고, '어성초 마시기'도 함께 해주었다.

6월에 들어서면서 좋아졌다 나빠졌다 반복했는데 처음처럼 두꺼운 각질이 떨어지지는 않았고 피부가 조금씩 튼튼해지는 느낌이 들었다. 더운 여름을 어떻게 보낼까 걱정을 많이 했는데 다행히 여름 무렵부터 하얀 피부를 볼 수 있었다.

2007년 9월 은민이는 첫돌을 맞았다. 완전히 깨끗해진 상태는 아니었지만 양쪽 뺨에 얇은 각질이 남아있고 발진이 몇 개 도드라진 정도였다. 그 정도로 얼마나 감사했는지 모른다. 얼굴에서 진물이 나고 두꺼운 각질로 피부가 덮여 있는 상태에서 돌잔치를 맞지 않을까 염려했기 때문이었다.

이후에 은민이는 엉덩이는 깨끗해졌는데 얼굴만은 그해 겨울까지 좋아졌다 나빠졌다를 반복했다. 얼굴이 제일 심해서 혹시 흉터가 남지 않으면 어떻게 하나 몹시 걱정하다가 "아토피의 상처는 흉이 지지 않는다" 〈수수팥떡〉 답글을 보고 안심했었는데 정말 흉이 하나도 남지 않았다.

2008년 4월 현재 은민이의 얼굴은 깨끗하다. 뺨에 어쩌다 발진이 한두 개 있을 때 가려워서 무심코 손이 가는 일은 있지만 진물은 더 이상 나지 않는다.

은민이가 아토피를 앓으면서 순간순간 이게 꿈이면 얼마나 좋을까 생각하곤 했다. 나는 좋아지고 난 이후 더 어려운 싸움이 기다리고 있다는 것을 안다. 겉으로 드러나는 증상이 없어진 상태에서도 흔들리지 않고 음식을 조심하는 것이 얼마나 힘든 일일지 가늠하기 어렵지 않다. 앞으로가 더욱 중요한 싸움이겠지만 아이가 아토피로 고생하면서 많은 걸 깨달았고, 아이의 아토피는 나를 신앙적으로도 더욱 성숙할 수 있게 하는 계기가 되었다.

아픈 아이를 보느니 차라리 부모인 내가 아프게 해달라고 기도하면서 울어도 울어도 눈물샘은 마르지 않는다는 것도 알게 되었다. 잠결에 얼굴을 긁어 상처가 심해질까봐 잠든 아이 손에 양말을 씌워야하는 엄마의 마음, 진물로 딱딱해진 아이 옷을 빨 때 드는 막막함, 엽록소유제를 바른 뒤 아이 옷에 배인 초록빛의 흔적을 지우며 느낀 서러움 같은 것은 겪어보지 않으면 참으로 이해하기 힘들 것 같다.

돌이켜보면 은민이의 아토피로 고생한 하루하루가 매우 길어 때로는 언제 시간이 가나 싶었지만 분명 아이는 하루하루 좋아지고 있었던 것 같다. 당시에 병원에만 의지하지 않고 엄마가 아이를 잘 돌보아 아토피를 이겨낸 선배들의 경험이 내게 큰 힘이었던 것 같다.

다른 한편 아토피는 환경병이므로 좋은 외부환경을 유지하는 것도 중요했던 것 같다. 이와 관련해 '아토피를 잡아라' 같은 책들이 매우 유용했다. 나는 큰맘 먹고 아이를 씻길 샤워기에 염소제거기를 설치했고 식수는 지장수로 바꿨다. 아이의 옷은 새 옷을 입히기보다는 물려받아 입혔고, 천 기저귀는 매일 삶아서 말린 뒤 잘 비벼 부드럽게 해서 썼다. 물론 걸레도 매일 삶았다. 청소기를 쓰는 대신 매일 물걸레질을 했고 집안의 먼지도 걸레로 최대한 닦아냈다. 공기를 정화하기 위해 화분과 숯을 많이 사놓기도 했다. 집안에 있는 플라스틱 그릇은 모두 처분했고 심지어 아이 씻기는 욕조까지도 스텐제품으로 바꾸었다. 침대 매트리스도 버렸다.

은민이 아토피와 싸우면서 겪은 일들을 쓰려니 한이 없는 것 같다. 아직도 할 이야기들이 가득이지만 당장 생각나는 것들만 적어보았다. 편리한 생활을 버리고 불편하게 생활하면서 아토피와 싸웠던 그때 소원 중 하나는 잠 한번 실컷 자보는 것이었다. 그러나 지나고 나니 어떻게 지냈는지 모르게 빨리 시간이 흘러간 것 같다. 아토피가 극복하기 쉬운 것은 아니지만 그래도 올바른 길을 찾아 노력하다보면 어느 순간 좋아져 있는 것을 확인할 수 있게 된다. 지금 아토피로 고생하는 모든 사람들이 실망하지 말고 자연의 힘을 잘 활용해 아토피를 이겨낼 수 있기를 바란다.

친환경적 삶 실천하기(안혜령)

98년에 첫아이를 낳았는데, 도무지 무엇을 먹여야 할 지 헷갈렸다. 아이에게 깔끔한 먹을거리를 먹여 키우고 싶은데 여의치 않았다. 그러던 중 생활협동조합을 알게 되었다. 생협과 공동육아는 당시 나에겐 오아시스처럼 여겨졌다.

먹을거리를 생협의 무공해 음식으로 바꾸고 내심 '도시 속 웰빙족 엄마'임을 자처하며 자족하고 있다가 지난 2003년 둘째를 낳게 되었다. 그러나 초음파 검사 때 2.3kg 정도 될 것이라고 예측되었던 둘째는 1.97kg의 저체중 상태로 태어났고 인큐베이터에 들어가야 했다. 설상가상으로 아이에게 생후 2주부터 장염과 중이염이 찾아왔고 이후 아이는 반복되는 염증성질환에 시달려야 했다.

아이는 온갖 항생제와 각종 약으로 하루하루를 버티어가는 것 같았다. 약을 많이 먹은 탓인지 어떤 날은 아이가 지쳐서 하루 종일 깨어나질 못할 정도였다. 둘째에게 온 신경을 집중해 제대로 보살피지 못한 탓인지 건강했던 첫아이도 아프기 시작했다. 심한 비염을 앓게 된 것이다. 게다가 둘째 태어난 이후 숙면을 취하지 못한 탓인지 나 또한 체력이 급격히 떨어지고 있었다. 행복한 육아라는 말 따윈 나하고는 상관없는 남의 이야기였다.

생협도 이용했고 비교적 건강한 나에게 왜 이런 일이 일어났는지, 왜 내가 저체중아를 낳아야 했는지 한탄스럽기 그지없었다.

그러던 어느 날 '생방송 부모'에서 최민희 대표의 강의를 들었다. 나는 흥분되는 마음으로 그 날 당장 최대표가 쓴 책을 사서 읽고 하나하나 계획을 짜기 시작했다. 최 대표는 풍욕 냉온욕등 본격적인 자연요법은 돌 지나고 실천하라고 당부했지만 나는 할 수 있는 것만이라도 빨리 시작하고 싶었다.

『황금빛 똥을 누는 아기』를 읽고 자연육아에 대해 알고 나니 오랜만에 마음의 평화가 찾아왔다. 그리고 나는 조심스레 감잎차와 생수 먹이기, 각탕, 풍욕, 냉온욕, 녹즙, 관장, 겨자찜질 등 할 수 있는 것부터 실천하기 시작했다. 그리고 한국자연건강회에도 가입하여 믿을만한 물품을 구입했다. 타이머-감잎차 시간 잴 때 유용함, 1분짜리 모래시계, 녹즙기, 알칼리 정수기 등을 구입하고 비슷한 건강법을 실천하는 단체인 것 같아 강연도 직접 가서 들어보았다.

그렇게 품을 들여 공부하고 실천한지 한 달쯤 되었을까, 효과가 나타나기 시작했다. 아이들이 감기 앓는 횟수가 줄어들었고, 그동안 축농증과 비염을 반복하던 첫째, 중이염이 지속된 둘째에게 수술을 권하던 의사가 깜짝 놀랐다. 수술을 하지 않아도 될 만큼 상태가 호전되어 있었다. 완치된 것은 아니었지만 한약과 양약을 병행해서 먹고 종합병원을 순례하던 일을 더 이상 하지 않아도 아이들이 잘 버텨주었다.

아이들이 좋아지면서 처음에 정신없이 하던 자연요법도 일정을 조절해 할 수 있게 되었다. 아침에 감잎차와 녹즙 먹이기, 일주일에 4회는 냉온욕, 2회는 각탕, 풍욕은 매일 밤 잠들기 전 1회나 2회 해주었다. 그렇게 꾸준히 실천하자 아이들이 매우 튼튼해졌다.

아이들이 열이 날 경우 풍욕을 6회 해주었는데 본격적으로 자연요법을 6개월 정도 실천한 후엔 그렇게까지 할 필요가 없었다. 늘 코가 막혀있고,

누런 코가 나와 답답해하던 큰아이도 증상이 개선되어 냉온욕을 하고 나면 코가 뚫려서 시원하다고 할 정도였다. 한쪽 코가 막힌 듯한 상태가 지속되었는데 꾸준히 자연요법을 실천했더니 어느날인가 사라져버렸다.

물론 시행착오도 많았다. 냉온욕 시작하면서 싫다는 아이들을 화까지 내며 강제로 찬물에 집어넣고, 아프다고 싫어하는 아이에게 무리하게 겨자찜질을 해준 건 아직도 미안한 순간으로 남아있다.

성격이 소극적인 큰아이에게 무리하게 자연요법을 실천한 것이 아이를 매우 힘들게 하기도 했다. 나로서는 두 아이가 다 감기와 비염을 달고 살아 마음이 급했던 것인데 조금 여유를 가지고 했으면 더 좋았을 것 같다. 당시에는 아이의 몸 아픈 것이 너무 큰 문제로 느껴져서 아이 감정까지 챙길 여유가 없었다.

자연요법을 6개월 정도 실천한 뒤 아이들의 몸 상태가 좋아지면서 나에게도 여유가 찾아왔다. 내가 여유를 찾으니 아이와 타협할 줄도 알게 되었다. 겨자찜질 안하기, 녹즙 맛있게 만들기, 풍욕은 잠잘 때 해주기, 냉온욕은 엄마랑 같이 하기 등등.

아마도 처음부터 이런 방식으로 했으면 훨씬 빠르고 더욱 편안하게 자연요법을 실천할 수 있었을 것 같다.

자연요법을 실천하면서 몸이 매우 힘들었다. 시간도 빠듯했다. 하지만 어떻게 보면 뿌듯하기도 했다. 그동안엔 아이들이 아프면 무작정 병원이나 한의원, 약 등에 의존했고 아무것도 해줄 수 없는 상태에서 무기력함이 슬펐는데, 무엇인가 노력해볼 수 있다는 사실이 기뻤고, 그 노력이 결실을 맺자 커다란 기쁨과 자신감으로 내 마음속에 자리 잡았다.

내가 아이들에게 해줄 수 있는 것과 없는 것, 내가 할 수 있는 것과 해서는 안 되는 것을 구분해야한다는 사실도 알았다. 아무리 좋은 것이라도 절대 강요하면 안 된다는 것도 깨달았다. 우리는 어렸을 때부터 이런 종류의 이야기를 수백 번도 더 들어왔는데 늘 실수하고 돌이켜 후회하기를 반복하는 것 같다.

그 이후로 2년 6개월 동안 나는 꾸준히 자연요법을 실천했다. 그리고 지금은 자연요법 실천강도를 조금 늦추었다. 아이들의 건강이 좋아졌으므로 그동안 미루어두었던 다른 일들도 해야하기 때문이다.

자연요법 실천강도를 늦추면서 예전처럼 아이들이 아프면 어쩌나 하는 걱정도 있었는데 아이들은 여전히 건강했다. 건강에 관한 나의 기준은 일년에 한 두 차례만 아플 것, 아프더라도 약 안 먹고 이겨내기이다.

그리고 몇 가지는 꼭 지키도록 습관화시키려 노력한다. 아침에 녹즙 먹이기와 여름을 제외한 저녁에 주 4회 정도 책 읽어주며 각탕하기, 생협 이용, 주말 산행 등이다. 자연요법으로 건강해진 아이들은 스스로 그 효과를 체험한 덕분에 가끔 냉온욕과 각탕을 해달라고 조르기도 한다.

자연요법을 시작할 당시 절박한 심정 속에서 읽은 책의 내용과, 책에 있는 엄마 글들을 읽으며 〈수수팥떡〉 모임이 얼마나 고마웠는지 모른다. 반복되는 질문에 대해 늘 친절히 상담해준 〈수수팥떡〉에 대한 고마움은 뭐라 표현할 길이 없다. 저체중아는 난치병에 걸릴 확률이 높다는 말을 듣고 가슴 철렁했던 순간에 〈수수팥떡〉 모임은 힘을 주었고 앞으로도 가족 누군가 아프더라도 해결할 길이 있을 것이라는 확신을 갖게 해준 것은 무엇보다 감사할 일인 것 같다.

그리고 많이 배웠다. 건강이라는 것이 먹거리 달랑 하나 바꾼다고 되는 것이 아니라, 노력의 산물이라는 것을 알았다. 아이들 건강은 우리 주변을 둘러싼 환경, 아이들에게 상업적이지 않은 어른들, 마음을 챙겨주는 섬세한 부모와 이웃의 공동 작품이라는 느낌도 든다. 약자인 아이와 노인들의 건강을 지켜주지 못한다면 우리의 미래는 암담하다는 생각도 많이 했다.

아직 갈 길이 멀지만 내가 깨닫는 만큼 실천하려 애쓴다. 유해세제 안 쓰기, 육류 안 먹기, 환경단체 기부하기, 사회적 사안에 관해서도 열심히 서명하기, 최대한 아이와 자연친화적으로 살기 등에서부터 아직 출퇴근거리상 자동차를 가지고 다니지만 근거리 발령 나면 반드시 버리기. 그리고 왕따를 무릅쓰고 주변에 많이 홍보하기 등등까지 친환경적 삶을 위해 할 수 있는 일들은 찾아보면 끝이 없는 것 같다.

아토피는 좋아질 수 있다(임희정)

2003년 첫아이를 낳았는데 생후 3주쯤 되어 얼굴에 발진이 돋기 시작했다. 아이를 안고 병원에 갔더니 태열이라 걱정하지 않아도 된다고 하여 한편 안심했으나 다른 한편 남편이 심한 건선이어서 혹시 하는 불안한 마음을 떨칠 수가 없었다. 걱정하던 중에 아이가 생후 2개월이 되면서 염려했던 것들이 모두 아이의 증상으로 나타났다.

아이 얼굴은 물론 가슴, 배, 팔, 다리, 손등, 발등으로 아토피가 번졌다. 물론 얼굴이 가장 심했다. 첫아이를 임신했을 때 우연히 서점에 가서 나는 『황금빛 똥을 누는 아기』라는 책을 보았다. 그때에는 그냥 이렇게 아이를 키우는 방법도 있구나 하는 생각을 하는 정도로 지나쳤다. 아이가 아토피라는 사실을 확인한 뒤 나는 『황금빛 똥을 누는 아기』라는 책을 구해 꼼꼼히 읽었고 〈수수팥떡〉 싸이트에도 들어가게 되었다.

〈수수팥떡〉에서는 돌전 아이들에게는 풍욕과 냉온욕을 권하지 않고 주로 음식으로 다스리도록 권했지만 심해져가는 아이 얼굴을 보면서 하루라도 빨리 낫게 해주고 싶어 나는 풍욕 냉온욕을 시작하기로 했다. 피부과 계통의 약의 부작용을 알고선 그 부작용이 무서워 약을 먹이고 발라줄 엄두가 나지 않았다.

자연요법을 5개월 넘게 했지만 낫기는커녕 아이는 처음보다 더 심해졌다. 머릿속으로는 '이것은 명현이며 이 과정을 이겨내면 낫는다'고 생각했지만 마음은 머리를 따라가지 못했다. 아이를 안고 있으면 얼굴에서 진물과 피가 줄줄 흘러 옷에 떨어지고 온몸에는 붉은 도돌이가 돋았고 태선화증상도 일부 나타났다. 그리고 지켜보기 가장 힘든 것은 가려운 증상이었다. 아이는 밤낮없이 긁어대고 그걸 말리다 보면 밤이 새곤 했다. 몸이 너무 힘드니까 마음이 먼저 무너졌다. 우울증과 공항장애가 겹쳐 자살을 시도할 만큼 힘들어졌고 체력도 한계에 도달했다.

호원이는 더 힘들었던 모양이다. 아이는 날이 갈수록 잠도 잘 자지 못하고 젖을 먹이고 나면 젖을 심하게 토하기도 했다. 나와 마찬가지로 호원이도 한계에 달한 건지 날이 갈수록 더 잠도 자지 못하고 젖을 먹고 나면 폭포처럼 토해내기 시작했다. 더 이상 버틸 수가 없었다. 남편과 나는 진지하게 의논한 뒤 우선 약을 발라 진정시킨 후 돌이 지나서 자연요법을 하자는 쪽으로 의견을 모았다.

그해 여름, 가을, 겨울 동안 락티케어 1%짜리를 발라주면서 이대로 낫게 해달라고 밤이고 낮이고 아이의 얼굴을 보면서 기도했다. 그러나 돌이 지나도록 아이는 약을 바르면 조금 좋아지다가 하루라도 바르지 않으면 숨어있던 아토피들이 올라왔다. 마냥 약을 바를 수만은 없었다. 돌이 지나면서 나는 스테로이드를 서서히 끊고 자연요법 할 준비를 했다.

2004년 6월 아토피 특강을 듣기위해 대구에서 서울로 갔다. 특강을 들은 후 자신감이 조금 생겨났다. 그리고 집에 돌아간 뒤 풍욕 6회 냉온욕 10온11냉을 시작했다. 스테로이드 부작용은 생각만큼 심하지 않았다. 다행히 아이는 잘 견뎌내 주었다. 우리 호원이의 경우 냉온욕은 즐겁게 했지만 오히려 풍욕할 때 힘들었다. 옷만 벗기면 다리와 가슴을 긁어서 진물과 피가 났다. 2004년 여름은 풍욕 냉온욕에 의지하며 버텨나갔다.

힘겹고 무더운 여름이 지나 선선한 가을이 다가오는 어느날 아이가 밤 9시쯤 잠자리에 들어 아침 7시까지 한 번도 깨지 않고 자는 것이었다. 밤에 한 시간 두 시간 간격으로 아이가 일어나 나와 남편이 번갈아 아이에게 보습제를 발라주고 풍욕시키고 매일 밤을 안고 재우다시피 했는데 아이가 계속 잠을 자다니, 그게 신기해서 우리 부부는 밤잠을 설치며 아이를 지켜보았다.

아침에 아이상태를 살펴보니 얼굴은 그대로였지만 몸에 있던 아토피들이 언제 없어졌는지 모르게 깨끗해져 있었다. 너무나 기뻤다. 자연요법실천효과가 나타나면서 힘든 줄을 몰랐다.

그리고 그해 12월, 생후 23개월 되던 날에 크리스마스 선물이 찾아왔다. 가장 증상이 심했던 호원이 얼굴이 어여쁜 복숭아 빛으로 바뀌어 있었다. 자연요법을 한지 만 6개월 될 무렵이었다.

그 이후 호원이는 다시 나빠진 적이 없다. 굳이 풍욕 냉온욕을 하지 않아도 음식만 조심하면 아토피 걱정은 없어지는 것 같다. 우유 계란 밀가루 등에 보이던 알러지 반응도 6살이 된 지금은 많이 약해졌다. 계란에는 반응을 보이는 것 같아 조심하고 있다. 지금 호원이는 보통 유치원에 다니는데 그것만으로도 얼마나 감사한지 모른다.

큰아이의 아토피가 좋아지면서 동생을 가지기 위해 준비했다. 가족모두가 현미와 채식위주로 먹으면서 적절한 운동을 했다. 작은아이는 지금 20개월이 되어간다. 얼굴에 조그마하게 아토피가 있지만 다른 곳은 깨끗하다. 남편이 심한 건선인데 둘째가 이정도인 것 또한 얼마나 감사할 일인가. 둘째의 경우는 증상이 심하지 않아서 음식을 조심하고 좋은 환경을 만들어 주기 위해 신경 써 주었으며 삼림욕을 자주 시켰다. 혹시 먹을거리를 잘못 먹어 긁거나 힘들어하면 약도 제한적으로 쓰고 있다. 그것만으로 큰아이 키울 때에 비해 말도 못하게 수월하다.

아이의 아토피를 이겨내고 일상생활을 잘 하게 해주려면 엄마가 많은 시간과 노력을 들여야 한다. 아토피안을 둔 엄마들에게 부탁하고 싶은 말이 있다. 아이의 피부상태보다도 상처받고 있는 아이의 마음을 봐 주라는 것이다. 물론 나도 아직까지 부족하다. 대개 엄마들은 아이 몸 아토피에 치중한다. 그리고 시간이 지나 아이 몸이 좋아지면 그제서야 아이 마음에 눈을 돌리는 것 같다. 그러나 내가 생각하기에는 겉으로 드러난 상처보다 먼저 마음의 상처에 주목해야 할 것 같다. 처음 큰아이에게 아토피가 나타났을 때 두렵고 무서웠다. 그러나 자연건강법을 통해 아토피를 이겨내고 난 지금 나는 아토피가 좋아지는 병이라도 확신하고 있고 내 아이가 그 증거라고 생각한다.

3. 심한 돌전 아토피!

큰 고통과 가르침 준 아토피(남은주)

다경이가 태어나고 아토피 증상이 나타났고 〈수수팥떡〉을 알게 된 이후 지금까지, 32개월 동안의 지난 시간을 돌이켜 적자니 무슨 말로 시작해야 좋을지 모르겠다. 하지만 〈수수팥떡〉 모임을 통해 아이가 나을 수 있다는 희망을 갖게 되었고 힘을 낼 수 있었듯 어설픈 내 글이 아토피 아이를 키우며 밤잠 설치고 있을 단 한 명의 엄마에게라도 희망을 줄 수 있지 않을까하는 생각으로 글을 시작해본다.

스테로이드제와 함께 한 첫 번째 겨울 2005년 9월 6일, 다경이는 아빠 생일날 태어난 특별한 아이다. 그 흔한 육아책 하나 읽어보지 않아 육아에 대한 지식도 없었고 아무 준비 없이 다경이를 맞이한 나는 우왕좌왕 정말 육아전쟁이 따로 없을 정도로 힘들게 다경이를 키워갔다. 아이는 덥게 키우면 안 된다는 정도의 상식만 가지고 있던 상태였고 아기의 피부는 어떻게 관리해줘야 하는지, 아토피란 무엇인지 등에 관한 지식은 전무한 상태였다.

그러던 중 생후 2개월경부터 다경이 얼굴에 붉은 발진들이 올라오기 시작했다. 주변에서 태열기는 좀 있으면 없어진다고 하기도 하고 신생아 여드름이라고 하기도 했다. 이런 말들을 들으며 대수롭지 않게 생각했고 곧 좋아지겠지 하면서 무작정 기다렸다.

그런데 발진이 생기고 일주일쯤 지나서 다경이는 가려운지 손으로 얼굴을 부비면서 괴로워했다. 잠도 제대로 자지 못했다. 그제서야 부랴부랴 병원에 데리고 갔다. 병원에서는 얼굴과 귀를 보더니 태열기라고 하며, 연고를 처방해주었다. 그 당시엔 병원치료 이외에 무슨 방법이 있는지도 모르고 있던 터라, 무작정 연고를 발라줬다. 이틀 발랐더니 얼굴이 정말 몰라보게 좋아졌다. 연고의 힘을 느끼는 순간이었다. 연고를 바르고 좋아진 이후에도 발진이 간간히 올라왔고 나는 보습제와 올리브오일을 이용하여 보습해주면서, 발진이 나는 곳곳에 연고를 발라주었다.

얼굴의 발진은 사그러들었는데 이후 귀와 팔에 발진이 돋기 시작했다. 의사선생님은 연고를 조금씩 사용하다 잘 끊으면 전혀 문제가 없다고 하여 나는 그 말에 의지해 연고를 한 달 이상 계속 귀와 팔에 발라주었다. 다경이는 세상에 나와 맞은 첫 겨울을 스테로이드제에 의지해 버티었다.

다경이의 두 번째 겨울 2006년 3월경부터는 팔과 귀의 발진도 없어지고, 다경이 피부가 깨끗해졌다. 나는 계란만 먹지 않고 외식도 골고루 하면서 다경이에게 모유를 먹이고 있었다. 간혹 내가 특정음식을 먹으면 그게 맞지 않았는지 나경이에게서 발진이 나오는 경우가 있었는데 살짝 연고를 발라주면 바로 발진이 사그러들었다.

다경이가 8개월 되었을 무렵, 엄마가 한약을 먹으면 젖으로 한약의 약성이 아기에게 전달되어, 아토피가 낫는다는 얘기를 듣고 내가 한약을 한 달 정도 먹었다. 팔 등의 부스럼 같은 발진이 잠깐 심해지는 듯하더니 한약 먹은 지 2주 정도 지나자 그냥 좋아져서 '이제 정말 아토피는 다 나았구나'라고 생각했다. 이후 음식에도 크게 신경 쓰지 않고 시중에 배달시켜 먹는 이유식을 먹이면서 잘 지내고 있었다. 물론 이때도 인스턴트류나 과자류, 그리고 계란은 철저히 금했다.

헌데 2006년 돌이 막 지나고 9월말경이 되면서, 귀가 갈라지지 시작했다. 살짝 그러다 말겠지 했는데, 10월경에는 자꾸 손이 가더니 피까지 나고, 손등에도 조금씩 붉은 발진이 올라오기 시작했다. 더 이상 지켜볼 수도 없었고, 또다시 연고를 계속 바르며 평생을 연고와 함께 생활하게 하는 것도 맞지 않는 것 같아서 다시 그 한의원을 찾게 되었다. 한의원에서는 한약을 먹어야 한다고 했다. 이번엔 나경이에게 직접 한약을 먹였다. 그런데 한약을 먹인 이후 좋아지기는커녕 아토피 증상은 심해지기만 했다.

자연요법과의 만남 이래도 안 되고, 저래도 안 된다는 심정으로 찾은 곳이 〈수수팥떡〉 아이사랑 모임이었다. 아토피에 계속 관심을 가지고 있던 나는 꽤 오래전에 『해맑은 피부를 되찾은 아이』를 구입했지만, 조금 읽어보니 자연건강법이라는 게 내용이 복잡하고 막상 실천하기 어려운 것들이 많은 것 같아 대충 읽고 책장에 꽂아두었다.

나는 그 책을 다시 집어 들었고 꼼꼼히 읽었다. 책에 기록된 수기를 몇 번이고 반복해서 읽으면서 어쩌면 이 책에 나온 자연건강법을 실천하면 아토피가 낫지 않을까하는 생각이 들었다. 고민 끝에 〈수수팥떡〉 모임에서 매달 진행하는 아토피 특강에 참석하게 되었다. 2006년 11월 4일이었다. 책에서 봤던 내용들을 그냥 실천하는 것이 막연해 정확한 방법을 알고자하는 생각이었다.

신랑과 함께 간 그 곳은 또 다른 세계였다. 낯선 단어들이 사용되고 낯선 요법들이 기다리고 있었다. 가장 인상 깊었던 건, 역시 체험사례였다. 실제 아이를 데리고 와서 깨끗해진 모습의 아이와 이전 심했을 때 아이사진을 비교해 보여주며 실지체험을 이야기해준 한 엄마의 이야기는 이후 자연요법을 수행함에 있어 가장 큰 믿음과 희망이 되었다. '그 아기를 봤

잖아. 정말 좋아졌잖아. 나도 꾸준히 하면 좋아질 수 있어.' 이런 얘기를 혼자서 몇 백번이고 되뇌었던 것 같다.

특강을 들은 다음날부터 식단을 채식으로 바꾸고, 엽록소 유제를 사용하기 시작했다. 그런데 그것만으로도 다경이는 오히려 조금씩 발진이 나타나기 시작했다. 처음 귀와 손등에만 보였던 발진은 볼을 시작으로 조금씩 번져나가고 있었다. 얼굴에 숯도 발라보고 알로에도 발라보고 했지만, 점점 번지기만 할 뿐 전혀 나아질 기미가 보이지 않았다.

결국 2006년 12월 23일, 감기걸릴까 두렵고 명현이 두려워 미루기만 했던 풍욕을 시작하게 되었다. 처음 풍욕을 했을 때 다경이는 풍욕 중간에 잠이 들었다. 너무 힘들었는지 이후에도 할 때마다 잠이 들곤 했다. 다경이가 잠들지 않고도 풍욕을 잘 해주는 시점이 되어 풍욕횟수를 조금씩 늘리기 시작했다.

그런데 상태는 계속 나빠지기만 했다. 볼에만 있던 발진은 목을 따라 몸 쪽으로 내려오기 시작했고, 상태는 하루하루 나빠졌다. 목욕하고 나서 죽염수 소독하고, 엽록소 유제를 바를 때면 정말 진물이 송송 뿜어져 나왔다. 밤에는 잠을 아예 못자고 울고 있는 아이를 밤새 풍욕해주면서 버텼던 시기도 있었고, 밤새도록 추운 밤거리를 아이를 업고 배회한 적도 있다. 그 당시 내가 의지할 곳은 〈수수팥떡〉밖에 없었기 때문에 매일 매일 〈수수팥떡〉 싸이트에 들어가 질문을 올리면서 지냈다. 〈수수팥떡〉 싸이트에서는 질문을 올리면 꼭 답변을 해주었고 답변을 받고 다시 질문을 올리며 하루하루 보냈다. 〈수수팥떡〉의 답변들은 이렇게 힘든 시기가 지나면 좋아질 날 있을 거라고 희망을 주었고 잘 견디고 있다고 위로해 주었다.

하지만, 상태는 오르락 내리락 을 반복하면서 2007년 3월경엔 얼굴 전체에서 진물이 줄줄 흐르기 시작했고, 그때까지 연고를 쓰지 않고 버티고 있었던 나는 덜컥 겁이 나기 시작했다. 이러다가 정말 큰일 날 수도 있겠다는 생각이 들었다. 그렇게 다경이 생애 두 번째 겨울은 연고는 쓰지 않았지만, 진물을 줄줄 뿜으면서 하루하루 힘들게 지나고 있었다.

단식에 도전하다 그때까지 시댁과 친정, 그리고 우리 집을 오가며 직장생활과 아이돌보기를 병행하고 있었던 나로서는 도저히 이대로는 버틸 수 없다는 생각이 들었다. 그래서 생각하게 된 것이 휴직이었다. 내가 가지고 있던 병으로 다행히 병가를 낼 수 있었고, 정말 소중한 5주간의 휴가를 얻게 되었다.

신랑은 이직이 비교적 쉬운 직업이라, 회사를 관두고 함께 쉬기로 결정하고 세 식구는 평택생활관을 찾았다. 집에서 하는 냉온욕은 다경이가 하려고 하지를 않고, 제대로 하지 못한 냉온욕으로 인해 다경이가 빨리 낫지 못한다고 생각했던 나는 제대로 냉온욕도 배우고, 공기가 좋은 곳에서 좀 쉬다가 오자라는 생각으로 생활관을 생각하게 되었다.

그런데 막상 찾은 생활관에서 만난 관장님은 이런 기회가 흔치 않다며 세 식구 함께 단식하기를 권하셨고, 가보니 할 수 있을 것 같은 생각에 우리 부부는 5일, 20개월 다경이는 3일 단식을 하게 되었다. 단식은 정말 새로운 경험이었다. 단식하면서 나는 몸이 날아갈 듯 가벼워지는 것을 경험했고, 아빠는 아토피로 인해 몇 년간 연고를 발랐던 부위에 발진들이 솟아나오기 시작했고, 다경이는 조금씩 나아지는 기미가 보였다.

물론 20개월 다경이를 물과 죽염, 산야초, 조청만으로 3일을 버티게 하고, 풍욕과 냉온욕, 각탕과 관장을 매일 시키는 것은 쉽지 않은 일이었지만 적극적으로 도와주시는 관장님과 함께 하는 이들이 있어 생각보다 즐겁고 여유롭게 지낼 수 있었다.

그렇게 단식기간이 지나고 보식에 들어가자 다경이는 온몸이 붓고 눈에서 고름이 나오기 시작했다. 얼굴은 몰라볼 정도로 부어올랐고 눈은 잠깐이라도 감으면 붙을 정도로 많은 양의 고름이 나오고 있었다. 진물의 어려움도 이겨냈고, 3일간의 단식도 견딜 수 있었지만 눈을 못 뜨는 다경이를

고 있자니 덜컥 두려움이 밀려왔다. 하지만, 며칠이 지나자 붓기도 빠지고, 단식원을 나올 즈음의 다경이 피부는 꽤 많이 깨끗해졌었다.

단식원에서의 보름은 내 생애 가장 여유로웠던 시간이었고, 우리 세 식구에게는 온전히 가족끼리 함께한 행복한 시간이었던 걸로 기억된다.

하지만 돌아오는 차안에서부터 다경이는 벅벅 긁기 시작했다.

단식 이후, 현미식을 하다 단식원에서 돌아온 후, 그 이전 진물 줄줄 날 때처럼 심하지는 않았지만, 계속적으로 심해지고 좋아지고를 반복하며 생활하고 있었다. 물론 그때도 풍욕 2번에 냉온욕 1번은 확실히 하면서 지냈다. 나는 다경이와 함께 매일 대중탕을 찾아갔고 다경이는 나에게 안긴 채로 함께 7냉에서 9냉까지 했다. 단식원에서 워낙 단련이 되어 그런지 다경이는 대중탕의 냉탕은 전혀 울지도 않고 9냉까지 가볍게 할 수 있을 정도가 되었다.

그렇게 지내던 중 우연히 가정용 현미도정기를 통한 현미식을 접하게 되었다. 도정기를 이용해서 신선한 미강(쌀겨)을 섭취하고 미강을 이용해서 목욕도 하고, 현미식을 하면서, 음식을 단계별로 나눠서 반응을 보면서 먹일 수 있게 도와주는 곳이었다. 그때까지 완전 채식위주로만 생활하고 있었던 다경이에게 앞으로 사회생활하면서도 계속 채식만을 고집할 수 없을 거라 생각했던 나는 음식을 단계별로 먹일 수 있다는데 많은 기대를 하며 관리를 시작하게 되었다.

현미식 관리는 기본적으로 채식을 위주로, 1단계부터 5단계까지 음식을 나누어 소고기, 생선, 닭고기, 해산물, 유제품 등을 환경적인 영향을 최소화한 상태에서 한 가지씩 먹이면서 반응을 살펴서 테스트 된 음식들은 자유로이 먹일 수 있게 하는 방법이다.

다경이는 그때까지 녹황색 채소류를 중심으로 버섯, 파프리카 등등 유기농으로 재배된 푸른 잎채소들로 식단을 채워가며 매일 매일을 생활하고 있었다. 현미식 관리를 시작하면서 한 가지 음식만을 먹여가며 반응을 보기 시작했다. 한 가지 한 가지씩 먹이면서 반응을 보고, 반응이 있으면 며칠 쉬었다가 다시 먹여서 반응을 보는 식으로 진행을 했다. 그렇게 미강도 먹고, 목욕도 하고 음식도 한 가지씩 먹이면서 다경이는 점차 좋아지기 시작했다. 그렇게 좋아지더니 현미식 2달 만에 소고기를 먹을 수 있게 되었고, 몇 번의 테스트 뒤에 일주일에 이틀정도 소고기를 먹을 수 있게 되었다. 다경이 채식 9개월만의 일이었다.

현미식 4개월 후, 다경이의 전신은 몰라보게 깨끗한 모습을 찾게 되었다.

다경이의 세 번째 겨울 그렇게 깨끗한 모습을 가지게 된 다경이도 겨울이 다가오자 슬금슬금 귀가 갈라지기 시작했다. 그러던 중 내가 외국으로 출장을 가게 된 일주일 사이, 엄마가 없는 스트레스가 극에 달하면서, 손등, 오금, 목뒤 등 깨끗해졌던 곳에 발진들이 나타나기 시작했다. 스트레스도 아토피에 큰 적이라는 걸 새삼 느끼게 되었던 시간이었다.

하지만, 이번 겨울은 달랐다. 나는 이제 사소한 발진에 당황하며 연고를 발라대는 초보엄마가 아니었다. 음식도 조절하고, 환경도 정비하면서 다경이는 차츰 발진들을 스스로 이겨냈고, 겨울 동안 손등과 귀가 끝까지 오르락내리락 조금 말썽을 부리긴 했지만, 연고 한 번 쓰지 않고, 진물이 줄줄 나지도 않고 세 번째 겨울을 무사히 보낼 수 있었다.

다경이 세 번째 겨울엔 가족 모두 함께 웃으면서 지낼 수 있었다.

현재 다경이 상태 2008년 5월 이제 만 32개월을 꽉 채운 다경이는 진물이 나지도 않고, 밤새 긁지도 않으며, 소고기랑 생선을 일주일에 한두 번씩 먹고, 다양한 채소를 먹으며 행복하게 지내고 있다. 겨울 내내 오르락내리락하며 말썽부리던 손등과 귀도 봄 들어서니 거의 호전되어 몸에서 아토피 흔적을 찾기가 힘들 정도가 되었다.

2007년 3월 걸렸던 감기를 마지막으로 지금까지 한 번도 아파본 적도 없고, 열이 나본 적이 없어서 병원 문 두드린 지가 언제인지 기억도 나지 않는다. 크기로는 누구에게도 뒤지지 않을 만큼 건강하고 튼튼하게 자라고 있다.

아토피를 통한 깨달음 다경이 아토피를 고치기 위해 여러 방법을 실천해 오면서 나는 여러 가지 생각을 하게 되었다. 우선 가장 중요한 것은 엄마의 중심에 관한 것이었다. 엄마가 중심을 잡지 못하면 이 방법 저 방법을 하며 아이고생이 심해진다는 것이다. 여러 방법을 통해 아토피를 겪어온 나는 스스로에게 몇 가지 기준을 세우게 되었다.

다경이는 자연요법을 시작하면서 증상이 매우 심해졌다. 그리고 좋아졌다 나빠졌다를 계속 반복했다. 근본적으로는 아이 몸속 노폐물이 빠져나오고 약을 썼던 아이들의 경우 약을 쓰지 않게 되면 반응이 심하게 나타난 것은 자연스러운 것일 것이다. 그러나 반응이 심하게 나타날 때 아이 상태에 맞게 대처하는 법을 마련해야 한다. 지금 돌이켜 생각해 보면 '몸에 좋은 건데, 이거하고 좋아진 아이들도 많다는데'라고 스스로에게 최면을 걸 듯 우겨가며, 심해진 발진도 단순히 명현이려니 생각하고, 내 아이에게 적절한 대처법이 무엇인지를 찾기보다 무작정 따라했던 것들이 있었던 것 같다.

나중에 한 가지 음식만을 먹여가며 반응을 보니, 다경이는 단호박에도 반응하고, 녹황색 채소에도 반응하는 것들이 있었고, 버섯에도 반응했다. 그러니 자연요법을 통해 깨끗해진 다경이 몸이 맞지 않는 음식에 대해 강하게 반응하는 것은 어찌 보면 당연한 일이 아니었을까. 다경이는 반응이 없는 것들을 먹인 날은 좀 좋아졌다가, 반응 있는 음식을 먹이면 나빠졌다가를 심하게 반복했던 것으로 생각된다.

보습제에 대해서도 그렇다. 아이마다 맞는 보습제가 있다. 그런데 나는 유제 중에서도 엽록소 유제가 제일 좋다는 말만을 되새기며, 바를 때마다 진물이 송글송글 올라오는 데도 불구하고, 나는 꽤 오랫동안 엽록소 유제만을 고집했었다. 사실은 〈수수팥떡〉에서조차도 엽록소 유제가 맞지 않는 아이는 감잎차 유제, 알로에 유제, 마그밀 유제 등 맞는 유제를 만들어 쓰거나 시중 천연보습제 중 맞는 게 있으면 잘 골라 쓰라고 이야기했는데도 말이다. 난 무조건 엽록소 유제로 효과 본 아이들이 있다는 사실에 빠져 다경이에게도 좋을 거라고 생각하고 계속 발라주었다. 비단 유제뿐만이 아니라 귀가 얇은 나는 정말 이것도 쓰고 저것도 쓰고 무조건 좋은 거라니깐 당연히 좋을 줄 알고 아이의 반응은 무시한 채 계속 먹이고 바르고 했었다.

단식원에서 돌아온 후, 급작스런 두드러기 발생으로, 몇 주일 내내 고민했던 적이 있었다. 단식이후 음식에 대한 반응이 강하게 나타나는 것은 당연한데도 나는 명현이 아닐까 생각했다. 당시 아토피에 좋다고 하여, 샘플로 받아놓은 클로렐라랑 효모가 있었는데, 간식거리가 없었던 다경이에게 틈틈이 몇 개씩 주곤 했었다. 헌데 단식 전에는 특별히 그런 증상을 느끼지 못했는데, 단식 직후라 몸이 깔끔해진 상태에서 클로렐라랑 효모를 먹으니 강한 반응을 보인 것인 것 같다. 두 가지를 먹은 직후 두드러기를 보였으나 먹이지 않으니 다시 그런 증상을 보이지 않았다.

아토피라는 것은 아이들마다 사람마다 모두 제각각, 반응하는 것이 다르다. 좋다고 하는 수많은 치료법들, 그리고 수많은 먹을거리 등 다양한 정보를 접하더라도 내 아이에게 맞는 것들을 찾아내는 게 중요한 것 같다. 다른 아이에게 좋다고 반드시 내 아이에게 좋은 것은 아니라는 것을 알고, 내 아이에게 맞는 음식과 그렇지 않은 음식, 내 아이에게 맞는 환경과 그렇지 않은 환경, 내 아이에게 맞는 치료법을 찾아내는 것이 엄마의 몫이고 그것이 아토피 관리와 치료의 첫걸음이 아닐까 생각된다.

내 인생에 있어서 다경이의 탄생은 제 2의 인생의 시작이었다. 나 혼자만을 생각하고 살았던 내가 누군가를 책임지고 보살펴야 하는 엄마가 되니 낯설고 힘들었다. 엄마노릇하기도 힘든데 다경이가 아토피까지 앓게 되자 너무 고통스러웠다. 긁는 아이를 붙들고 내가 무슨 죄를 지었길래 이런 고통을 받아야하나 생각했다. 내 살아온 날들을 되돌아보면서 조그만 일이라도 내 죄는 내가 받을테니 아이에게만은 이 고통을 주지 말아달라 기도하면서 눈물지었던 날도 있다. 하지만, 그 고통스런 시간이 지나고 나니 이렇게 뽀얀 피부를 가진 아이를 만지며 웃고 지낼 수 있는 이 시간이 더 소중하게 느껴지는 것인지도 모르겠다.

다경이 아토피 관리에 있어 앞으로가 더 중요하다고 생각한다. 다른 사람들이 다경이 아토피가 어떻게 나았냐고 물어보면, 난 아토피를 치료했다고 말하지 않는다. 치료가 아니라 내 아이에게 맞는 아토피를 관리하는 방법을 알게 되었다고 대답한다. 아이에게 맞는 먹을거리가 가장 중요하며 앞으로도 계속 깨끗한 먹거리와 환경으로 다경이 아토피를 관리하겠다고 얘기한다. 다경이의 아토피는 내 인생 최고의 불행이지만, 그로인해 나는 새로운 삶을 얻게 되었다. 아토피는 내 생애 최고의 불행이었지만 다시 얻기 힘든 가르침을 주었다.

2008년 5월 다경엄마

또또(아들 태명) 일기(정윤희)

태교 결혼을 하면 당연히 금방 아이를 가질 수 있을 거라고 생각했는데 그렇지 않았다. 아이를 기다리면서 『황금빛 똥을 누는 아기』라는 책을 접했다. 한방 불임치료를 받으면서 책에 나오는 것을 몇 가지 따라했다. 먼저 식재료의 변화, 항아리정수기 사용, 볶은 소금 만들어보기, 생채소 먹기, 감잎차 마시기 등을 해보았다. 한의치료와 자연요법을 부분적으로 한 덕분인지 아기를 가졌다.

평소에는 매운 음식을 좋아하지 않는데, 유난히 매운 음식들이 내 입맛을 당겼다. 임산부 교육을 따로 받았다면 그런 유혹쯤은 이겨냈을 텐데 그러지 못했다. 8개월 즈음 다니던 직장을 그만 두고, 아이 맞을 준비를 하는 중 한 시민단체에서 마련한 강의를 듣게 되었다. '아토피'라는 병을 그 강의를 통해 처음 접했고, 소아 아토피를 앓고 있는 아이를 보았다. 강사는 임산부들 태교의 중요성을 이야기하고 환경오염이 먹을거리 오염을 가져오며 그것이 아토피를 양산하는 한 배경이라고 말했다. 그때는 '그래, 그럴 수 있겠구나.'하는 생각이 드는 정도였다. 그러면서 마음 한편으로는 아이 가진 뒤 태교를 제대로 하지 못해 불안한 마음이 있었다.

출산 조산원에서 주최하는 출산교육을 잘 받은 덕분에 순산했다. 출산교육을 같이 받은 남편은 가진통을 겪었고, 다음날 진짜 진통이 올 때까지 시간을 재면서 출산을 도왔다.

엄마들은 알 거다. 출산 뒤에 오는 세상을 다 얻은 것 같은 아주 잠깐의 기쁨을.

조리원에서 산후조리를 하는데, 내가 있었던 조리원은 수유 횟수를 체크했다. 나는 항상 1등이었다. 또또는 그렇게 자주 젖을 찾았다. 조리원에서는 가사는 따로 하지 않으니까 그렇게 힘든 줄 모르고 지냈다. 근데 삼칠일이 지나고서 집으로 돌아왔는데 밥 먹을 시간이 없었다. 또또는 깊은 잠을 자지 못했다. 금방 깨서 울었고, 젖을 달고 있으려했다.

잠 못 이루는 울애기 백일이 지났을까, 얼굴에 하나 둘 돋는 정도였던 발진이 갑자기 온몸으로 번지기 시작했다. 임신 전 강의를 듣고 마음에 일었던 한 가닥 불안이 현실로 다가왔다.

어느 날 남편이 『해맑은 피부를 되찾은 아이』이라는 책을 사다 줬다. 산후 우울증을 겪고 있던 나는 그 책을 읽고 잠을 이루지 못했다. 아토피의 원인이 면역체계교란에 있다는 것, 아토피 합병증이 여러 가지라는 것을 알게 되니 마음이 불편했다.

그 다음 날부터 나는 날마다 또또에게 4회의 풍욕을 해줬다. 또또는 깊은 잠을 못 자니까 아예 젖을 물리면서 풍욕을 했다. 책만 보고 하던 터라 풍욕테이프도 없이 나는 시계로 시간을 재면서 했다. 나는 벽에 풍욕하는 방법을 크게 써서 붙여 놓았다. 시계를 앞에 두고 20초 이불을 벗겨놨다가 1분 덮고, 30초 벗어놨다가 1분 덮고, 120초 벗기까지 하면 약 30분이 걸렸다. 이렇게 120초 벗기까지 한 세트를 하루 네 번씩 했다. 풍욕을 시키다가 나는 깜빡 조는 일이 많았고 시간을 놓쳐서 다시 시작한 적도 있었다.

또또에게 풍욕을 시키던 당시는 내게 힘든 때여서 사실 다시 떠올리고 싶지 않다.

풍욕을 시작한 지 두 달쯤 되었을까, 차갑던 또또의 손발이 따뜻해지기 시작하면서 혹시 나을 수 있을까하는 희망이 생겼다. 하지만 이런 실오라기 같은 증상개선을 희망으로 삼기에 또또의 온몸 피부는 너무 심각해져 갔다. 아이는 많이 보챘고, 이불에는 피가 섞인 진물이 여기저기 묻어났다. 다행인 것은 또또가 부풀어 오른 몸을 벅벅 긁으면서도 노는 것에 집중해 주었다는 것이다. 그러나 바라보는 내 가슴은 얼마나 아렸는지 모른다.

또또는 이유식도 제대로 하지 못했다. 아토피가 심해 많은 음식에 반응을 보여 먹일 수 있는 음식이 제한된 탓이었다. 음식이 몸에 맞지 않으면 또또는 금방 피부에 반응을 나타냈다.

끔찍한 명현 설을 이틀 앞두고 또또는 온몸이 퉁퉁 부어오르고 진무름이 정말 심해졌다. 멀쩡한 건 코 밖에 없었다. 머리끝에서 발끝까지 그랬다. 딱 호빵맨 같았다.

남편은 소리쳤다.

"당장 병원으로 가!"

가장 추운 날로 기억되는데 응급실에 갔지만 병원에서는 별다른 처치가 없었다. 그냥 응급실의 좋은 구경거리 밖에 되지 않았다. 내가 한없이 미워졌다. 상처투성이인 또또의 몸에 옷을 입히기가 힘들었다. 혹시 상처가 터지지 않을까, 옷이 살에 엉겨 붙지 않을까. 미안하고 걱정스러웠다.

다시 사흘 후 병원을 찾았다. 소아과에서 처방해준 건 항히스타민제, 락티케어, 올리브유였다. 그리고 검사 몇 가지를 했다. 이틀 동안 항히스타민제를 먹였다. 그리고 항히스타민제가 어떤 약인지 알고는 더 이상 먹일 수가 없었다.

지금 생각하면 그렇게 까지 병원치료를 거부할 필요는 없었을 것 같다. 자연요법과 병원치료를 현명하게 병행했다면, 내 몸도 그렇게 지치지 않았을 것이다. 뭘 믿고 그렇게 몰입했는지 모르겠다.

그 무렵에 나는 〈수수팥떡〉 사이트에 들어가 다른 사람들의 사연을 읽어봤다. 몇 시간 동안 올라온 사연들을 읽어보았더니 공통적으로 고민하는 게 보였다. 나는 필요한 것들을 메모해서 직접 해봤다. 〈수수팥떡〉 사이트 준회원이 되어 풍욕 테이프부터 구하고, 많은 도움을 받았다. 왜 진즉 같이 고민하고 도움 받아 쉽게 갈 수 있는 길을 찾지 않았을까, 하는 생각이 들었다. 같은 길을 가는 동무들이 있다는 걸 알고 힘을 얻었다. 읽었던 책도 꼼꼼히 다시 읽었다. 그것은 지금까지 해왔던 것들을 다시 점검하는 계기가 되었다. 그리고 나는 한 가지 결론을 얻었다. '가장 빨리 가는 길은 정석으로 하는 거다.'

나는 다시 풍욕이랑 냉온욕을 시작했다. 특이한 것은 또또의 경우 똥 누고 난 다음과 이전, 피부상태 차이가 많이 난다는 것이다. 똥을 누기 전에는 상처부위가 선명하지만, 누고 나면 마치 피부가 다 나은 것처럼 달라져 있었다. 꼭 약을 먹였을 때와 안 먹였을 때처럼 달랐다.

심한 명현을 2주쯤 겪었다. 명현 후 또또의 피부는 차츰 좋아졌다. 그렇지만 아토피는 그렇게 호락호락한 놈이 아니었다. 호빵맨 상태를 벗어나고 나니 이제 도돌이와의 전쟁이 시작되었다. 좁쌀만하게 돋아나서 끊임없이 나타나는 도돌이는 참 끈질기게 이어졌다. 나를 아주 약 오르게 하던 놈이었다.

아슬아슬한 돌잔치 도돌이는 계속 되었다. 또또 첫 생일이 얼마 남지 않았는데, 도돌이란 놈이 자꾸 귀찮게 해 고민스러웠다. 뭐든 해주고 싶은 첫아이라, 그냥 지나치자니 서운했다.

'제발, 생일날은 괜찮았으면.'

남편과 나는 음식점에 예약은 해뒀는데, 아이 몸 상태가 어떨지 몰라서 초조했다. 다행스럽게도 생일 전날부터 또또는 도돌이가 사라졌다. 그래서 생일날에는 냉온욕을 하고 나서 기분 좋은 돌잔치를 잘 치를 수 있었다.

냉온욕을 할 때 찬물에는 사포나리아 알로에를 즙내서 해줬다. 자연요법을 하다보면 많은 유혹이 있다. 아토피에 좋다는 별의별 민간요법이 다 있다. 자료를 찾아보니 알로에는 생으로 먹을 수 있고, 몸에 열을 내리는 데도 쓰이는 거라 괜찮은 것 같았다. 아마 1년이 넘게 목욕할 때 알로에즙을 쓴 것 같다.

먹거리에 대한 고민이 많아졌다. 아토피 아이들은 특히 단백질에 대해 민감하게 반응하기 때문에 영양섭취에 늘 신경이 쓰였다. 녹즙을 먹이고 있어 비타민이나 미네랄 등의 섭취에 대해서는 걱정하지 않았다. 그러나 두부나 콩요리로 단백질을 보충해주는 것에 대해 늘 불안한 마음이 있었고 왠지 고기를 먹여야 한다는 유혹은 뿌리치기 힘들었다.

그래서 나는 고기 대신 먹일 수 있는 대안을 찾아보았고 채식가들이 먹고 있는 콩고기에 눈을 돌렸다. 먼저 콩고기를 사서 들어간 재료들을 살펴봤다. 의심 가는 게 많았다. 수입콩, 글루텐, 수입재료들. 그래서 관련 책을 사서 집에서 내가 직접 콩고기를 만들어보았다. 채소 끓인 물과 견과류, 글루텐을 준비했다. 만들기는 했는데 또또는 고개를 돌렸다. 남편도 먹지 않아 나 혼자 다 먹었다. 나중에야 알았는데 글루텐은 알러지를 일으키는 식재료들 중 하나였다.

바람 속에서 자란다 명현이 지나고, 도돌이도 잦아들고 나니 생활에 여유가 찾아왔다. 예전에 비해 또또가 잠을 잘 잤지만 너무 빨리 일어났다. 아침 6시에 일어나 놀아달라고 아우성이었다. 이사를 해서 집이 대공원과 가까웠다. 그래서 아침 산책을 시작했다.

아침마다 공원에 가면 운동하는 사람들이 많았다. 많은 사람들이 에어로빅이나 기체조 등을 하고 있었다. 나는 할머니들과 어울려 가벼운 스트레칭을 했다. 또또는 흙을 가지고 놀다가 스트레칭을 따라했다. 얼마 지나지 않아 또또는 공원 할머니들 사이에서 귀염둥이가 되었다.

운동이 끝나면 또또는 나지막한 산길이 있는 곳을 양말만 신고 걸어 다녔다. 또또는 기분이 좋으면 혼자 덩실덩실 춤을 추기도 했다. 가을이면 알밤을 주워 먹으면서 놀았.

나는 아예 생식가루와 산야초를 가져와 또또랑 아침을 챙겨먹었고 3~4시간을 공원에서 보냈다. 또또는 그렇게 바람 속에서 지냈다.

유치원에 간 또또 다섯 살 무렵 이제 또또도 또래아이들과 지내야 한다는 생각이 들어 어린이집에 보내기로 했다. 생태유치원도 생각해 봤지만 경제적으로 부담스러웠다. 그래서 동네에 있는 작은 어린이집에 보냈다.

어린이집에 보내면서 도시락을 싸서 보냈다. 달걀, 우유, 등푸른 생선, 오이, 토마토, 땅콩, 딸기. 이상은 또또가 다섯 살까지 못 먹었던 음식이다. 지금은 달걀, 등푸른 생선, 땅콩만 안 먹는다. 골고루 먹어야 면역성이 길러지는데 가리는 음식이 너무 많다고 주변에서 걱정이 많았다. 하지만 차츰 제한하는 음식이 줄어들고 있어 크게 걱정은 하지 않고 있다.

먹을거리를 걱정하면서 어린이집에 보냈지만 반찬을 내가 준비해 보내

주니 별 문제가 생기지 않았다. 생선구이나 조림이 나오면 멸치볶음을, 돈까스나 생선까스가 나오면 두부나 콩조림을, 단무지가 나오면 오이나 당근, 브로콜리를 된장과 같이 보낸다. 그리고 선생님께 쪽지를 써 보내 부탁한다. 일곱 살이 된 지금도 그렇게 하고 있다.

또또에 대한 이해가 깊은 담임선생님은 아토피를 앓은 또또를 잘 보살펴 주었다. 친구들에게도 또또가 아토피를 앓고 있으며 그래서 도시락을 싸온다고 이야기해줘서인지 아이들과도 큰 마찰이 없었다. 우연히 길에서 또또의 친구 아빠를 만났다. 친구 아빠는 또또를 보며 인사했다.

"네가 아토피를 이겨낸 우찬이구나."

그런가 하면 이런 선생님도 있다. 또또가 갑자기 유치원에서 두드러기가 온몸에 난 적이 있었다. 당황한 선생님은 고래고래 소리를 질렀고 그 때문에 또또와 친구들이 매우 당황했다.

요즘은 내가 반찬을 준비하면 또또가 스스로 체크한다.

"엄마, 오늘은 소시지 대신 콩조림이지" 하고 묻는다.

또또는 그렇게 자라고 있다.

텃밭 유치원에 보낼 반찬은 집에서 먹는 반찬 그대로다. 해서 특별할 건 하나도 없다. 여름에는 고추, 당근, 오이랑 된장과 같이 보낸다. 또또가 먹고 남은 된장을 가져오면 버리지 않고, 된장비빔밥을 한다.

얼마 전에 텔레비전에서 '로컬푸드'라는 말을 들었다. 농산물 산지와 가까운 곳에서 음식 재료를 구입해 먹는 것을 일컫는 말이다. 채소는 유통되는 과정에서 손실되는 영양이 많단다. 시금치의 경우는 하루만 지나도 반이 넘는 영양을 잃어버린다고 한다. 그렇다면 우리가 직접 농사를 지어서 먹는다면 얼마나 좋을까. 그런 마음에서 우리 식구는 작년 여름부터 주말 농장을 시작했다. 좋은 게 한두 가지가 아니다.

첫째, 아이들이 너무 좋아한다. 또또는 금요일 저녁부터 농장에 가는 걸

기다린다. 개구리, 메뚜기, 무당벌레, 지렁이, 들쥐, 진딧물, 달팽이는 또또가 농장에서 만난 친구들이다. 농장이 또또에겐 자연학습장인 셈이다. 또또는 까마중 열매를 늦가을까지 잘 따먹었다. 주말마다 가야 하니 다른 놀이터가 필요 없었다.

둘째, 신선한 로컬푸드를 맘껏 즐길 수 있다. 방울토마토, 딸기, 땅콩, 고구마순 나물, 고구마 두 박스, 풋고추, 상추, 배추, 마늘, 시금치, 냉이. 이상이 올해 우리 주말농장에서 얻은 수확물이다. 우리 집 식탁에는 여름 내내 된장과 풋고추, 상추가 올라왔다. 그리고 그것들이 또또 도시락 반찬이었다. 작년 김장은 텃밭에서 나온 못난이 배추로 다했다. 만약 시장에서 그런 못난이 배추를 샀다면, 나는 아마 버렸을 거다. 하지만 내 손으로 기른 배추는 그럴 수 없었다. 농부의 마음을 알 것 같았다. 농사를 지어 수확하는 기쁨은 정말 대단했다.

나들이 비용이 줄어든 것도 좋은 점이다.

풍욕 안 할래 내가 또또 동생을 가지면서부터 남편은 또또와 지내는 시간이 많아졌다. 남편은 이제 아토피도 나았는데 굳이 음식을 가려먹일 필요가 있느냐며, 아이의 요구를 들어줬다. 나는 그러면 예전처럼 다시 아플 수 있다고 말했지만 남편은 달랐다. 많이 싸웠다. 그러다 더 이상 아이 앞에서 어떤 이유로든 그런 모습을 보이지 말아야겠다고 생각했다. 그래서 한 발 물러나 지켜보았다. 안타까웠지만 육아는 내 맘대로 할 수 있는 게 아니었다. 남편 나름대로는 그게 아이를 사회에서 잘 커나가게 하는 방법이라고 생각했다.

둘째 아이가 돌이 될 무렵에 또또 몸이 반란을 일으켰다. 거칠고 가렵고, 잠도 설쳤다. 그렇게 깊은 잠을 자던 또또는 꾸벅꾸벅 졸면서 긁고 있었다. 이제 남편이 먼저 풍욕과 냉온욕을 시켰고 2주 정도 지난 후 또또의 몸은 다시 매끄러워졌다. 역시 아토피 치료의 왕자는 풍욕이다. 나는 둘째

아이를 돌보면서 또또한테 다시 아침마다 풍욕을 시키기 시작했고, 냉온욕도 빠뜨리지 않았다. 녹즙을 먹이고 싶었지만 만들기 번거로워서 당근즙으로 대신했다.

아토피가 심했던 또또의 지난날을 아는 사람들은 또또 동생은 어떠냐고 안부를 묻는다. 내 대답은 '괜찮아요'다. 둘째아이 피부가 좋은 건 아니다. 하지만 또또와 다르게 잠을 잘 자는 편이다. 이것으로 나는 충분했다.

나도 둘째아이 피부가 건강하기를 바랐다. 그러나 또또 동생도 아토피 증상이 있다. 그러나 나는 또또만 풍욕시키고 먹거리를 챙겨주는 것보다 두 아이를 같이 시키는 게 수월한 것 같다. 내가 〈수수팥떡〉을 동무 삼았던 것처럼 또또는 동생과 동무삼아 자연건강법을 실천하고 있다. 물론 모든 것이 순조로운 것은 아니다.

엊그제 이런 일도 있었다. 아침에 풍욕을 하던 또또가 씩씩거리며 말했다.

"왜 나만 풍욕해?"

"엄마도 우찬이랑 하고 싶은데, 유치원 갈 준비도 해야 되고, 선우도 봐야잖아."

"흥, 로브리 박사 바보야!"

또또는 풍욕테이프를 많이 들어서 로브리 박사가 누구인지 안다. 그래서 그 풍욕을 창시한 로브리 박사를 '바보'라고 한 거다. 나는 잠깐 웃음이 나왔지만, 또또는 울먹이면서 저항했다. 나도 힘든데, 아이가 반항하니 확 짜증이 났다.

"그래, 그러면 하지 말자."

하고 퉁명스럽게 아이에게 쏘아붙였다.

선택 풍욕이 싫다고 선언한 또또를 유치원에 보내놓고 고민했다. 이건 아니었다. '뭐가 중요한가?', '내가 지치지 않고 진심으로 아이를 위하는 길을 택하자.' 생각하고 나는 몇 가지 계획을 다시 짰다.

지금은 한 발짝 물러설 때다.
당근즙을 업그레이드 시켜 녹즙으로 한다.
풍욕 대신 또또가 좋아하는 냉온욕을 충실히 한다.

'내가 병원에 의존하지 않고 자연요법을 선택한 것처럼 더디게 가더라도 또또한테 뭐가 더 중요할 지를 선택할 때다.' 마음을 이렇게 정하자 내 마음은 한결 가벼워졌다 .

내가 홀딱 반한 자연요법 이런 노래가 있다.

백창우 작사, 곡
몸이 아프면 할아버지는 서둘러 하느님을 찾곤 했지요.
그러나 요즘은 달라요. 요즘은 옛날과 달라요.
몸이 아프면 아무 때나 병원엘 찾아가면 되죠.
하지만 사랑은 어떡하죠. 의사도 어쩔 수 없으니
그럭저럭 이 한 세월 살아야 할까요.

많은 메시지를 주는 노래다.
우리는 혹시 돈으로 사랑을 구걸하는 거 아닌지 모르겠다. 집에서 잠깐이라도 아이를 사랑하는 마음으로 고민하거나 힘들어하지 않고, 곧장 병원으로 달려가 의사한테 내맡긴다. 요즘 우리 사회에 일어나는 무서운 사건 사고를 보면서 나는 과연 우리한테 정말 필요한 게 뭘까? 그리고 우리 아이들이 어른이 되면 어떤 세상이 될까 생각해본다.
나는 자연요법을 사랑 또는 정성요법이라고 부르고 싶다. 또또가 열이 39도, 40도까지 오르면, 나는 밤을 하얗게 지새우면서 풍욕을 시킨다. 아이 손을 잡고 기도하면서 풍욕 네 번을 시키고 나면 아침에 아이 이마는 식어있다. 또또는 열이 나면 "엄마, 나 풍욕 시켜줘."라고 말한다. 나도 몸살 기운이 느껴지면 목욕탕으로 달려가 냉온욕을 하는데 냉온욕을 하고나면, 온몸의 세포가 마구 춤을 추며 되살아나는 기분이 든다. 냉온욕 뒤에는 감잎차를 마시고, 죽염이나 된장국를 먹는다.

 자연요법을 할 때 뭐든 엄마랑 아빠가 먼저 해봤으면 좋겠다. 그래야 아이가 괴로워할 때 엄마 욕심으로 아이를 내몰지 않는다. 죽염수를 발라줄 때도 얼마나 따가울까를 알고, 느껴서 이해하면 엄마가 아이를 잘 안아줄 수 있다. 그리고 당황하는 일이 없다. 나는 그러지 못한 적이 많았다.

 둘째 아이가 응가를 못 누고 열이 났다. 관장을 두 번 시키면 몸에 찌꺼기들이 시원하게 쫙 빠지고, 서서히 열이 떨어진다. 피곤해서 짓무른 입술에는 죽염수를 발라주면 진물이 멈춘다. 감기가 편도선으로 오면 겨자찜을 하면 누런 가래가 익어서 나온다. 기침을 하면 콩나물을 다듬어 조청을 끼얹어 밥통에 넣어뒀다가 생긴 물을 한 숟가락씩 먹이면 기침 뚝이다. 또또는 콩나물약을 너무 좋아해서 작은 찻잔으로 한 잔씩 먹는다.

 자연건강법을 알게 된 뒤 해본 단식도 내 몸을 변화시키는 좋은 경험이었다. 아이의 아토피가 나았다는 것 외에도 우리가족은 자연건강법을 통해 많은 경험을 했다. 간장 된장 고추장도 직접 담궈 먹는다. 물도 정수항아리에다 정수해 먹는다. 자연건강법은 이제 우리 생활이고 삶이다. 나는 자연건강법을 통해 인스턴트, 식품첨가물, 환경호르몬에 찌들어가는 우리 몸을 우리 식으로 되살렸으면 좋겠다.

04. 청소년 아토피!

자연건강법 전도사 성혁이

 겨우내 온몸으로 물을 지키며 껴안고 있던 나무들이 따스한 햇볕아래 연두빛 새싹을 아름답게 돋고 있는 요즘. 큰 아들 성혁이가 지긋지긋했던 아토피를 떨치고 이만큼 성장해준 것이 그저 감사하기만 하다.
 '아토피의 완치는 없다. 그러나 맑은 자연환경과 깨끗한 먹거리로 아토피를 스스로 극복하는 자세를 갖추며 사회생활을 긍정적이고 적극적으로 할 수 있도록 한다'는 것이 나의 목표치이고 성혁이의 아토피 치료 자세이기도 했다.
 돌아보면 아들 녀석 등 뒤로 흘려야했던 어미의 눈물은 이루 말할 수 없었지만 직접 아토피를 겪는 성혁이는 더 힘들었을 것이다. 성혁이 초등학교시절〈수수팥떡〉모임에서 알려주는 방법대로 한눈팔지 않고 열심히 실천한 것이 지금의 성혁이가 되었다 생각하면 매우 감사한 마음이다.
 성혁이는 인스턴트 음식, 고기와 생선을 줄이고 유기농 재료로 음식을 만들어 먹었고, 하루 물 3000cc를 조금씩 자주 먹었으며 풍욕, 냉온욕, 붕어운동 등을 열심히 했다. 학교가 끝나고 집으로 가는 전철 안에서의 성혁이 모습은 지금 생각해도 웃음이 절로 난다. 간식으로 유기농 참외와 오이, 현미떡을 주로 먹던 성혁이는 배고프면 언제 어느 곳에서든지 자기 간식을 꺼내먹었다. 옆에 앉아 있던 어른들이 한편으론 귀엽고 다른 한편 이상해해도 아랑곳하지 않았다. 어느 아주머니께서,

"넌 과자나 음료수를 먹지 않고 참외를 먹니?"

하고 물으셨단고 한다. 그때 성혁이는,

"예, 저는 아토피를 앓고 있어요. 그래서 인스턴트 과자나 음식은 좋지 않아요. 방부제나 콜레스테롤도 많고 깨끗하지 않은 음식이라 전 유기농 야채를 주로 먹어요."

하고 대답했고 그 아주머니는,

"그래, 기특하구나."

하셨단다. 때로 주변분들은 아이 몸의 변화를 보려고 옷을 벗겨보는 분들도 많았다.

성혁이와 함께 열심히 한 결과 6학년 2학기부터 중학교 시절까지 아토피를 잊고 지냈다. 성혁이는 친구들과 잘 어울리고 학교와 학급의 임원활동을 하며 열심히 공부해 전교 1,2등을 놓치지 않았다.

그러던 중 이사를 하게 되는데 10년이 넘은 집이라 그다지 걱정하지 않았는데 가구를 새로 구입한 뒤 성혁이는 금방 반응을 보였다. 가려움이 심해지고 피부가 빨갛게 부풀어 오르기도 했다. 그러나 우리는 당황하지 않고 바로 단식을 시작했고 풍욕 냉온욕을 꾸준히 하며 다시 시작된 아토피를 이겨냈다. 자연요법으로 단련된 짠밥의 힘이 아니었을까.

예전에 최민희 대표는 "아토피처럼 극복하기 어려운 병을 자연요법으로 이겨낸 아이들은 뭐가 되도 된다."고, 그러니 아토피 아이를 키운다는 것이 나쁜 것만은 아니라고 말했다. 자연요법으로 아토피를 치유하는 과정에서 성혁이가 보여준 의지는 정말 대단했다. 이것은 자연요법을 실천해본 일이 없는 사람은 상상조차 하기 힘든 일이다. 성혁이는 열이 펄펄

나는 심한 감기도 겨자파스로 견뎌냈고, 발톱이 살을 파고 들어가 발톱을 절단할 때도 수건을 입에 물고 견뎌냈다. 나중에 발톱을 절단해준 의사선생님이 성혁이의 근황이 궁금해 물어오기까지 했다.

그런 의지력 덕분이었을까. 성혁이는 서울의 M외고에 너끈히 입학했다. 그러나 특수목적고에서 공부하는 것은 쉽지 않았다. 많은 학습량과 학업스트레스로 아토피가 다시 시작되었다. 온몸에 각질이 생기고 간지러워하고 목 뒤, 종아리 접히는 부분이 빨갛게 부풀어 올랐다. 천성이 낙천적이고 여유 있는 녀석인데도 무척이나 고통스러워했다.

자연요법으로 견뎌보겠다는 성혁이를 설득하여 상태라도 정확히 알아보자는 심정에서 피부과에 데리고 갔다. 다행히 의사선생님은 아이에게 지금의 아토피 상태를 잘 설명해 주시고 많이 힘들 때는 항히스타민제를 복용할 것을 권했다. 그리고 보습제를 많이 발라주고 깨끗한 먹을거리를 먹으며 운동을 할 것을 이울러 권했다.

현재 성혁이는 자기가 아토피임을 말하지 않으면 다른 사람들이 아토피인 줄 모르는 정도의 상태를 유지하고 있다. 좀 간지럽다 싶으면 단식을 하거나 물과 매실 액기스 농축액을 넉넉히 먹어준다. 냉온욕과 풍욕은 꾸준히 하고 있다. 그러나 검게 변색된 피부는 쉽게 돌아오지 않아 아직도 목이나 접힌 부분은 살짝 검은 색이 남아 있는 상태다.

아토피를 앓고 있는 어린이나 청소년에게 무엇보다 중요한 것은 스스로 낫고자하는 열정과 바른 치료이다. 물론 스테로이드의 유혹을 뿌리치기는 쉽지 않다. 하지만 깨끗한 환경과 바른 먹거리, 바른 운동으로 몸속의 독소를 빼주면 충분히 치료가 가능하다는 것을 모든 아토피안들이 알았으면 좋겠다.

성혁이는 자신이 아토피를 앓았다는 사실을 굳이 숨기려하지 않는다. 누군가 아토피로 고생하는 사람이 있으면 자기 경험을 이야기해주며 격려해주곤 한다.

나도 〈수수팥떡〉을 몰랐다면 무작정 약을 쓰면서 걱정만 하고 있었을지도 모른다. 또 아이는 밤마다 진물과 가려움으로 고생했을 것이다. 성혁이가 아토피를 잘 이겨내고 긍정적이고 건강하게 자라도록 안내해준 〈수수팥떡〉 모임에 감사드린다. 자연요법 초보일 땐 〈수수팥떡〉 싸이트에 올라오는 엄마들의 경험담이 큰 힘이 된다. 진솔하게 경험담을 올려준 〈수수팥떡〉 회원님들께 감사드린다.

주은이의 몇 해만에 맞은 행복한 여름

주은이는 현재 고등학교 3학년이다. 주은이가 아토피를 처음 앓게 된 것은 백일 무렵, 그저 태열이라고 알고 있다가 소아과에 가니 연고를 처방해 주어서 그때부터 연고를 바르게 되었다.

그때는 병원 처방전이 없어도 연고를 살 수 있었기 때문에 약국에서 몇 개씩 구입해서 비상약처럼 준비해 두었다가 증상이 나타나면 발라주곤 했다. 초등학교 1~2학년 때에는 알러지성 비염증상이 나타나 매일 소아과를 다니며 주사를 맞았고 약을 1달 정도 먹은 적도 있다.

특이한 것은 알러지 치료를 한 달 정도 한 뒤부터 아이가 살이 찌기 시작했다는 것이다. 나중에 스테로이드 부작용중 하나가 살이 찌는 것이고, 주은이도 약의 부작용으로 살이 쪘다는 것을 알게 되었다.

주은이는 4~5학년 사이에 갑자기 시력이 많이 나빠졌다. 주은이는 눈 주위가 특히 심해서 눈 주위에 연고를 많이 발랐는데 혹시 그 때문이 아닌가 싶었다.

주은이가 5학년이 되던 2000년 6월 새 아파트로 이사를 하게 되었다. 그때는 새집증후군에 대하여 알지 못했는데 새집증후군도 주은이에게는 좋지 않은 영향을 미친 것 같다.

주은이 6학년 때 주은이 아토피를 걱정하던 한 지인으로부터 한의원을 소개 받았다. 그 한의원에 가 진찰을 받고 난 뒤 한의사는 스테로이드 부작용으로 백내장이 될 수도 있다는 이야기를 해주었다. 그때부터 약을 서서히 끊어가며 한의 치료를 시작했다. 그때는 자연요법을 알지 못했고 한의원에서 하는 대로 땀을 빼면서 배독치료를 했다. 땀을 많이 빼기 때문에 잘 먹어야 한다고 해서 채소를 먹이기보다 육류를 많이 먹였다. 배독치료를 하면서 증상은 점점 심해졌다. 온몸에 진물이 흐르고 아이는 밤마다 가려워 잠을 자지 못했고 얼굴은 팬더처럼 되었다. 거의 1년을 치료하였으나 증상은 좋아지지 않았다. 비용도 부담이 되었지만 정신적으로 견딜 수 없는 상태가 되었다. 배독치료를 하면서 너무 걱정이 되면 중간 중간 병원에 갔다. 병원에서는 나를 무식한 엄마 취급하며 아이를 이렇게 힘들게 하면 어떻게 하느냐고 호통을 치기도 했다.

배독치료로는 효과를 보지 못하고 프로폴리스요법이 좋다고 하여 프로폴리스요법을 해보았다. 이 역시 6~7개월 정도 치료를 하였지만 특별한 효과를 못 보았다.

이것저것 아토피 치료를 하면서 비용도 많이 들었다. 한약을 먹는 데에도 한 달에 1백만 원 정도 들었다. 프로폴리스도 매우 비쌌다. 아이 아토피 치료를 위해 천만 원 이상의 비용이 들어간 것 같다. 만일 이런저런 방법으로 아토피가 나았다면 좋았을텐데 효과가 별로 없어서 우리는 매우 지치고 힘든 상태에서 〈수수팥떡〉을 알게 되었다.

애들 고모부가 〈수수팥떡〉에 대해 알려주었는데 시누이 아이도 아토피였다. 시누이와 고모부는 아이 치료를 위해 여러 가지방법을 모두 시도했고 나도 그들을 따라 안 해본 게 없었다. 애들 고모부는 우연히 인터넷을 써핑하다가 〈수수팥떡〉을 알게 되었다고 했다. 〈수수팥떡〉을 알게 된 이후 생협에 가입하여 먹거리부터 바꾸었다. 〈수수팥떡〉 홈페이지의 글들을 밤새워 읽으며 고민하다가 『해맑은 피부를 되찾은 아이』를 사서 읽었고 풍욕부터 시작하였다.

　하루 6회씩 풍욕을 하였는데 풍욕을 한 뒤부터 아이가 방귀를 많이 뀌는 변화가 나타났다. 그때가 중2쯤 이었던 것으로 기억되는데, 급식을 하지 않고 도시락을 싸 보냈다. 그러나 주은이는 도시락 냄새가 난다며 며칠 뒤부터 도시락을 가지고 가지 않겠다고 하여 생식과 두유를 들고 다녔다. 점심 때 주은이가 두유에 생식을 섞어서 먹으면 남자 아이들이 개죽이라고 놀리기도 하였다고 한다. 한참 예민할 때 피부가 좋지 않았고 남자아이들에게 놀림을 당한 아이의 마음을 생각하면 지금도 가슴이 쓰리다.

　그런 중에도 다리에서는 진물이 계속 나서 다리에 붕대를 감고 교복바지를 입고 다녔다. 학교 갔다 오면 붕대가 달라붙어서 떼는 데 아이 고통이 보통이 아니었다. 그 상황을 잘 이겨준 주은이에게 매우 고맙다. 나라면 그런 고통을 이겨낼 수 있었을까.

　점심 때 생식을 먹고 풍욕을 열심히 하면서 피부상태는 좋아졌다 나빠졌다를 반복했다. 그러다가 중 3 겨울에 부산에서 최민희 대표 강의가 열렸다. 주은이와 같이 강의를 듣고 이야기를 많이 나누었다. 그때도 주은이의 눈 주위는 발갛게 되어 있는 상태였다.

　부산 강의 후 얼마 지나지 않아 서울에서 단식캠프가 있다는 것을 알고 주은이와 같이 단식캠프에 참가하게 되었다. 너무 힘든 4년여의 세월을 보냈기 때문에 몸도 마음도 지쳐 있었는데 캠프기간 동안 죽염과 효소, 감잎차만 먹으면서 일상으로부터 벗어나니 살 것 같았다. 단식기간은 편안한 휴식의 시간이었다. 다른 한편 주은이는 캠프기간 동안 여러 강의를 들으면서 또 아픈 어린아이들을 보면서 여러 가지를 생각하는 것 같았고 주은이 마음이 커지는 것 같았다.

　캠프기간 동안 중요한 성과 중의 하나는 냉온욕하는 법을 철저하게 배웠다는 것이다. 그때 시작한 냉온욕을 지금까지 하루도 빠지지 않고 하고 있다. 단식을 하고 눈 주위에 붉은기가 많이 없어졌던 것 같다. 단식 이후

집에 와서 풍욕 4회 죽염 먹기, 효소 먹기를 열심히 했다. 강의를 듣고 난 이후부터 녹즙을 먹이기 시작했고 엽록소 유제도 만들어서 바르기 시작했다. 그 전에는 한의원에서 나오는 보습제를 사용하고 있었다. 주은이는 엽록소유제를 바르면 많이 가려워했다. 그래도 1년 넘게 녹즙을 먹으면서 유제를 발랐다.

주은이가 고등학교에 입학을 하게 되었다. 여학생만 있는 학교라서 편하다는 주은이의 말을 듣고 도시락을 싸 주기도 하고 떡을 가져가기도 했다. 지금은 고3이면서도 아침에 일찍 일어나 냉온욕을 하고 학교에 간다.

주은이를 바라보며 안타까운 마음이 들 때가 한두 번이 아니다. 그러나 예전에 고생하던 것이 비하면 지금은 정말 견딜만하게 된 것이니까 주은이와 서로 위로하며 생활하고 있다. 지금 주은이는 외모로 보면 거의 아토피라고 하는 사람이 없을 정도로 좋아졌다. 지금도 먹거리는 생협을 이용하고 있으며 외식을 거의 하지 않고 집에서 식사를 한다.

1년 전쯤 동생이 비염으로 한의원에서 4개월 정도 치료를 하였는데 선생님이 좋아서 주은이와 같이 갔다. 1주일에 두 번 정도 침 치료를 하였고 한의원에서 주는 연고를 발랐다. 고3의 스트레스로 3월에 증상이 심해졌고 그래서 한약을 잠깐 복용하였다. 그러나 제일 중점을 두는 것은 먹거리와 냉온욕하는 것이다. 주은이가 이제 풍욕할 시간이 없어서 매일은 못하지만 밖에서 음식을 먹고 온 날은 반드시 풍욕을 해준다. 죽염먹는 것도 게을리 하다가 요즈음 온 식구가 다시 열심히 먹고 있다. 일희일비하지 않고 하루하루 기본을 잘 지킨다는 것은 매우 힘든 일이다.

끝나지 않을 것 같았던 고통과 가려움, 진물과 눈물이 마르고, 지금 주은이가 하복을 아무런 거리낌 없이 입고 학교에 다니는 것을 볼 때 주은이가 너무도 기특하고 자랑스럽다. 나는 글을 잘 쓰지 못해서 〈수수팥떡〉 게시판에 글을 올리지 못했지만 게시판에 글을 올리셨던 많은 분들의 글들이 도움이 많이 되었다. 감사드린다. 어려운 시기에 〈수수팥떡〉 홈페이지의 글들을 읽고 많은 정보를 얻어서 그 시기를 잘 넘길 수 있었다고 생각한다.

  올해 여름은 행복한 여름이다. 자연건강법은 병원치료-한의원치료를 비롯해 여러 가지 민간요법들을 모두 해본 뒤 선택한 마지막 방법이었다. 자연요법 실천이 결코 쉽지 않았는데 힘겹게 이겨내 준 내 딸 주은이에게 미안하고 고맙다. 주은아, 정말 고맙다, 그리고 사랑한다.

05. ⟨수수팥떡⟩ 1세대 아이들

한솔이 그 뒷이야기

아토피책을 새로 쓰기 위해 한솔이의 요즘이야기를 써달라는 ⟨수수팥떡⟩의 부탁을 받고 오랜만에 『해맑은 피부를 되찾은 아이』를 다시 읽게 되었다. 언제 이런 일이 있었던가 싶기도 하고, 그때 정말 어떻게 살았나 싶기도 하고, 여러 생각이 떠올랐다. 책을 보고 있노라니 어딜 가나 귀엽게 생겼다는 말을 듣는 한솔이가 옆에서 상관을 한다. 머리에는 노르스름한 쇠똥이 덕지덕지 붙어 있고 머리카락은 푸석푸석 부서져 대머리 총각이었던 한솔이, '용' 되었구나 싶다. 이젠 누구도 한솔이의 얼굴을 보고 아토피라고는 생각 하지 않는다. 티 없이 맑은 피부를 가지고 늘 해맑게 웃는 한솔이, 이렇게 건강하게 자라주어 정말 고맙다.

이전 책의 치료기를 쓸 때 한솔이 상태는 하루하루가 다를 정도로 급격하게 좋아지고 있을 때였다. 하지만 아토피는 늘 마음을 놓을 수 없는 변덕쟁이인지라 그 글을 쓸 때만 해도 '한솔이 아토피가 다 나았구나' 라는 생각은 하지 못했다.

몸의 진물 흐르는 곳이 다 사라지더라도 다가올 겨울, 봄, 그리고 여름,

가을에 또 어떤 변화가 생길지 알 수 없었기 때문이다. 하지만 그 뒤로 한솔이는 '완벽'에 가까울 정도로 건강하게 잘 자랐다.

한솔이가 네 살 되던 해, 집사람이 2년간의 육아 휴직을 마치고 복직을 하게 되어 풍욕이나 냉온욕은 더 이상 할 수 없게 되었다. 차츰차츰 유기농 자연 식단마저 어려워졌고. 몇 년이 더 흐른 뒤 바쁜 맞벌이 부부의 일상을 핑계로 우리 먹거리는 엉망이 되었다.

하지만 한솔이 아토피는 별 문제를 일으키지 않았다. 오히려 문제가 없었던 한솔이 형이 초등학교 입학하고 나서 아토피가 조금씩 생겼고, 솔이는 어렸을 때 풍욕으로 단련되어 그런지 잔병치레 없이 더 건강한 아이로 자랐다.

지금도 솔이는 웬만한 감기는 병원에 갈 필요 없이 슬쩍 앓다 넘어가곤 한다. 환절기만 되면 감기 걸리고 1년 내내 콧물을 달고 사는 형에 비하면 솔이는 아주 단단하다. 다 자연육아 덕분이라 생각한다.

게다가 한솔이 입맛은 아주 토종이다. 마요네즈, 케첩, 햄버거는 끔찍하게 싫어하고, 브로컬리, 오이, 당근, 연근 같이 아이들이 싫어하는 야채를 아주 잘 먹는다. 한솔이는 피자나 스파게티도 좋아하지만 들깨 미역국, 도토리묵, 팥죽, 식혜도 매우 좋아한다. 완전 시골 할머니 입맛이라고 해야 되나? 사 먹는 것보다 엄마가 해준 것을 맛있게 먹는 기특한 아이이다.

얼마 전에 정선 5일장에 갔다가 곤드레밥을 먹게 되었다. 밥에 곤드레 나물 들어있는 게 전부인지라 싫어할 줄 알았더니 너무너무 맛있다고 했다. 밖에서 배고플 때 먹은 거라 그런 걸까 했더니 웬걸, 집에 와서도 정선에서 사온 곤드레 나물 하나만으로 밥을 뚝딱 해치웠다. 우리는 반쯤 농을 섞어 솔이를 '웰빙 어린이'라고 부른다.

다만 솔이가 지난 해 학교에 입학하며 환절기에 비염 증상을 보인 적이 있다. 한솔이가 벌써 8살이 되었다. 조기 입학을 해서 초등학교 2학년이다. 한살부터 서너 살까지 동물성 단백질을 거의 섭취하지 못해 살짝 걱정이 되긴 했지만 어떤 아이보다 더 야무지게 커 제 또래보다 일찍 학교에 들어갔다. 혹시 〈수수팥떡〉에서 하는 대로 키우면 아이 성장에 문제가 있지 않을까 하는 걱정은 덮어두셔도 될 듯싶다.

가끔 자기 전에 등을 긁어 달라고 하고, 여름철이면 팔다리 접히는 곳을 간지러워하지만 그것으로 상처가 생기거나 하지는 않는다. 겨울에는 보습에 신경을 쓰고 여름에는 땀이 나면 바로 물수건으로 닦아준 뒤 선크림을 열심히 발라주는 정도로 피부 관리를 하고 있다.

그리고 양육 문제 때문에 학교는 일찍 갔지만 학교에 적응하는 데 신경을 쓰고 많이 놀게하고 스트레스를 적게 받도록 노력했다. 그러나 어쩔 수 없이 생기는 스트레스도 있는 것 같다. 형도 초등학교 들어가며 아토피가 생기고 한솔이도 학교 입학하며 비염이 생긴 걸로 보아 이런 알러지 현상과 스트레스는 아주 밀접한 관계가 있는 듯싶다. 학교 다니며 생기는 스트레스는 어쩔 수 없다 해도 한솔이에게 좀 더 깨끗한 음식과 삶의 환경을 주고 있지 못한 점은 늘 미안하다.

솔이는 지금 가리는 음식이나 특별한 반응을 보이는 음식은 없다. 예전처럼 동물성 단백질을 먹고 폭발적 반응을 보인다거나 그러지도 않는다. 아이 스스로 짠 음식, 매운 음식을 매우 싫어하고 담백하고 깨끗한 음식을 좋아해서 집에서는 음식으로 인한 스트레스를 받지 않는다. 다만 학교 급식을 하면서 급식에서 매운 음식이 나오거나 짠 음식이 나오면 먹기 힘들어하는 정도인데 그것도 2학년이 되면서 많이 나아진 듯하다.

하느님이 보내주신 선물인 한솔이 덕분에 우리 삶에 많은 변화가 생겼다. 인스턴트식품은 거의 먹지 않고, 되도록 우리농산물이나 무농약, 유기농산물을 먹기 위해 노력한다. 부득이한 경우 냉동식품이나 반조리 제품을 사먹을 때가 있긴 하지만 되도록 멀리하려고 노력하고 식품 첨가물을 꼭 챙겨보는 습관이 들었다. 놀이공원보다는 가까운 산, 휴양림, 바다 등 자연에서 노는 것을 더 중요하게 여기고 말이다.

솔이 덕분에 감기와 비염을 달고 살았던 내 몸이 좋아지기도 했다. 학교 선생을 하며 어린이문학 공부를 하고 있던 나는 한솔이 덕분에 더 깊은 생각을 할 수 있게 되었다. 덕분에 좀 더 넓은 마음으로 아이들을 만날 수 있게 되었고 더 좋은 글을 쓸 수 있게 되었다. 여전히 내 생각은 부족하고 행동은 그 생각의 절반도 따라가지 못하지만, 각종 장애나 병으로 힘들게 사는 아이들의 입장, 그들 부모의 입장에서 좀 더 세상을 볼 수 있게 된 것 같다. 다 한솔이가 가져다 준 소중한 선물이라 생각한다.

아마 이 책을 보고 있는 분들은, 아토피 아가 때문에 하루하루를 눈물로 보내고 있는 젊은 부부들이리라. 우리 부부 역시 그와 같은 눈물 어린 길을 걸어왔다. 한솔이 아토피가 가장 심하던 때 우리는 복도식 아파트 8층에서 살았는데 간지러워 괴로워하는 한솔이를 안고 복도 베란다에 나와 바람을 쐬어주며 달래주다 보면, 문득 솔이와 함께 뛰어내리고 싶은 충동이 일기도 했다. 나중에 집사람 역시 그런 충동을 느낀 적이 있다고 말했다. 알고 보니 그런 충동의 괴로움을 우리 부부만 겪은 게 아니었다. 그만큼 어린 아가의 아토피를 지켜보는 부모의 괴로운 심정은 이루 말로 다 표현할 수 없는 것이리라.

하지만 아토피는 좋아진다. 부디 그 믿음과 희망을 잃지 않기 바란다. 한솔이를 비롯하여 이른바 '수수팥떡 1세대'라고 할 수 있는 우리 아이들이 이렇게 증명해 보이고 있지 않은가?

경우에 따라 좀 더 긴 시간이 필요한 아이, 좀 더 섬세한 도움이 필요한 아이, 좀 더 철저한 생활이 필요한 아이가 있겠지만 온 정성을 다 하여 아가를 돌보다보면 아토피는 좋아진다. 부모의 정성과 〈수수팥떡〉 엄마들과 활동가들의 정성이 하늘에 닿기 때문이다.

한 가지 더 덧붙이고 싶은 건, 우리 아이들의 아토피 문제는 '특별한 우리 아이'를 위한 '특별한 치료 방법'을 찾는다하여 해결되지 않는다는 것이다. 광우병 사태가 인간이 저지른 죄악에서 잉태되었듯, 인간이 자연에 저지른 잘못을 하나씩 바로잡아가야만 근본적인 해결 방법을 찾을 수 있다. 〈수수팥떡〉 모임을 통해 해맑은 피부를 되찾은 수많은 아이들, 지금은 별 문제 없이 살아가고 있지만 효율성을 강조하는 무한 경쟁논리와 배금주의, 인간의 이기심을 극대화하는 삶의 방식이 개선되지 않는다면 우리 아이들의 삶과 건강은 언제 망가질지 모른다. 경쟁보다 연대와 타자에 대한 배려를 더 중요시하는 사회, 자연과 인간이 지배와 종속 관계가 아닌 생태적 균형을 이루며 살아가는 세상이야말로 우리 아이들을 건강하게 할 수 있는 단단한 터전이 되리라.

사현이 그 뒷이야기

사현이가 어느덧 8살이 되어 학교에 입학했다. 어느새 개구쟁이 사내애 티가 물씬 난다. 키도 훌쩍 크고 몸무게도 많이 늘었다. 태권도와 수영을 계속해 어깨도 벌어지고 가슴 근육도 생겨 아기 모습을 벗고 멋진 형으로 자라고 있다. 이제 돌이 갓 지난 남자동생과 곧잘 장난치며 놀기도 한다. 풍욕을 너무나 즐거워해 동생과 발가벗고 이불속에 들어가면 장난치며 배꼽잡고 웃느라 정신이 없다.

그런데 나는 그렇게 좋아하는 풍욕을 잘 시켜주지 못하고 있다. 이런 저런 집안일에 아기를 돌보다 보면 시간을 내기가 참 어렵다. 어떻게 사현이에게 하루 6번씩 풍욕을 해줬는지 지금 생각하면 신기하기만 하다. 우리 둘째에게도 심실중격결손이라는 선천성 심장병이 있어 풍욕이 꼭 필요하지만 눈에 보이는 증상이 전혀 없이, 건강하게 다른 아이보다 더 크게 잘 자라다보니 절박함이 없어 생각처럼 풍욕을 하는 게 잘 되지 않는다.

사현이는 14개월까지 풍욕과 냉온욕을 했고 그 후로는 자연건강법은 하지 않았다. 다만, 사현이는 양약이 잘 듣지 않아 감기에 걸리면 소아 한의원에 간다. 자연건강법 1년을 하고서 우리는 아토피를 치료했을 뿐만 아니라 사현이의 건강을 얻었다. 감기에 걸려도 하루 이틀 끙끙대면 낫고 웬만한 열에는 끄덕도 하지 않는다. 남들 다 걸리는 중이염이니 수두니 하는 질병이 아무리 유행해도 아직 한 번도 걸려본 적이 없고 모기에 물려도 빨간 점이 살짝 나타났다가 바로 사라진다. 지구력이 좋아 하루 종일 돌아다니며 놀아도 다리 아프다 소리 한번 안 해서 나는 가끔 사현이더러 강철체력이라고 놀린다. 다만, 근력이 약해 힘을 기르려고 애쓰는 중이다.

아기 때 엽록소 유제며 감잎차 유제를 발랐던 기억이 잠재의식 속에 있는 때문인지 사현이는 로션 바르는걸 아주 싫어한다. 두돌 이후엔 거의 보습제를 바르지 않은 것 같다. 지금도 겨울이나 환절기에 건조한 것 같아 로션을 바를라 치면 하루 종일 떼를 쓰고 울고불고 하여 결국엔 바르지 못하게 한다.

가끔 가족들은 사현이가 아기 때 앓았던 것이 혹시 아토피가 아니고 단지 태열이었을 뿐이 아닐까 하고 물을 때가 있다. 주위의 다른 아토피 아가들 중 사현이처럼 완벽하게 아토피를 벗어난 아이가 아직은 없기 때문이다. 병원치료로 혹은 커가면서 대개는 증상이 좋아지고 나서도 피부가 거칠거나 건조하거나 가끔씩 약한 증상이 나타나는데 사현이는 피부가 흰 편인데다 맨질 맨질해서 전혀 표시가 나지 않는다. 환절기에 가끔 팔다리 접히는 부분을 긁는데 로션을 몰래 발라주면 금세 괜찮아진다. 그러나 사현이가 아토피였던 것은 맞다. 그리고 〈수수팥떡〉의 다른 아토피 아가들도 자연건강법으로 아토피가 낫고 난 뒤 피부가 매우 해맑았다.

가끔 아기 때 사진을 사현이와 함께 보는데 사현이는 얼굴이 붉은 아기 사진을 보고 누구냐고 한다. 자연요법을 시작하며 사현이가 아토피로 고생했던 사실을 기억하지 못하게 하겠다고, 학교가기 전에는 반드시 고치겠다고 다짐했는데 정말 그렇게 되었다. 그런데 어찌 생각해보면 오히려 그런 기억이 조금이라도 남아있는 편이 나은 것인지도 모르겠다. 기억이 남아있다면 지금처럼 과자와 아이스크림 먹는 문제로 사현이와 실랑이 하는 일이 좀 줄어들지 않았을까.

학교에 입학해 1학년 1학기를 무사히 마친걸 보니 이제 진짜 한시름 놓아도 되겠다 싶다. 2002년 3월 돌잔치 이후 입가에 살짝 남아있던 붉은 도돌이가 들어가고 나서 아직 한 번도 이렇다 할 재발이 없었지만 학교에 입학한 후 학교 급식과 학교의 환경미화, 먼지나 화학물질이 많은 교실환경 때문에 아토피가 재발하는 경우가 많다고 들었기 때문이다. 그러나 사현이는 아직 괜찮다.

돌이켜보면 어떻게 그 시절을 지나왔는지 모르겠다. 정말로 사현이가 태어난 후 1년간은 아이가 커가는 기쁨보다 아이를 치료해야 한다는 절박감과 아이의 피부를 보며 느끼는 우울함, 잠 못 자는 괴로움에 그저 힘들었던 것 같다. 그나마 자연건강법이 사현이한테 잘 맞아서 효과가 바로바로 나타났고, 그런 덕분에 힘들고 고단한 자연건강법을 계속할 수 있었던 것 같다.

다른 것은 몰라도 먹을거리만은 잘 챙기려고 노력하고 있고 녹즙은 지금도 꼭 챙겨 먹인다. 사현이가 11개월이 되었을 때 난 녹색연합에 복귀했고 아이는 옆집 할머니가 돌봐주셨다. 옆집 할머니도 사현이가 고생하는 걸 보셨기에 간식이며 먹을거리에 신경을 많이 써주셨고 대부분의 먹을거리는 생협 물품을 이용했다. 출근하면서도 모유수유는 계속하다가 사현이가 물을 잘 안 마셔서 17개월에 젖을 끊었다. 그러고부터는 물을 좀 마시긴 하지만 지금도 사현이는 물을 충분히 마시지 않는다. 그건 나도, 다른 식구들도 마찬가지다. 사현이는 4살까지 식품첨가물이 들어있는 먹을거리는 전혀 먹이지 않았다. 정확히 기억나지는 않지만 고기류는 두 돌 지나면서부터 먹였던 것 같다. 계란과 우유는 더 늦게 먹이기 시작했다.

그렇지만 사현이는 아토피 증상이 심할 때에도 식품에 대한 반응은 그다지 심하지는 않았다. 오히려 옷에 대해 더 민감해 순면이 아닌 옷은 살짝 닿기만 해도 바로 도돌이가 올라오고 가려워했었다.

다섯 살에 유아체능단에 다니면서 오가는 길에 사현이는 간식을 먹기 시작했는데 그때부터 편의점의 삼각김밥이나 각종 과자, 아이스크림류를 가리지 않고 먹기 시작했고 집에서 라면도 먹게 되었다. 핑계 같지만 아이가 커가면서 내가 아이를 돌보지 않으니 먹을거리를 통제할 수가 없었다. 이 글을 쓰는 것을 계기로 사현이 먹을거리를 다시 잘 챙겨야겠다.

다섯 살 때 YMCA에서 운영하는 유아체능단에 보냈는데 일주일에 세 번 체육과 수영을 하는 프로그램이다. 염소소독이 된 수영장에서 1년간 수영을 배웠지만 사현이의 피부는 괜찮았다. 오히려 건강했던 이웃 아이는 피부염이 생겨 수영을 1달여간 중단하기도 했다. 소독약 냄새가 코를 찌르는 캐리비안 베이에 놀러갔을 때도 발이 물에 닿은 나는 발목이 가려워 혼났지만 사현이는 전혀 가려워하지 않고 멀쩡했다.

그리고 6살 때 새로 지은 어린이집에서 1년을 지냈지만 새집증후군도 없었고 7살 때 다시 아기스포츠단에서 수영을 비롯한 여러 활동을 했지만 아직 재발은 없었다. 수영은 여전히 계속하고 있다.

아, 풍욕도 다시 시키고 할 수 있는 자연건강법을 꾸준히 해야 하는데 내가 바빠져서 제대로 못하는 것이 아쉽다.